全国中医药行业高等职业教育“十二五”规划教材

中医学基础

（供中药学、药品生产技术、药品质量与安全、
中医康复技术、中医养生保健专业用）

主　　编　赵桂芝（山东中医药高等专科学校）
副 主 编　孙　博（连云港中医药高等职业技术学校）
　　　　　刘　建（四川中医药高等专科学校）
　　　　　王　彤（北京中医药大学）
编　　委（以姓氏笔画为序）
　　　　　王　鑫（山东中医药高等专科学校）
　　　　　史　洁（北京卫生职业学院）
　　　　　许照艳（邢台医学高等专科学校）
　　　　　杜卫国（安阳职业技术学院）
　　　　　李改非（南阳医学高等专科学校）
　　　　　李智红（重庆三峡医药高等专科学校）
　　　　　徐　晶（西双版纳职业技术学院）

中国中医药出版社
·北　京·

图书在版编目（CIP）数据

中医学基础/赵桂芝主编．—北京：中国中医药出版社，2015. 8（2018.1重印）
全国中医药行业高等职业教育“十二五”规划教材
ISBN 978-7-5132-2506-9

Ⅰ.①中…　Ⅱ.①赵…　Ⅲ.①中医学—高等职业教育—教材
Ⅳ.①R2

中国版本图书馆 CIP 数据核字（2015）第 108479 号

中 国 中 医 药 出 版 社 出 版
北京市朝阳区北三环东路 28 号易亨大厦 16 层
邮政编码　100013
传真　010 64405750
廊坊市三友印务装订有限公司印刷
各地新华书店经销
*
开本 787×1092　1/16　印张 16. 5　字数 364 千字
2015 年 8 月第 1 版　2018 年 1 月第 6 次印刷
书　号　ISBN 978-7-5132-2506-9
*
定价　33. 00 元
网址　www. cptcm. com

如有印装质量问题请与本社出版部调换

社长热线　010 64405720
购书热线　010 64065415　010 64065413
微信服务号　zgzyycbs
书店网址　csln. net/qksd/
官方微博　http：//e. weibo. com/cptcm
淘宝天猫网址　http：//zgzyycbs. tmall. com

全国中医药职业教育教学指导委员会

前　言

中医药职业教育是我国现代职业教育体系的重要组成部分，肩负着培养中医药多样化人才、传承中医药技术技能、促进中医药就业创业的重要职责。教育要发展，教材是根本，在人才培养上具有举足轻重的作用。为贯彻落实习近平总书记关于加快发展现代职业教育的重要指示精神和《国家中长期教育改革和发展规划纲要（2010—2020年）》，国家中医药管理局教材办公室、全国中医药职业教育教学指导委员会紧密结合中医药职业教育特点，充分发挥中医药高等职业教育的引领作用，满足中医药事业发展对于高素质技术技能中医药人才的需求，突出中医药高等职业教育的特色，组织完成了“全国中医药行业高等职业教育‘十二五’规划教材”建设工作。

作为全国唯一的中医药行业高等职业教育规划教材，本版教材按照“政府指导、学会主办、院校联办、出版社协办”的运作机制，于2013年启动了教材建设工作。通过广泛调研、全国范围遴选主编，又先后经过主编会议、编委会议、定稿会议等研究论证，在千余位编者的共同努力下，历时一年半时间，完成了84种规划教材的编写工作。

“全国中医药行业高等职业教育‘十二五’规划教材”，由70余所开展中医药高等职业教育的院校及相关医院、医药企业等单位联合编写，中国中医药出版社出版，供高等职业教育院校中医学、针灸推拿、中医骨伤、临床医学、护理、药学、中药学、药品质量与安全、药品生产技术、中草药栽培与加工、中药生产与加工、药品经营与管理、药品服务与管理、中医康复技术、中医养生保健、康复治疗技术、医学美容技术等17个专业使用。

本套教材具有以下特点：

1. 坚持以学生为中心，强调以就业为导向、以能力为本位、以岗位需求为标准的原则，按照高素质技术技能人才的培养目标进行编写，体现“工学结合”“知行合一”的人才培养模式。

2. 注重体现中医药高等职业教育的特点，以教育部新的教学指导意见为纲领，注重针对性、适用性及实用性，贴近学生、贴近岗位、贴近社会，符合中医药高等职业教育教学实际。

3. 注重强化质量意识、精品意识，从教材内容结构、知识点、规范化、标准化、编写技巧、语言文字等方面加以改革，具备“精品教材”特质。

4. 注重教材内容与教学大纲的统一，教材内容涵盖资格考试全部内容及所有考试要求的知识点，满足学生获得“双证书”及相关工作岗位需求，有利于促进学生就业。

5. 注重创新教材呈现形式，版式设计新颖、活泼，图文并茂，配有网络教学大纲指导教与学（相关内容可在中国中医药出版社网站 www. cptcm. com 下载），符合职业院校学生认知规律及特点，以利于增强学生的学习兴趣。

在“全国中医药行业高等职业教育‘十二五’规划教材”的组织编写过程中，得到了国家中医药管理局的精心指导，全国高等中医药职业教育院校的大力支持，相关专家和各门教材主编、副主编及参编人员的辛勤努力，保证了教材质量，在此表示诚挚的谢意！

我们衷心希望本套规划教材能在相关课程的教学中发挥积极的作用，通过教学实践的检验不断改进和完善。敬请各教学单位、教学人员及广大学生多提宝贵意见，以便再版时予以修正，提升教材质量。

国家中医药管理局教材办公室
全国中医药职业教育教学指导委员会
中国中医药出版社
2015 年 5 月

编写说明

为进一步适应中医药高等职业教育的迅速发展，提高教学质量，加强教材建设，在国家中医药管理局教材办公室和全国中医药职业教育教学指导委员会的指导下，2014年5月正式启动了“全国中医药行业职业教育‘十二五’规划教材”的编写修订工作。

《中医学基础》属全国中医药行业高等职业教育“十二五”规划教材系列教材之一，主要阐述中医学的基本理论和技能，是学习中医药学的专业基础课程。学好本门课程，将为学习其他专业课程及将来从事临床工作打下坚实的基础。

本教材的编写严格贯彻教育部有关高职高专教材建设的文件精神，依据高等职业教育医药技术类专业学生的培养目标，由中国中医药出版社组织山东中医药高等专科学校、北京中医药大学、四川中医药高等专科学校、连云港中医药高等职业技术学校、安阳职业技术学院、南阳医学高等专科学校、重庆三峡医药高等专科学校、西双版纳职业技术学院、邢台医学高等专科学校、北京卫生职业学院等10所院校的教师集体编写而成。主要适用于中药学、药品生产技术、药品质量与安全、中医康复技术、中医养生保健专业，中医护理、营养、美容等专业也可参考应用。

本教材的具体内容经有关专家反复论证、认真推敲而定。除绪论外共分10章，分别是阴阳五行学说、藏象、气血津液、经络、体质、病因、发病与病机、防治与康复原则、诊法、辨证。因篇幅所限，在突出重点的原则下，全书叙述简明、深入浅出、通俗易懂。为达到职业教育的培养目标，本教材非常注重对学生实践能力的培养，较以往相关教材增加了实践教学时数。同时，为了增强学生学习的目的性及教材内容的可读性、趣味性，激发学生的学习积极性，提高学生分析问题、解决问题及自主学习的能力等，每章前设“学习目标”，使教有目的、学有方向；正文插入“知识链接”等，以拓宽学生思路；章后设“自我测试题”，使学生能抓住重点，掌握要点，自我检测学习效果。

本教材的具体分工如下：赵桂芝编写了绪论、诊法、气血津液辨证和实训项目部分；史洁编写了阴阳学说部分；徐晶编写了五行学说和八纲辨证部分；王彤编写了藏象部分；刘建编写了气血津液部分；杜卫国编写了经络部分；孙博编写了体质部分；李改非编写了病因部分；李智红编写了发病与病机部分；许照艳编写了防治与康复原则部分；王鑫编写了脏腑辨证部分。

虽然各编者在教材编写过程中做了大量工作，但由于水平有限，不足之处在所难免，敬请各院校师生在使用过程中提出宝贵意见，以便再版时修订和完善。

《中医学基础》编委会

2015年5月

目 录

第五章 体 质

第六章 病 因

第七章 发病与病机

第八章 防治与康复原则

第九章 诊 法

绪 论

学习目标

学习目的：通过学习中医学的基本特点，树立正确的思维观，为之后的藏象、辨证等章节及《中药学》等后续课程的学习打下基础。

知识要求：掌握中医学理论体系的基本特点；熟悉中医四部经典著作的学术成就；了解中医学理论体系的形成和发展概况及《中医学基础》的主要内容和学习方法。

能力要求：具有从理论上区别症状与证候的能力；初步学会运用整体思维方式学习中医学的基本知识与基本技能。

中医学发展至今已有数千年历史，是我国人民长期同疾病做斗争的宝贵经验总结，是中国传统文化的重要组成部分。中医学是在中国古代的唯物论和辩证法思想影响和指导下，通过长期的医疗实践，不断积累、反复总结而逐渐形成的具有独特风格的传统医学，为我国人民的保健事业和中华民族的繁衍昌盛做出了巨大贡献。如今，这一古老的医学焕发出了新的光彩，已走出国门，为世界人民的卫生保健事业做出了新的贡献。

一、中医学理论体系的形成与发展概况

中医学理论体系，是以整体观念为主导思想，以阴阳、五行学说为哲学基础和思维方法，以脏腑经络及精气血津液为生理病理学基础，以辨证论治为诊治特点的医学理论体系。其形成与发展大体经过了以下几个时期。

（一）春秋战国至秦汉时期

春秋战国至秦汉时期，是中医学理论体系形成的时期。《黄帝内经》《难经》《伤寒杂病论》《神农本草经》等医学典籍的问世，标志着中医学理论体系的基本确立，即理、法、方、药体系的基本形成。

《黄帝内经》，简称《内经》，成书于战国至秦汉时期，东汉至隋唐仍有修订和补充，是我国现存最早全面阐述中医学基本理论的一部古典医籍。《内经》包括《素问》和《灵枢》两部分，共18卷162篇。它是几代医家共同创作的，是先秦医学经验和理

论的总结，内容十分丰富。该书以当时的唯物论和辩证法思想——阴阳五行学说为论理方法，在整体观念指导下，系统地阐述了人体与自然环境的整体统一关系，以及生理、病理、经络、诊法、辨证、针灸、防治原则和预防养生等问题。这不但为中医学理论体系的确立奠定了基础，同时也是中医学在理论与实践诸方面继续发展的基石。

《难经》，原名《黄帝八十一难经》，相传系秦越人（扁鹊）所作。该书内容简要，辨析精微。全书所述内容以基础理论为主，涉及生理、病理、诊断、治疗等各方面，尤其对脉学有较详细而精当的论述，对经络学说以及脏腑学说中的命门、三焦的论述，都较《内经》有所发展。该书补充了《内经》的不足，与《内经》一样，成为指导后世临床实践的理论基础。

《伤寒杂病论》，是东汉末年著名医家张仲景在继承前人的医学理论基础上，结合自己的临床实践撰写而成的，后经晋·王叔和分为《伤寒论》和《金匮要略》两部分。该书以六经论伤寒，以脏腑论杂病，确立了辨证论治的诊疗体系，使中医学的基础理论与临床实践紧密结合起来，是一部理法方药俱备的临床医学巨著。

《神农本草经》，简称《本经》，成书于东汉时期，是我国现存最早的药物学专著。该书总结了汉代以前的药物学知识，共记载365种药物，并根据药物性能与功效的不同，将药物分为上、中、下三品。该书不但记载了每种药物的性能、主治，为临床用药提供了依据，更重要的是系统阐述了“君臣佐使”“四气五味”“七情合和”等中药学理论。

（二）晋、隋、唐时期

这一时期是医学理论、药物学及临床各科全面发展的时期。特别在针灸、诊断、病源、方药等方面，出现了总结性的专科著作。

晋·皇甫谧的《针灸甲乙经》，是我国现存最早的针灸学专著。该书叙述了藏象、经络、腧穴、标本、九针、刺法、诊法、病证、治法等内容，集魏晋以前针灸理论之大成，对后世针灸学的发展做出了很大贡献。

晋·王叔和的《脉经》，丰富了脉学的基本知识和理论，是我国第一部脉学专著。该书提倡“寸口诊法”，推动了寸口诊脉法的广泛应用。

隋·巢元方等编纂的《诸病源候论》，是我国第一部病因病机证候学专著。该书论述了内、外、妇、儿、五官、皮肤等多科病证的病因、病机和症状，并尤重于病源的研究。如指出疥疮由疥虫所致，寸白虫病因吃不熟的牛肉所致，漆疮的发生与体质有关等。

唐·孙思邈著《备急千金要方》和《千金翼方》，是我国最早的医学百科全书。两书详述了唐以前的医学理论、方剂、诊法、治法、养生、导引等内容，代表了盛唐时期的医学发展水平。他还提出了医生在医德方面的要求和要达到的境界，如要有大慈恻隐之心，敢担当风险，对患者一视同仁等，可谓开创了中国医学伦理学的先河。

唐·苏敬等编著的《新修本草》，世称《唐本草》，是世界上最早的一部药典，比欧洲《纽伦堡药典》要早800余年。该书载药844种，首创了图文对照的编写体例，对我国药物学的发展起了很大的推动作用，流传300年之久，直到宋代的《开宝本草》问世后才代替了它在医药界的位置。

（三）宋、金、元时期

宋金元时期是我国科学技术发展较快、成果较多的时期。随着科技文化的发展，医学也有了长足发展。其中妇科、儿科、外伤科及法医学方面的成就尤为突出。

宋·陈自明在《妇人大全良方》中，论述妇科、产科诸种证候的治疗和调护。产科方面分为胎教、候胎、妊娠疾病、难产、产后五门。其中，候胎门记载妊娠的诊断及孕期中应禁忌的药物。妊娠门记载一般的孕期卫生护理及妊娠所特有的疾病；产后门则记载产褥期的护理及产后感染诸证。该书是一部内容丰富的总结性妇产科专著，体现出宋代妇产科的治疗水平，长期为后世所用。

《外科精要》也由陈自明编著，它的成书标志着外、伤科的确立。在外科用药方面，陈氏强调应根据脏腑经络的虚实辨证治疗，而不能滥用寒凉攻伐之剂，这对后世影响很大。

金元时期，百家争鸣，流派纷呈，开创了医学发展的新局面。其中刘完素、张从正、李杲、朱震亨等人，各有创见，从不同角度丰富和发展了中医学理论，被后人尊称为“金元四大家”。刘完素（河间）提倡“火热论”，治疗疾病多用寒凉方药，后人称其为“寒凉派”。张从正（子和）力倡“攻邪论”，临证善用汗、吐、下三法攻邪，后人称其为“攻下派”。李杲（东垣）治病重在调理脾胃，被称之为“补土派”。朱震亨（丹溪）倡导“相火论”，治病以滋阴降火为主，被称为“滋阴派”。

元代皇家厨师忽思慧编撰了《饮膳正要》。该书从健康人的实际需要出发，以正常膳食标准立论，制定了一系列饮食调护方法。书中十分重视对饮食卫生的调理，提倡夜晚不可多食，食后漱口，睡前刷牙，不吃腐败变质的食物，有饥饿感时再进食，且不要过饱等。并列述了养生避忌、妊娠食忌、乳母食忌、饮酒避忌等饮食宜忌。

（四）明、清时期

明清时期是中医学理论综合汇通和深化发展的阶段，既有许多新发明和创造，又有对前人医学成就的总结，大量医学全书、丛书和类书问世。

明代命门学说的产生，为中医学的藏象理论增添了新的内容。张介宾、赵献可等医家，通过临床实践观察，认为温补肾阳和滋养肾阴对养生康复和防治疾病具有重要作用。如张介宾提出“阳非有余”“真阴不足”的见解，主张补养肾阳和肾阴。赵献可认为命门是人身之主和至宝，特撰《医贯》一书，强调“命门之火”在养生、防病中的重要意义。命门学说对中医学理论和临床各科的发展有较大的影响，尤其对养生防病及慢性病、老年病的康复治疗，有重要指导意义。

清·王清任著《医林改错》，不仅改正了古医籍中人体解剖方面的某些错误，肯定了“灵机记性不在心在脑”，更发展了瘀血理论，创立了多首治疗瘀血病证的有效方剂，在中医学气血理论方面做出了一定贡献。

明清时期温病学说的形成和发展，是中医学理论的创新和突破。温病是多种急性热病的总称，多具传染性和流行性。明代的吴有性和清代的叶桂、吴瑭等，在温病学说的形成和发展方面，做出了卓越贡献。明·吴有性（字又可）著《温疫论》，创立了“戾气”学说，提出传染病的病因是一种被称为“戾气”的特殊致病因素，其传染途径是从口鼻而入。清·叶桂（字天士）著《温热论》，创立了温热病的卫气营血辨证理论，阐明了温热病发生发展的规律，对清代温病学说的发展起着承前启后的作用。吴瑭（字鞠通）著成《温病条辨》，创立了温热病的三焦辨证理论，使温病学说得到进一步发展。

明、清时期，养生保健方面也有进一步发展，相关著述甚多。如明·冷谦所撰《修龄要旨》，即是一部内容丰富的气功与养生保健专书。该书论述了四时调摄、起居调摄、四季却病、延年长生、导引却病等法。全书内容多以歌诀的形式介绍，言简意明，易于领会，对养生保健和护理有重要指导意义。

明代隆庆年间，我国发明了人痘接种法预防天花，开创了人工免疫的先河，为我国人民，也为世界各国人民的防病保健事业做出了巨大贡献。

明清时期对医德、医风方面也非常重视，论述颇多。如清·俞茂鲲在《痘科金镜赋集解》中提到：“无论富贵贫贱，请视即当亲往，不可欲去不去，故意留难，乔装身份，亦不可因馈赠厚薄而分等差。”清代医家沈金鳌在《尊生书》中曰：“人之生至重，必知其重而有以尊之，庶不致草菅人命。”

（五）现当代

近百年来，随着西医学在中国广泛地传播，形成中医、西医、中西医结合并存的局面。一些医家逐渐认识到中西医各有所长，因此试图把两种学术加以汇通，逐渐形成了中西医汇通学派。其代表人物及其著作有唐宗海的《中西汇通医书五种》、张锡纯的《医学衷中参西录》等。

自中华人民共和国成立以来，中医学理论取得了长足的发展，在研究的广度、深度及方法上均超过了历史任何时期。当代中医学理论的研究，以系统整理、发掘提高为前提，运用传统方法和现代科学方法，多学科、多途径地逐步揭示了中医学理论的奥秘，使中医学的理论不断深化、更新。中医学理论研究已成为世界性的研究课题，各国学者多有建树。随着研究的不断深入，中医学的理论研究也必将取得重大突破，为生命科学的发展做出自己的贡献。

二、中医学理论体系的基本特点

中医学在长期的医疗实践中，逐步形成了一套独特的理论体系，这一理论体系的基本特点是整体观念和辨证论治。

（一）整体观念

整体性，就是统一性、完整性和联系性。中医学非常重视人体自身的完整性、统一性，认为人体是一个由多层次结构组成的有机整体。同时认为人与自然、社会环境也是一个密切相关的整体。这种机体自身整体性及内外环境统一性的思想，称为整体观念。它贯穿于中医生理、病理、诊法、辨证、治疗等整个理论体系中，具有重要的指导意义。

1. 人体是一个有机整体　人体由若干脏腑、形体和官窍组成，各个脏腑、形体和官窍都有其各自不同的结构和生理功能，但它们不是孤立的、各不相关的，而是结构上不可分割，生理上相互联系、相互制约，病理上相互影响的。所以，在诊断、治疗疾病时也要从整体着手，才能诊断确切，治疗得当。

（1）结构方面　人体由五脏（肝、心、脾、肺、肾）、六腑（胆、小肠、胃、大肠、膀胱、三焦）、五体（筋、脉、肉、皮、骨）、五官（目、舌、口、鼻、耳）、九窍（口、两鼻孔、两目、两耳、前阴、后阴）等脏腑组织器官共同构成。它们以五脏为中心，通过经络系统“内属于脏腑，外络于肢节”的联络作用，构成了肝、心、脾、肺、肾五大系统。五大系统以五脏为中心，而五脏中又以心为最高统帅，能主宰整个人体的生命活动。五大系统在正常情况下，彼此之间相互协调和相互制约，并通过精、气、血、津液等的作用，共同完成人体的生理活动，从而表现出生命活动的整体联系。

（2）生理方面　中医学在整体观念指导下，认为人体的正常生命活动，一方面要靠各脏腑发挥自己的功能，另一方面要靠脏腑间的协同作用才能维持。每个脏腑各自协同的功能，又是整体活动下的分工合作，这是局部与整体的统一。这种整体作用只有在心的统一指挥下才能生机不息，“主明则下安……主不明则十二官危”（《素问·灵兰秘典论》）。经络系统则起着联系作用，它把五脏、六腑、形体、官窍等联系成为一个有机的整体。精、气、血、津液是构成人体的重要组成部分，也是维持各脏腑组织器官进行正常生命活动的物质基础。因此脏腑经络等组织器官和精、气、血、津液之间密切联系、相互配合，共同构成一个表里相连、上下沟通、协调共济、井然有序的统一整体。

生理情况下，机体是形体和精神的统一。形体是神的藏舍之处，神是形体的外在表现。有形才有生命，有生命才会产生精神活动。而神一旦产生，就对形体起着主宰作用，所谓“形为神之宅，神乃形之主”。可见，形神统一是生命活动的根本保证。

（3）病理方面　人体是一个有机的整体，生理上相互联系，病理上必然会相互影响。整体和局部之间、局部与局部之间、形神之间的病变都会相互影响和相互传变。

一般地说，局部的病变大都是整体功能失调在局部的病理反映。如目的病变，既可能是肝脏功能失调的反映，也可能是五脏整体功能失常的表现。因而对局部病变的病理机制，不能单从局部去分析，而应从五脏整体上去考虑。

人体的局部之间也可以相互影响。如内脏有病，可以通过经络反映于相应的体表、组织器官；反之，体表、组织器官异常，也可通过经络内传于脏腑。如胃火过亢，可致牙龈肿痛；体表感受风寒等邪，可传及肺脏，影响肺的宣降，出现咳喘、吐痰等症状。

脏腑之间，在病理上也会相互影响。一个脏腑有了病变，常可影响其他脏腑。如肝火过亢时，不仅出现胁痛、口苦等肝脏病变的症状，而且还可影响到胃的通降功能，出现胃脘胀痛、嘈杂吞酸等症；还可上灼于肺，而见咳嗽、咯血等症。

另外，脏腑组织器官的功能失常，可影响精、气、血、津液的代谢；精、气、血、津液的代谢失常，也可影响脏腑组织器官的功能活动。

由于人体是形神统一的整体，因而，形与神在病理上也是相互影响的。形体的病变，包括精、气、血、津液的病变，可引起神的失常；而精神情志异常，也可影响形体而产生病变。

(4)诊断与治疗方面 人体脏腑与形体、官窍之间，生理上相互联系，病理上相互影响，因而在诊察疾病时，应从整体出发，采用司外揣内的方法，通过观察形体、官窍、舌脉、面色、声音等外在变化，了解和判断内脏病变。正如《灵枢·本脏》所说："视其外应，以知其内脏，则知所病矣。"如口舌生疮，往往是心火旺盛的表现，因心开窍于舌；面色发黄，常常是脾病的反映，因黄色与脾脏相应。诊断上讲求整体观念，治疗疾病时，同样要注重整体性思想。如因心开窍于舌，心与小肠相表里，患者出现口舌生疮糜烂，往往是心与小肠火盛的表现，故应从整体观念出发，采用清心泻小肠火的方法治疗。再如久泻不愈者，若属肾阳虚衰引起，可以艾灸巅顶之百会穴调之，督脉阳气得温，肾阳得充，则泄泻自愈，此即所谓"下病上取"；眩晕欲仆，若为水不涵木引起，属病发于上，但可针灸足心之涌泉穴调之，使肾水得充，肝阳不亢，则眩晕自减，此即所谓"上病下取"。这都是在整体观念指导下确立的治疗方法。

2. 人与外界环境的统一性 外界环境包括自然环境和社会环境。中医学不仅认为人体本身是一个有机整体，而且还重视人与外界环境的统一性。

(1)人与自然界的统一性 人类生活在自然界中，自然界中存在着人类赖以生存的必备条件。同时，自然界的运动变化又可直接或间接地影响机体的生命活动，而机体则相应地产生反应。故《灵枢·邪客》说："人与天地相应也。"这种人与自然息息相关的观点，称为"天人一体观"。中医学历来重视人和自然环境的关系，有关季节气候、昼夜晨昏、地理环境对人体影响的论述颇多。

季节气候对人体的影响：一年有四季，不同季节的气候各不相同，春温、夏热、秋凉、冬寒。自然界的生物受这种气候变化的影响，有春生、夏长、秋收、冬藏的适应性变化。人类也不例外，在四季气候的影响下，人体也必须做出适应性的变化。如《灵枢·五癃津液别》说："天暑衣厚则腠理开，故汗出……天寒则腠理闭，气湿不行，水下流于膀胱，则为溺与气。"说明春夏阳气升发，气血容易趋于体表，腠理疏松开泄，出汗增多，以此来散热降温。秋冬阳气收敛，气血潜藏于内，肌腠致密，出汗减少，体内必须排出的水液就从小便排出。同样，人体的脉象也随着四时气候的变化而出现相应的规律性变化，春弦、夏洪、秋浮、冬沉。脉象的这种浮沉变化，就是由于机体受四时交替的影响，在气血方面发生的适应性调节变化。在四时的气候变化中，每一季节都有各自不同的气候特点，因此，常发生一些季节性的多发病，或时令性流行病。如春季多温病，夏季多痢疾、腹泻，秋季多疟疾，冬季多伤寒等。此外，某些慢性宿疾往往在气候急剧变化之际，或季节交替之时复发或加剧。如某些哮喘病往往在春夏缓解，秋冬发作；关节疼痛的病证，常在寒冷或阴雨天气时加重等。

昼夜晨昏对人体的影响：昼夜晨昏的气温变化虽然没有四时季节的变迁那样明显，但对人体也有一定程度的影响。《素问·生气通天论》说："故阳气者，一日而主外，平旦人气生，日中而阳气隆，日西而阳气已虚，气门乃闭。"说明人体的阳气会随着昼夜晨昏的变化而变化，白天趋向于表，夜晚趋向于里。而且这种变化会在体温的升降、精神的兴奋与抑制等方面表现出来。昼夜晨昏的变化，对疾病同样有一定的影响。如《灵枢·顺气一日分为四时》指出："夫百病者，多以旦慧昼安，夕加夜甚。"说明一般疾病多在清晨、上午病情较轻，从下午起逐渐加重，特别是夜晚更甚。

地理环境对人体的影响：地理环境包括地质水土、地域性气候和人文地理、风俗习惯等。地理环境的差异，在一定程度上，影响人们的生理功能和心理活动。一般而言，东南气候多湿热，人体腠理多疏松，体格多瘦削；西北气候多燥寒，人体腠理多致密，体格多壮实。同样，地理环境不同，所患疾病也有差异。如北方地区，气候寒冷，常易感受寒邪而致病；东南沿海地区，气候多潮湿温热，则易见湿热为病；久居低洼潮湿之地的人，多发痹证；远离海洋的某些山区，人们则易患瘿病等。

综上所述，人类生活在大自然中，其生理、病理无不受自然界的影响。这就启示我们在治疗和调护疾病时，要因时、因地制宜。即根据春生、夏长、秋收、冬藏的自然变化规律，做好四时的生活起居和病变的调治，并加强对患者夜间的观察，以防病情突变。

（2）人与社会的统一性 人生活在社会环境之中，社会生态变迁与人的身心健康和疾病的发生有密切关系。因此，人与社会环境也是一个密切联系的整体。

社会环境包括社会的政治、经济、文化等社会特征，人们的年龄、性别、风俗习惯、宗教信仰、婚姻状况等人群特征，以及生活方式、饮食习惯和爱好等。人是社会中的一员，具备社会属性。社会环境不同，造就了个人的身心功能与体质的差异。这是因为社会的变迁，会给人们的生活条件、生产方式、思想意识和精神状态带来相应的变化，从而影响人的身心功能。

一般说来，良好的社会环境，如有力的社会支持，融洽的人际关系等，可使人精神振奋，有利于身心健康；而不利的社会环境，如社会的动荡不安、家庭纠纷、邻里不和、亲人亡故、人际关系紧张等，可使人的安全感与稳定感低下或缺失，或精神压抑、紧张、恐惧等，从而影响身心功能，破坏人体原有的生理和心理的协调和稳定，不仅易引发某些身心疾病，还常使某些原发疾病加重。

知识链接

社会医学与医学社会学的研究表明，社会因素是造成精神紧张的重要原因，在许多精神疾病和躯体疾病的发生、发展和转归中起着重要作用。所谓紧张状态，是指人们在社会生活中的紧张状态，是人在整个生活情景中对有威胁性和不愉快因素的情绪反应和身体反应。人体处于紧张状态时的反应本来是要防止身体受损，是一种防御机制，但若这种防御反应不适当，反因此而生病，此类疾病统称为“紧张状态病”。如心血管病、糖尿病、消化性溃疡、神经症等身心疾病都属于这一类病。紧张状态是非特异性致病因素，可与许多疾病的发生有关。由于个体差异，对疾病的易感性也不相同。如有人在紧张状态时易引起精神情志方面的反应，有人则易引起生理功能方面的反应；有的人对紧张状态的反应可发展为冠心病，而有些人则可能发展为糖尿病或其他身心疾病。所以，在中医学整体观念指导下，以中医学的理论和方法研究社会因素对生命、健康和疾病的影响，越来越具有现实意义。

（二）辨证论治

辨证论治是中医认识和治疗疾病的基本原则，是中医学分析、判断和处理疾病的一种独特的研究和治疗方法。

1. 症、证、病的基本概念　症，是指疾病的临床表现，包括症状和体征两方面。症状，是患者的主观异常感觉或某些病态改变，如头痛、发热、咳嗽、恶心、呕吐等。体征，则是医生通过望闻问切四诊及其他检查方法，客观查得的患病机体的异常现象，如舌红、苔黄、脉滑数等。症是判断疾病、辨识证候的主要依据，但因其仅是疾病的个别现象，未必能完全反映疾病和证候的本质。相同的症状可由不同的致病因素引起，其病变机制也不尽相同，因而不能作为治疗的依据。

证，即证候，是对疾病发展过程中某一阶段或某一类型出现的各种症状和体征的概括。证候是病机的外在反映，病机是证候的内在本质。由于证候的内涵包括了疾病的原因、部位、性质以及邪正盛衰变化，故证候能揭示病变的机理和发展趋势，可作为立法、用药的依据。如风寒表证、肺阴亏虚、肝火上炎等都属证候概念。

病，即疾病，是指一定的病因作用于机体，人体正气与之抗争而导致机体阴阳失调、气血紊乱、脏腑经络的生理功能或形态结构发生改变，适应环境能力下降的异常生命过程。疾病都具有特定的病因及演变规律，有较固定的症状和体征，有诊断要点和与相似疾病的鉴别点。因此，疾病这一概念反映了某种疾病全过程的总体属性、特征和规律。如感冒、中风、麻疹、痢疾等皆属疾病概念。

症、证、病三者既有区别又有联系。病和证虽都是对疾病本质的认识，但病的重点是全过程，而证的重点是某一阶段。症是病和证的基本要素，疾病和证候都由症状和体征构成。证候是对疾病某一阶段或某一类型的症状和体征的概括，能反映疾病的本质；各阶段或类型的证候贯穿起来，便是疾病的全过程。一种疾病可由不同的证候组成，而同一证候又可见于不同的疾病过程中。

2. 辨证论治的基本概念　所谓辨证，就是将四诊（望、闻、问、切）所收集的资料、症状和体征，通过分析、综合，辨清疾病的原因、性质、部位以及邪正之间的关系，概括、判断为某种性质的证候。论治，则是根据辨证的结果，确定相应的治疗原则和方法。

辨证是决定治疗的前提和依据，论治是治疗疾病的手段和方法。通过论治可以检验辨证的正确与否。辨证论治的过程，就是认识疾病和解决疾病的过程。辨证和论治，是诊治疾病过程中相互联系不可分割的两个方面，是理论和实践相结合的体现，是理、法、方、药在临床上的具体运用，是指导中医临床工作的基本原则。

中医诊治疾病，是运用辨病与辨证相结合的方法，但更重视辨证。因为只有从辨证入手，才能正确地论治。例如：患者有发热、恶寒、头痛、鼻塞流涕等症状，结合舌象、脉象等体征进行分析，初步诊断为感冒（病）。但由于致病因素和机体反应性的不同，感冒又常表现为风寒表证和风热表证两种不同的证候。因此又必须根据寒热的偏重、流涕的清浊、舌脉的变化及口渴与否等情况，辨别当前的证候是风寒表证还是风热表证，以确定治疗方法。如属风寒表证，根据“寒者热之”的治疗原则，宜采用辛温解表法；若属风热表证，根据“热者寒之”的治疗原则，宜采用辛凉解表法。

3. 病治异同 在临床辨证论治时，应注意病和证的关系：既要看到一种病可包括几种不同的证，又要看到同一种证也可能存在于多种疾病中。故诊治疾病时，要注意同病异治和异病同治的方法。

同病异治，是指同一种疾病，由于发病的时间、地域以及患者的机体反应性不同，或疾病的发展阶段及类型不同，故表现出的证候不同，因而治疗的方法也就有异。如麻疹病在不同的发病阶段有不同的证，其治法也就不同。发病初期，麻疹未透，治宜发表透疹；中期常宜清解肺热；后期又以养阴清热为主。

异病同治，是指几种不同的疾病，在其发展过程中，出现了大致相同的证，即可采用大致相同的治法和方药来治疗。如久痢脱肛、子宫下垂、胃下垂等不同的疾病，在其发展过程中，可能出现大致相同的“中气下陷”病理机制，表现为大致相同的证候，故都可用补益中气的治疗方法。

由此可见，中医诊治疾病，不是着眼于“病”的异同，而是着眼于病机的区别和“证”的不同。证同治亦同，证异治亦异，这是辨证论治的精神实质，也是医生应具备的基本技能。

三、《中医学基础》的主要内容及学习方法

（一）主要内容

《中医学基础》主要阐述人体的生理、病理、病因、病机及疾病的诊断、防治等基本理论知识和基本技能，其内容主要包括阴阳五行学说、藏象、气血津液、经络、体质、病因、发病与病机、防治与康复原则、诊法、辨证等。

阴阳五行学说，属于古代哲学范畴，具有唯物论和辩证法思想。中医学用以阐明人体的生理、病理现象，并指导疾病的诊治与养生等。本书重点介绍阴阳五行的基本概念、基本内容及在中医学中的应用。

藏象，是研究人体各脏腑组织器官的生理功能、病理变化及其相互关系，以及脏腑组织器官与外界环境相互关系的学说，是中医学理论体系的重要内容。本章重点论述脏

腑的生理功能及脏腑之间的相互关系。

气血津液，主要阐述气、血、津液的生成、运行、生理功能及其相互关系，说明气、血、津液既是脏腑功能活动的物质基础，又是脏腑功能活动的产物。

经络，是研究人体经络系统的生理功能、病理变化及其与脏腑相互关系的学说。该章主要阐述经络的概念、经络系统的组成，十二经脉的走向交接规律、分布规律、流注次序，以及经络的生理功能和应用。

体质学说是研究人体体质的概念、形成、分类，及其对疾病发生、发展和演变过程的影响，并以此指导疾病诊治和预防的理论。该章主要介绍体质的概念、构成、形成、分类及应用等。

病因，是阐述各种致病因素的性质、致病特点及其所致病证的临床表现的学说。该章主要介绍六淫、疠气、七情、饮食劳逸、病理产物性病因等致病因素。

发病与病机，是阐述发病规律和疾病病理变化机制的学说。本章主要介绍发病原理和邪正盛衰、阴阳失调、气血失常、津液代谢失常、内生五邪等基本病机。

防治与康复原则，主要论述未病先防、既病防变的预防思想，治病求本、扶正祛邪、调整阴阳、三因制宜等治则，及形神结合、内外结合、药食结合、自然康复与治疗康复结合的康复原则。

诊法，是搜集病情资料诊察疾病的方法。该章主要介绍望、闻、问、切四诊的基本方法和内容。

辨证，是依据四诊所提供的病情资料，以辨识证候、认识病证的基本方法。该章主要介绍八纲辨证、气血津液辨证和脏腑辨证。

（二）学习方法

《中医学基础》是学习中医药学的基础课程，因此，必须讲究方法，认真学习，切实掌握。首先要有明确的学习目的，即为了继承和发扬中医药学遗产，为人类健康服务。其次是要以辩证唯物主义和历史唯物主义思想为指导，充分认识基础理论和基本技能的重要性，以严谨的治学态度，掌握各具体学习内容。三是要注意理论联系实践。中医的基本理论来源于中医医疗实践，又反过来指导着临床实践，因此在学习过程中，应坚持理论与实践相结合，利用讨论、临床见习等形式，强化对理论知识的理解和记忆。四是要注意处理中西医学的关系。中医与西医属不同的理论体系，各有特点和优势。学习过程中，应以实事求是的态度处理两者的关系，以收取长补短、相辅相成之效。

自我测试题

一、单项选择题

1. 奠定中医学理论基础的古典医籍是（ ）

A.《难经》　　B.《神农本草经》　　C.《内经》

D. 《伤寒杂病论》 E. 《脉经》

2. 我国现存最早的药物学专著是（　　）

A. 《新修本草》 B. 《神农本草经》 C. 《千金要方》

D. 《本草备要》 E. 《伤寒杂病论》

3. 我国历史上第一部由国家颁行的药典是（　　）

A. 《千金要方》 B. 《神农本草经》 C. 《新修本草》

D. 《本草纲目》 E. 《伤寒杂病论》

4. 人体生命活动的主宰是（　　）

A. 肝 B. 心 C. 脾

D. 肺 E. 肾

5. 人体的脉象常随季节的变化而有不同的表现，春季的表现是（　　）

A. 洪 B. 浮 C. 弦

D. 沉 E. 缓

二、问答题

1. 金元四大家是指哪四位医家？各被后世称为什么学派？
2. 中医学理论体系的基本特点是什么？
3. 何谓辨证？

第一章 阴阳五行学说

学习目标

学习目的：通过学习阴阳五行学说的基本概念、特性及基本内容，为藏象、病因病机等后续章节的学习奠定基础，也为学习《中药方剂学》等课程打下基础。

知识要求：掌握阴阳五行学说的基本概念、特性；熟悉阴阳五行学说的基本内容；了解阴阳五行学说在中医学中的应用。

能力要求：具有对事物或现象进行阴阳属性和五行归属划分的能力；具有初步运用阴阳五行学说解释人体生理、病理现象的能力。

阴阳五行学说，是阴阳学说和五行学说的合称，是中国古代朴素的唯物论和辩证法思想，属于古代哲学的范畴。中医学理论体系在形成和发展过程中，把阴阳五行学说的基本观点和方法引入医学领域，与中医学自身固有的理论和经验相融合，即形成了中医学中的阴阳五行学说，中医学用以说明人体的组织结构、生理功能、病理变化，并指导疾病的诊断和治疗等。阴阳五行学说由此成为中医学理论体系的重要组成部分，成为中医学的重要思维方法。

第一节 阴阳学说

阴阳学说是古人用以认识和解释世界的一种世界观和方法论，是古代朴素的对立统一理论。阴阳学说认为世界是物质的，物质世界是在阴阳二气作用的推动下发生、发展和变化的。

阴阳学说的文字记载最早见于《周易》，到春秋战国时期，已经被广泛用于解释和说明各种自然现象。这一哲学思想的产生，是古代劳动人民在长期的生产、生活实践中，通过对各种自然现象的观察逐步认识和总结而形成的。

阴阳学说应用于中医学领域后，形成了中医学的阴阳学说，成为中医学理论体系的重要组成部分。中医学运用阴阳学说阐述人类生命的起源、人体的生理活动及病理变化的基本规律，并指导疾病的诊断和治疗。

一、阴阳的概念

（一）阴阳的含义

阴阳是对自然界中相互关联的事物或现象对立双方属性的概括。阴和阳，既可代表两个相互对立又相互联系的事物或现象，如天与地、寒与热等；又可代表同一事物内部相互对立又相互联系的两方面，如人体内的气与血、脏与腑等。

阴阳最初的含义十分朴素，原指日光的向背，向日为阳，背日为阴。由于向日处温暖、明亮；背日处寒冷、晦暗，于是古人就把光明与黑暗、温暖与寒冷分属阴阳。如此不断引申，古人几乎把自然界所有相互对立的事物或现象，如天地、上下、日月、昼夜、水火、升降、动静、内外、雌雄等都划分为阴与阳两方面。这时阴阳已不再特指日光的向背，而成为一个概括自然界中具有相互关联又相互对立关系的事物或现象属性的抽象概念。如《灵枢·阴阳系日月》说："阴阳者，有名而无形。"

（二）划分事物或现象阴阳属性的规律

《素问·阴阳应象大论》曰："水火者，阴阳之征兆也。"即古人在长期生活实践中发现水和火最能代表阴和阳的特性。水性寒而趋下，为阴；火性热而炎上，为阳。因此，水和火也就成了划分阴阳属性的参考标准，并由水、火的特征推广得出了阴阳属性划分的基本标准。即凡是运动的、外在的、上升的、温热的、无形的、明亮的、兴奋的、功能的都属于阳的范畴；凡是相对静止的、内在的、下降的、寒凉的、有形的、晦暗的、抑制的、物质的都属于阴的范畴（表1-1）。如以天地而言，天气清轻上升为阳，地气重浊下降为阴；以昼夜而言，白昼光明为阳，夜晚黑暗为阴。在中医学领域，则认为对人体有推动、温煦、兴奋等作用的物质和功能属阳，对人体有滋润、凝聚、抑制等作用的物质和功能属阴。以气和血为例：气是无形的、功能的，对人体有兴奋作用，为阳；血是有形的、物质的，对人体起滋润作用，为阴。

表1-1 事物阴阳属性归类表

属性	空间	时间	温度	亮度	事物的动态
阳	天、上、外、左	昼	温热	明亮	兴奋、亢进、向外、动、升
阴	地、下、内、右	夜	寒凉	晦暗	抑制、衰退、向内、静、降

（三）阴阳的特性

1. 普遍性 阴阳的普遍性，是指自然界中相互关联又相互对立的一切事物和现象，或同一事物内部相互关联又相互对立的两方面，都可用阴阳概括其各自属性。宇宙中一切事物和现象都包含着阴和阳相互对立的两方面，事物的发生、发展、变化和消亡都是阴阳二气对立统一的结果，阴阳的对立统一是天地万物运动变化的总规律。如《素问·阴阳应象大论》所说："阴阳者，天地之道也，万物之纲纪，变化之父母，生杀之本始，神明之府也。"

2. 相关性 阴阳的相关性，是指用阴阳所概括的事物和现象，应该是在同一范畴、同一层次，即相关的基础上。只有相互关联的一对事物，或一事物中相对的两方面，才能用阴阳来说明，如天与地、昼与夜、寒与热等。如果两者不相互关联，就无法划分其阴阳属性。如白昼与地、天与女、左与热等。

3. 相对性 事物的阴阳属性，并不是绝对的、不可变的，而是相对的、可变的。阴阳的相对性体现在三个方面：一是阴阳的属性是在与自己的对立面的比较中确定的，并随着条件的变化而改变。例如60℃的水，同20℃的水相比当属阳；但同100℃的水相比，则应属阴。二是阴阳中复有阴阳，阴阳具有无限可分性。三是事物的阴阳属性在一定条件下可相互转化，即阴可转化为阳，阳也可转化为阴。如寒证和热证的转化，病变的寒热性质变了，其阴阳属性也随之改变。

4. 可分性 宇宙间任何相互关联又相互对立的事物或现象都可概括为阴阳两类，而任一事物的内部又可分为对立的两个方面，即阴中有阴阳可分，阳中也有阴阳可分，如此分下去，以至无穷。以白昼与夜晚为例，白昼为阳，夜晚为阴。而白昼又有上午和下午之分，可再分阴阳，即上午为阳中之阳，下午为阳中之阴；夜晚又有前半夜和后半夜之分，也可再分阴阳，即前半夜为阴中之阴，后半夜为阴中之阳。再以人体脏腑为例，六腑为阳，五脏属阴；而五脏中心、肺居上属阳，肝、脾、肾居下属阴。

二、阴阳学说的基本内容

阴阳学说的基本内容，可概括为阴阳交感、对立制约、互根互用、消长平衡和相互转化5个方面。

（一）阴阳交感

阴阳交感，是指阴阳二气在运动中相互感应而交合，亦即相互发生作用。阴阳交感是宇宙万物赖以生成和变化的根源。在自然界，天之阳气下降，地之阴气上升，阴阳二气交合感应，形成了风、云、雨、雾、雷、电等，生命得以诞生，从而化生出万物。在阳光雨露的沐浴滋润下，万物才得以成长。在人类，男女媾精，新的生命个体诞生，人类得以繁衍。如《易·系辞下》说："天地氤氲，万物化醇；男女构精，万物化生。"如果没有阴阳二气的交感运动，就没有生命，也就没有自然界。

阴阳交感是在阴阳二气运动的过程中进行的，没有阴阳二气的运动，也就不会发生阴阳交感。阴阳的相互交感，使对立着的两种事物或力量，统一于一体，于是产生了自然界，产生了万物，产生了人类，并使自然界时时处于运动变化之中。

（二）阴阳的对立制约

阴阳的对立制约，是指属性相反的阴阳双方在统一体中的相互斗争、制约和排斥。阴阳学说认为，自然界中的一切事物或现象都存在着相互对立的阴阳两方面，如上与下、左与右、天与地、动与静、出与入、明与暗、寒与热、水与火等。阴阳双方既是对立的，又是统一的，统一是对立的结果。

阴阳的相互对立，维持了阴阳之间的动态平衡，促进了事物正常的发生、发展和变化。如自然界中春、夏、秋、冬四时气候周而复始、循环不已的变化，正是阴阳二气相互制约、相互对抗的结果。春夏之所以温热，是因为春夏阳气上升抑制了寒凉之气；秋冬之所以寒冷，是因为秋冬阴气上升抑制了温热之气的缘故。

阴阳的对立制约，也贯穿于人体生命过程的始终。人体在正常生理状态下，相互对立的阴阳两方面，也不是平静而各不相干的共处于统一体中，而是处于相互制约的动态平衡中。阴阳平衡，则人体的生命活动健康有序，即《素问·生气通天论》所谓："阴平阳秘，精神乃治。"如果阴阳的这种动态平衡遭到破坏，就会引发疾病。如《素问·阴阳应象大论》说："阴胜则阳病，阳胜则阴病。"

（三）阴阳的互根互用

阴阳的互根和互用各有内涵。互根，即互相依存，阴阳互根是指一切事物或现象中相互对立着的阴阳双方均以对方的存在而存在。如以天地而言，天为阳，地为阴，没有天就无所谓地，没有地也就无所谓天。以方位而言，上为阳，下为阴，没有上就无所谓下，没有下也就无所谓上。

阴阳互用是指阴阳双方互相资生、促进和助长。以人体内的物质与功能为例，物质属阴，包括人体精、血、津液等有形的各种营养物质；功能属阳，指人体内各种正常的生理功能活动及抵御外邪的能力。物质是产生功能的基础，功能则是内在物质的外在反映。各种生理功能正常，才能不断化生营养物质；而营养物质充足，才能保持生理功能的正常。故《素问·阴阳应象大论》说："阴在内，阳之守也；阳在外，阴之使也。"

阴阳的互根互用是阴阳消长与转化的内在根据，只有阴阳共处于一个统一体中，才有可能形成彼此的消长及相互间的转化。如果阴阳双方失去了互相依存的条件，则会"孤阴不生，独阳不长"，万事万物就不能化生和滋长，而趋灭亡。

（四）阴阳的消长平衡

消，即消减；长，即增长。阴阳消长，是指对立互根的阴阳双方的量和比例不是一成不变的，而是处于不断增长或消减的运动变化之中。正常情况下，阴阳双方在彼此消长的动态过程中应保持相对的平衡。若阴阳消长的结果，打破了二者的平衡状态，则为异常的消长变化。

阴阳的消长变化在于阴阳之间存在着对立制约与互根互用的关系。由于阴阳双方的相互对立，若一方增长而强盛，势必对另一方制约过度，引起对方的消减，称为"此长彼消"。若一方不足，无力制约对方，势必引起对方的增长，称为"此消彼长"。由于阴阳双方又互根互用，若一方旺盛，则可促进对方亦随之增长，称为"此长彼长"；若一方虚弱，无力滋生助长对方，则对方亦随之消减而虚弱，称为"此消彼消"。

阴阳消长四种类型比较见表1-2。

表1-2　阴阳消长四种类型比较表

类型	消长变化机理	消长变化形式	临床意义举例
此长彼消	阴阳中的任何一方增长而强盛，制约对方太过致使对方消减	阴长阳消 阳长阴消	阴胜则阳病 阳胜则阴病
此消彼长	阴阳中的任何一方的衰减，制约对方力量减弱，导致对方相对亢盛	阴消阳长 阳消阴长	阴虚生内热 阳虚生内寒
此长彼长	阴阳双方相互依存和资助，一方旺盛，可促进另一方亦随之增长	阴随阳长 阳随阴长	气旺生血 血盛助气
此消彼消	阴阳双方中的一方虚弱，无力资助对方，使对方亦随之消减	阴随阳消 阳随阴消	阳损及阴 阴损及阳

阴与阳之间的互为消长是不断进行着的，是绝对的；而阴与阳之间的平衡则是相对的，是动态的平衡。阴阳只有不断地消长和不断地平衡，才能推动事物的正常发展，对人体来说，才能维持正常的生命活动。如果这种“消长”超过一定的限度，不能保持相对平衡，就会出现阴阳的偏盛偏衰，在人体则呈现“阳盛则热”“阴盛则寒”“阳虚则寒”“阴虚则热”的病理状态。

（五）阴阳的相互转化

阴阳的相互转化，是指事物的阴阳两方面，在一定的条件下，可以互相转化，阴可以转化为阳，阳也可以转化为阴。

事物的阴阳属性是由其内部阴阳双方的主次关系决定的，若一事物内部阴阳双方的消长变化发展到一定阶段，致阴与阳的比例出现了颠倒，则该事物的属性就会向相反的方向转化，所以说转化是消长的结果。在事物的发展过程中，如果说阴阳的消长是一个量变的过程，阴阳的转化则是在量变基础上发生的质变。

阴阳的相互转化，必须具备一定的条件。《素问·阴阳应象大论》以“重阴必阳”“重阳必阴”“寒极生热”“热极生寒”来阐述阴阳转化的机理，其中“重”和“极”就是阴阳转化的条件。

阴阳的相互转化，存在着渐变和突变两种形式。如四时寒暑的交替，一日之中的昼夜变化等，都属于渐变形式。而若炎夏突降冰雹，急性热病中由高热突见体温下降、面色苍白、四肢厥冷等，则属于突变形式。

阴阳学说的5个基本内容，其内涵虽各不相同，但它们之间并不孤立，而是相互联系的。阴阳交感是阴阳关系的最基本前提，有了阴阳交感才能化生万物；对立制约是阴阳最普遍的规律，并决定着消长平衡；阴阳消长是在阴阳对立制约、互根互用基础上表现出的量变过程，阴阳转化则是在量变基础上的质变，是阴阳消长的结果。阴阳的互根互用又是对立制约、消长转化的前提。

三、阴阳学说在中医学中的应用

阴阳学说应用于中医学的各个领域，用以说明人体的组织结构、生理功能、病理变化，并指导疾病的诊断和治疗。

（一）说明人体的组织结构

人体是一个有机整体，其内部相互联系又相互对立的组织结构也都可用阴阳概括。如《素问·宝命全形论》曰："人生有形，不离阴阳。"人体脏腑组织的阴阳属性，就大体部位来说，体表为阳，体内为阴；体表的背部为阳，腹部为阴；四肢外侧为阳，内侧为阴。就体内脏腑来说，五脏为阴，六腑为阳。五脏之中，心、肺为阳，肝、脾、肾为阴。而每一脏腑之中又有阴阳之分，如肾有肾阴、肾阳，胃有胃阴、胃阳等。经络之中，也可分阴阳。如十二经脉中就有手三阳经与手三阴经之分、足三阳经与足三阴经之别。就气血而言，气属阳，血属阴。气之中，营气循行脉内为阴，卫气循行脉外为阳等。

总之，人体各脏腑组织结构都可根据其所在上下、内外、表里、前后等不同部位和各自的功能特点来概括其阴阳属性，从而说明它们之间存在着对立统一的关系。

（二）说明人体的生理功能

中医学认为人体的正常生理活动，是阴阳双方保持协调平衡的结果。故人体的各种生理活动，也可用阴阳学说来说明。

人体的生理功能，体现在阴精（物质）与阳气（功能）对立统一的复杂关系中。阴精是阳气的物质基础，没有阴精，无以化生阳气，即没有物质基础，就不可能产生能量。阳气是阴精的能量表现，没有阳气，无以化生阴精，即没有功能活动，就不可能转化为营养物质。阴精与阳气、物质与功能之间，能很好地体现出阴阳双方的对立、互根、消长、转化关系。只有阴与阳、物质与功能之间保持动态平衡的状态，才能维持人体正常的生理活动。

（三）说明人体的病理变化

阴阳之间的消长平衡是人体维持生命活动的基本条件，若阴阳的动态平衡被打破，即阴阳失调，则是一切疾病发生的机理之一。

疾病的发生主要关系到人体的正气和邪气两方面，正气分阴阳，包括阴气与阳气；邪气也分阴阳，包括阴邪和阳邪。阳邪致病，就会导致阳盛伤阴的热证；阴邪致病，就会引发阴盛伤阳的寒证。如《素问·阴阳应象大论》言："阳胜则热，阴胜则寒。"若机体阳虚不能制阴，就会出现虚寒证；阴虚不能制阳，则出现虚热证。如《素问·调经论》说："阳虚则外寒，阴虚则内热。"由于阴阳互根互用，机体阴阳双方虚损到一定程度，常导致对方的不足，引起"阳损及阴"或"阴损及阳"，最终导致"阴阳两虚"。

人体中的阴阳两方面，在相互消长的过程中，除了造成阴阳偏盛偏衰的病理变化以外，还可在一定条件下，各自向相反的方向转化，即阴证可转化为阳证，阳证也可转化为阴证。

（四）用于指导疾病的诊断

由于疾病的发生、发展及变化的机理在于阴阳失调，所以任何疾病尽管临床表现错综复杂、千变万化，但都可用阴阳加以概括说明。首先，可用阴阳学说分析色泽、声音、脉象等四诊资料。如以色泽言，晦暗为阴，鲜明为阳；以声息言，呼吸微弱、语音低怯、少言沉静等为阴，呼吸气粗、语音高亢、多言躁动等为阳；以症状言，恶寒、口淡不渴、便溏等为阴，发热、口渴欲饮、便秘等为阳；以脉象言，沉脉、迟脉、虚脉、涩脉等为阴，浮脉、数脉、实脉、滑脉等为阳。其次，可用阴阳概括疾病的证候类别。如在八纲辨证中，表证、热证、实证属阳；里证、寒证、虚证属阴。因此，临床中要正确诊断病证，首先要辨清阴阳，才能抓住病证本质，做到执简驭繁。如张介宾在《景岳全书·传忠录》中所说："凡诊病施治，必须先审阴阳，乃为医道之纲领，阴阳无谬，治焉有差？医道虽繁，而可以一言蔽之者，曰阴阳而已。"

（五）用于指导疾病的防治

由于疾病产生的根本原因是阴阳失调，因此调整阴阳，使之恢复相对平衡，是养生和防治疾病的基本原则。具体而言，包括指导养生防病、确定治疗原则和归纳药物性能三方面内容。

1. 指导养生防病 养生，又称"摄生"，指保养生命。养生的最根本原则是要"法于阴阳"，即遵循自然界阴阳变化的规律来调理人体的阴阳，使之能适应外界的变化，保持人与自然的协调统一，以延年益寿。如《素问·四气调神大论》说："春夏养阳，秋冬养阴，以从其根，故与万物沉浮于生长之门。"这指出了调养四时阴阳的基本原则。

2. 确定治疗原则 治疗疾病的原则就是根据阴阳失调的状况，采用药物、针灸等治疗方法调整阴阳，补其不足，泻其有余，使机体恢复阴阳动态平衡的状态。

（1）阴阳偏盛的治疗原则 由阴或阳偏盛形成的实证，其总的治疗原则是"实则泻之"，即损其有余。阳盛则热的实热证，宜用寒凉药物抑制其偏盛之阳，清泄其热，称"热者寒之"；阴盛则寒的实寒证，宜用温热药物抑制其偏盛之阴，温散其寒，称"寒者热之"。若在阴或阳偏胜的同时，由于"阳胜则阴病，阴胜则阳病"导致另一方某种程度的不足时，还须兼顾对方的不足，即在散寒或清热的同时，配以扶阳或益阴。

（2）阴阳偏衰的治疗原则 由阴或阳偏衰形成的虚证，其总的治疗原则是"虚则补之"，即补其不足。阴虚则热的虚热证，宜用滋阴制阳法，即"阳病治阴"。即《素问·阴阳应象大论》所说："壮水之主，以制阳光。"阳虚则寒的虚寒证，宜用补阳消阴法，即"阴病治阳"。也即《素问·阴阳应象大论》所谓："益火之源，以消阴翳。"

然“无阴则阳无以化”“无阳则阴无以生”，张景岳在《景岳全书》中说：“善补阳者，必于阴中求阳，则阳得阴助而生化无穷；善补阴者，必于阳中求阴，则阴得阳升而泉源不竭。”即阳虚补阳时可略加补阴药，谓之阴中求阳；阴虚补阴时可略加补阳药，谓之阳中求阴。

（3）阴阳互损的治疗原则　由于阴阳互损，最终导致阴阳两虚时，宜采用“阴阳双补”的治疗原则。具体运用中，须注意分清阴阳虚损的先后主次。阴损及阳所致的阴虚为主的阴阳两虚证，宜补阴为主，兼顾补阳；阳损及阴所致的阳虚为主的阴阳两虚证，宜补阳为主，兼顾补阴。

3. 归纳药物性能　阴阳学说还可用来归纳药物的性能，作为指导临床用药的理论依据。药物的四气、五味和升降浮沉等性能，都可用阴阳来概括说明。四气又称四性，有寒、热、温、凉之分。温热者属阳，寒凉者属阴。五味有酸、苦、甘、辛、咸五种，辛味能散、能行，甘味能益气，故辛甘味属阳，如桂枝、甘草等；酸味能收，苦味、咸味能泻下，故酸苦咸味属阴，如大黄、芍药、芒硝等。药物的升降浮沉方面，有升浮作用的属阳，如桑叶、菊花等；有沉降作用的属阴，如龟甲、赭石等。

药物性能阴阳属性归纳见表1–3。

表1–3　药物性能阴阳属性归纳表

属性	四气	五味	升降浮沉
阳	温、热	辛、甘（淡）	升、浮
阴	凉、寒	酸、苦、咸	降、沉

综上所述，治疗疾病，就是根据病情的阴阳偏盛偏衰，确定相应的治疗原则，再结合药物的阴阳属性和作用，选择相应的药物，使人体恢复到阴阳平衡的状态。

第二节　五行学说

五行学说亦为古代哲学范畴，是以木、火、土、金、水五种物质的特性及其“相生”和“相克”规律来认识宇宙、解释和探求宇宙规律的一种世界观和方法论。

五行学说认为宇宙间的一切事物，皆由木、火、土、金、水五种物质构成，事物的发展变化，是这五种物质不断运动和相互作用的结果。五行学说运用于中医学领域后，以系统结构观点来观察人体，阐述人体局部与局部、局部与整体间的有机联系，以及人体与外界环境的统一，加强了中医学整体观念的论证，使中医学所采用的整体系统方法进一步系统化，对中医学特有的理论体系的形成起到了推动作用，成为中医学理论体系的重要组成部分。

一、五行的概念、特性及归类

（一）五行的概念

五，指木、火、土、金、水五种基本物质；行，是运行、运动变化的意思。五行，即指木、火、土、金、水五种基本物质及其运动变化。

五行的最初含义与“五材”有关，《左传·襄公二十七年》载：“天生五材，民并用之，废一不可。”《尚书·大传》载：“水火者，百姓之所饮食也；金木者，百姓之所兴作也；土者，万物之所资生，是为人用。”由此可知，古人认为木、火、土、金、水这五种物质是人们生产、生活中最常见和不可缺少的基本物质。此后，古人又逐步认识到这五种物质之间具有相互联系和相互制约的“相生”和“相克”关系，并以此解释宇宙万物发生、发展变化的规律，从而逐步形成了五行学说。这时，五行学说中的“五行”，不再特指木、火、土、金、水五类基本物质本身，而是一个抽象的哲学概念。

（二）五行的特性

古人通过长期的生产、生活实践，对木、火、土、金、水五类基本物质悉心观察，形成了对五行特性直观、朴素的认识。如《尚书·洪范》言：“一曰水，二曰火，三曰木，四曰金，五曰土。水曰润下，火曰炎上，木曰曲直，金曰从革，土爰稼穑。”以此为基础又进一步抽象引申，使五行特性具有了更广泛的含义。

1. 木的特性 “木曰曲直”。曲，屈也；直，伸也。曲直，指树木的枝条具有生长、柔和、能屈能伸的特性。引申为凡具有生长、升发、条达、舒畅等性质或作用的事物和现象，均归属于木。

2. 火的特性 “火曰炎上”。炎，有焚烧、炎热之义；上，指上升。炎上，指火具有炎热、上升的特性。引申为凡具有温热、升腾等性质或作用的事物和现象，均归属于火。

3. 土的特性 “土爰稼穑”。稼，指播种谷物；穑，是收获谷物。稼穑，泛指人类种植和收获谷物的农事活动。引申为凡具有生化、承载、受纳等性质或作用的事物和现象，均归属于土。

4. 金的特性 “金曰从革”。从，是顺从的意思；革，指变革。从革，是说金属是通过变革而产生的，即大多由矿石经过冶炼而成。由于金属沉重、坚硬、锐利，且常被制成兵器用于杀戮，因而引申为凡具有肃杀、潜降、收敛等性质或作用的事物和现象，均归属于金。

5. 水的特性 “水曰润下”。润，即滋润、濡润；下，即向下、下行。润下，指水具有滋润、下行的特性。引申为凡具有滋润、下行、寒凉、闭藏等性质或作用的事物和现象，均归属于水。

（三）事物属性的五行归类

古人运用取象比类法和推演络绎法，将自然界各种事物和现象，以及人体的脏腑组织、生理病理现象分别归属于木、火、土、金、水五行中，形成了与人体内外环境相互关联的五行结构系统。

五行学说对事物属性的归类推演法则：以天人相应为指导思想，以五行为中心，以空间结构的五方、时间结构的五季、人体结构的五脏为基本框架，将自然界的各种事物和现象以及人体的生理病理现象，按其属性进行归纳，从而将人体的生命活动与自然界的事物或现象联系起来，形成了联系人体内外环境的五行结构系统，该系统也充分说明了人体自身的统一性及人与自然环境的统一性。

事物属性的五行归类见表 1-4。

表 1-4　事物属性的五行归类表

自然界							五行	人体						
五音	五味	五色	五化	五气	五方	五季		五脏	五腑	五官	五体	五志	五液	五脉
角	酸	青	生	风	东	春	木	肝	胆	目	筋	怒	泪	弦
徵	苦	赤	长	暑	南	夏	火	心	小肠	舌	脉	喜	汗	洪
宫	甘	黄	化	湿	中	长夏	土	脾	胃	口	肉	思	涎	缓
商	辛	白	收	燥	西	秋	金	肺	大肠	鼻	皮	悲	涕	浮
羽	咸	黑	藏	寒	北	冬	水	肾	膀胱	耳	骨	恐	唾	沉

二、五行学说的基本内容

古人在生产、生活实践中认识到木、火、土、金、水这五类基本物质并非孤立存在、各不相干的，而是相互依存、相互为用和相互制约的。如水能促使草木生长，称水生木；木能燃烧，曰木生火；草木燃烧后的灰烬可化为泥土，称火生土；土中多埋藏金石及各种矿物，称土生金；金属冶炼能熔化成液态物质，称金生水。同时，五行之间又是相互制约的。如水能灭火，称为水克火；火能使金属熔化，曰火克金；金石制成刀斧可砍伐树木，称金克木；树木的根钻入泥土之中，消耗土中的营养物质，称木克土（亦有说古代用木犁翻土，是谓木克土）；土能筑堤堵水，称土克水。

五行学说不仅以五行之间的相生、相克关系来探索和阐释事物之间的相互联系，还以五行之间的相乘、相侮和母子相及关系，来阐释事物之间协调关系破坏后的相互影响。

（一）五行的相生与相克

五行之间不是孤立的、静止不变的，而是有着有序的“相生”“相克”关系，这在自然界属于正常情况，在人体则维持了正常的生理活动。正因为五行之间所具有的生克制化关系，才会使物质世界维持事物生化不息的动态平衡。

1. 相生　生即资生、助长、促进之意。相生，指五行之间具有递相资生和促进的关系。

五行相生的次序：木生火，火生土，土生金，金生水，水生木。五者依次资生，循环无端（图 1-1）。

在五行相生关系中，任何一行都有“生我”“我生”两方面关系，《难经》将其比喻为“母”与“子”的关系。生我者为“母”，我生者为“子”。所以五行相生关系又称

“母子关系”。以火为例，生我者为木，木能生火，故木为火之母；我生者为土，火能生土，则土为火之子。余可类推。

2. 相克 克即相互制约、克制、抑制之意。相克，指五行之间具有递相制约、克制的关系。

五行相克的次序：木克土，土克水，水克火，火克金，金克木。这种克制关系也是循环往复的（图1-1）。

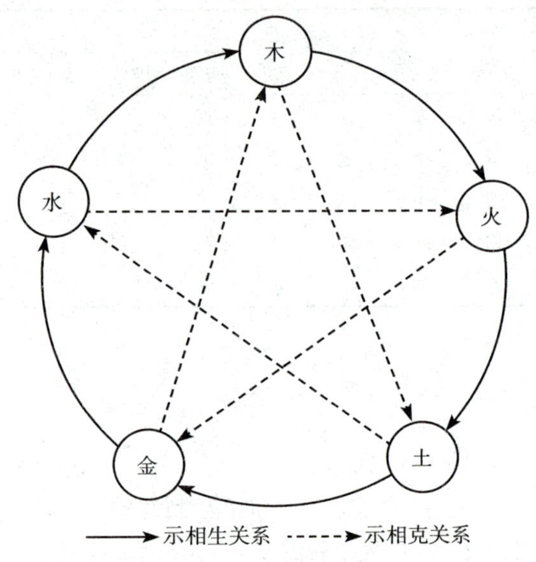

图1-1 五行相生、相克示意图

在五行相克关系中，任何一行都有“克我”“我克”两方面关系。克我者为“所不胜”，我克者为“所胜”。所以，五行的相克关系，又叫“所胜”与“所不胜”关系。以土为例，克我者为木，则木为土之“所不胜”；我克者为水，则水为土之“所胜”。

在五行生克关系中，任何一行皆有“生我”和“我生”、“克我”和“我克”四方面关系。以木为例，生我者为水，我生者为火；克我者为金，我克者为土。余可类推。五行之间这种生中有克（制）、克（制）中有生、相互生化、相互制约的生克关系，称为五行制化。五行的制化关系维持和促进了事物的相对平衡协调和发展变化。

（二）五行的相乘与相侮

五行的相乘和相侮，是五行之间的异常相克现象。

1. 相乘 乘，即乘虚侵袭之意。相乘，指五行中某一行对其所胜一行的过度克制。相乘的次序与相克相同，即木乘土，土乘水，水乘火，火乘金，金乘木。

相乘现象包括两种情况：一是五行中某一行过度亢盛，对其“所胜”一行克制太过，使其虚弱。以木克土为例，木过度亢盛，而土虽不虚，但难以承受木的过度克制，造成土的不足，此为木亢乘土的相乘现象。二是五行中某一行过于虚弱，难以抵御其

"所不胜"一行的正常限度的克制，而更加虚弱。以木克土为例，正常情况下，木克土，以维持木土之间的相对平衡。如果土自身不足，木虽然属于正常水平，但也会乘土之虚而过度克之，而使土更虚，此属土虚木乘的相乘现象。

相乘与相克在次序上相同，但相克是五行之间的正常制约关系，而相乘是五行之间的异常制约现象。在人体，前者为生理现象，而后者为病理表现。近人习惯将相克与相乘混同，病理的木乘土，也常称木克土，应予注意。

2. 相侮 侮，即欺侮，有恃强凌弱之意。相侮，指五行中某一行对其所不胜一行的反向克制，即反克，又称"反侮"。相侮的次序与相克的次序相反。

相侮现象也包括两种情况，以木为例：其一，当木过度亢盛时，金原是克木的，但由于木过度亢盛，则金不仅不能克木，反而被木所克，使金受损，这叫"木亢侮金"。其二，当木过度衰弱时，木原克土，但由于木过度衰弱，则土乘木之衰而反侮之，习惯称之为"木虚土侮"。

相乘和相侮，都是不正常的相克现象，两者之间既有区别又有联系。二者的区别：相乘是按五行的相克次序发生的过度克制，相侮是发生了与五行相克次序相反的克制。二者的联系：相乘、相侮可同时发生。如木气过亢时，不仅会过度克制其所胜之土（相乘），而且可以恃己之强反向克制己所不胜之金（相侮）；反之，木气虚弱时，则不仅金来乘木，其所胜之土也乘其虚而反侮之。

（三）五行的母子相及

及，即连累的意思。母子相及为五行相生关系的异常，包括母病及子和子病及母两方面。

1. 母病及子 母病及子指五行中的某一行异常，累及其子行，导致母子两行皆异常。如水生木，水为母，木为子。若水不足，不能生木，导致木亦虚弱，终致水竭木枯，母子俱衰。

2. 子病及母 子病及母指五行中的某一行异常，影响到其母行，终致子母两行皆异常。如木生火，木为火之母，火为木之子，火旺必损木，木损则生火无力，终至母子皆衰，子病及母又称"子盗母气"。

总之，五行的相生、相克关系维持了事物整体的平衡和稳定，属于正常现象；五行的相乘、相侮和母子相及关系则破坏了事物整体的平衡和稳定，属于异常现象。在中医学中，相生、相克关系主要用以说明人体的生理功能，相乘、相侮和母子相及关系则主要用以阐明人体的病理变化。

三、五行学说在中医学中的应用

五行学说在中医学中的应用，主要是以五行的特性和生克乘侮的规律，具体地分析研究人体各脏腑组织器官的功能及相互关系，解释人体的病理机制，并指导疾病的诊断和治疗。

（一）说明五脏的生理功能及相互关系

1. 说明五脏的生理功能 五行学说将人体的内脏分属于五行，以五行的特性来说明五脏的部分生理功能。如肝喜条达而恶抑郁，与木之升发、条达、舒畅特性相似，故以肝属木。心阳具有温煦之功，与火之温热向上之性相似，故以心属火。土性敦厚，有生化万物的特性，脾主运化水谷、化生精微以营养脏腑形体，为气血生化之源，故以脾属土。金性清肃、收敛，肺具清肃之性，故以肺属金。水具有滋润、下行、闭藏的特性，肾有藏精、主水功能，故以肾属水。

2. 说明五脏之间的相互关系 五脏的功能活动不是孤立的，而是互相联系的。五行学说用五行生克制化规律说明脏腑之间的生理联系。

（1）以五行相生说明五脏之间的资生关系 水生木，肾生肝，肾藏精以养肝血；木生火，肝生心，肝藏血以济心；火生土，心生脾，心之热以温脾；土生金，脾生肺，脾化生水谷精微以充肺；金生水，肺生肾，肺气肃降以助肾。

（2）以五行相克说明五脏之间的制约关系 金克木，肺克肝，肺气清肃下降，可制约肝气的升发太过；木克土，肝克脾，肝气条达，可疏泄脾气的郁滞；土克水，脾克肾，脾主运化水湿，可防止肾水泛滥；水克火，肾克心，肾水上济于心，可制止心火的亢烈；火克金，心克肺，心火之阳热，可制约肺气的清肃太过。

五脏中的每一脏都具有生我、我生、克我、我克的关系，每一脏在功能上既有他脏资助，不至于虚损，又有他脏制约而不至于过亢。本脏之气太盛，则有他脏之气制约；本脏之气虚损，则又可有他脏之气补之。如脾（土）之气虚，则有心（火）生之；其亢，则有肝（木）克之；肺（金）气不足，土可生之；肾（水）气过亢，土可克之。这种生克关系把五脏紧密联系成一个整体，从而保证了人体内环境的对立统一。

应当说明的是，五脏的生理功能是多样的，其相互关系也是复杂的。五行的特性并不能完全说明五脏的所有功能，五行之间的生克规律也难以完全阐释五脏间复杂的生理联系。因此，在研究五脏的生理功能及其相互关系时，不能局限于五行的生克理论。

（二）说明五脏病变的相互影响

人体是一个有机整体，五脏之间生理上相互联系，病理上也必然相互影响。本脏之病可传至他脏，他脏之病也可传至本脏，这种病理上的相互影响又称为传变。用五行学说来说明五脏病变的传变，包括相生关系的传变和相克关系的传变两方面。

1. 相生关系传变 包括母病及子和子病犯母两方面。

（1）母病及子 母病及子，指疾病从母脏传及子脏。如肾属水，肝属木，水能生木，肾为母脏，肝为子脏，故肾病及肝即是母病及子。

（2）子病犯母 又称子盗母气，指疾病由子脏传至母脏。如肝属木，心属火，木能生火，肝为母脏，心为子脏，故心病及肝即是子病犯母。

一般认为，按相生规律传变时，母病及子病情较轻，子病及母病情较重。

2. 相克关系传变 包括相乘和相侮两方面。

（1）相乘 是相克太过为病。引起相乘的原因不外两种：一是某脏过盛，而致被克之脏受到过分制约；二是某脏过弱，不能耐受所不胜之脏的制约，从而出现相克太过。如肝木过旺可乘脾土（木亢乘土），脾土过弱也易被肝木所乘（土虚木乘）。

（2）相侮 又称反侮，是反克为害。引起相侮的原因亦不外两种：一是某脏过盛而使所不胜之脏受到反向制约；二是某脏过弱，其所胜之脏对其反向制约。如肝火旺盛可反侮肺金，称为“木火刑金”；脾土虚衰不能制约肾水，称为“土虚水侮”。

一般认为，按相克规律传变时，相乘传变病情较重，而相侮传变病情较轻。

（三）指导疾病的诊断

人体是一个有机整体，当内脏有病时，其异常变化可以反映到体表相应的组织器官，出现色泽、声音、形态、脉象等方面的异常变化。由于五脏与五色、五音、五味等皆有特定联系，所以诊断疾病时可综合四诊资料，根据五行归属及其生克乘侮变化规律来推断病情。如面见青色，喜食酸味，脉见弦象，其病多在肝；面见赤色，口味苦，脉象洪数，多为心火亢盛；脾虚的患者，面见青色，为木来乘土；心脏病患者，面见黑色，为水来乘火等。另外，还可从脉与色之间的生克关系来判断疾病的顺逆。如肝病色青见弦脉，为色脉相符，如果不得弦脉反见浮脉则属相克之脉，即克色之脉（金克木）为逆；若得沉脉则属相生之脉，即生色之脉（水生木）为顺。

（四）指导疾病的防治

1. 指导控制疾病传变 人体是一个有机整体，一脏受病，可以波及他脏。因此，治疗时，除对本脏病进行处理外，还应根据五行的生克乘侮规律，调整其太过与不及，以控制其传变。如肝气太过，木旺多克土，此时除应治肝病外，还应考虑健脾胃以防其传变。脾胃不伤，则病不传，易于痊愈。

2. 指导脏腑用药 不同药物，有不同的颜色和气味。色有青、赤、黄、白、黑五色，味有酸、苦、甘、辛、咸五味。根据五行归属理论，青色、酸味入肝；赤色、苦味入心；黄色、甘味入脾；白色、辛味入肺；黑色、咸味入肾。如白芍、山茱萸味酸入肝经以补肝，黄连味苦以泻心火，白术色黄味甘以补脾气，石膏色白味辛入肺经以清肺热，玄参、熟地色黑味咸入肾经以滋肾阴等。但这种用药方法较片面，临床脏腑用药，除色味外，还须结合药物的四气（寒、热、温、凉）和升降浮沉等理论综合分析、辨证用药。

3. 指导确定治则治法

（1）根据相生规律确定治则、治法 临床上运用相生规律来治疗疾病，多属母病及子，其次为子盗母气。其基本治疗原则是补母和泻子，所谓“虚则补其母，实则泻其子”。补母，主要用于母子关系的虚证，常用方法有滋水涵木法、益火补土法、培土生金法、金水相生法等。泻子，主要用于母子关系的实证，重点是泻子，如肝火泻心法、心火泻胃法等。

(2) 根据相克规律确定治则、治法 相克异常有相乘和相侮两种病理变化，且有相克太过、相克不及和反克等情况，但总可归纳为“强”和“弱”两方面。克者为强，表现为功能亢进；被克者属弱，表现为功能衰退。因此，治疗时当采用“抑强”与“扶弱”的法则。抑强用于相克太过，扶弱用于相克不及。常用的方法有抑木扶土法、泻南补北法、培土制水法、佐金平木法等。

五行学说指导下的治则治法见图1-2。

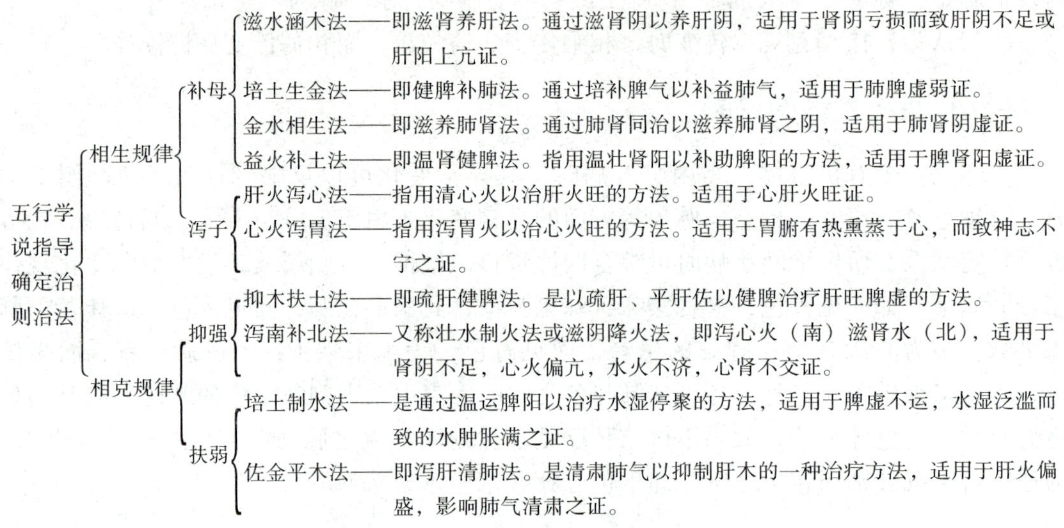

图1-2 五行学说指导下的治则治法

4. 指导情志疾病的治疗 情志生于五脏，五脏之间有生克关系，情志之间也存在这种关系，故在临床上可用情志的相互制约关系来达到治疗目的。如“怒伤肝，悲胜怒……喜伤心，恐胜喜……思伤脾，怒胜思……忧伤肺，喜胜忧……恐伤肾，思胜恐”(《素问·阴阳应象大论》)，即所谓以情胜情。朱丹溪等古代医家在这方面有许多成功经验，可供参考。

综上所述，临床上依据五行生克乘侮规律进行治疗，确有一定实用价值。但并非所有疾病都可用五行生克规律来治疗，不能机械地生搬硬套，要根据具体病情辨证施治。

自我测试题

一、单项选择题

1. 昼夜之中，属于阴中之阳的时间是（ ）

A. 上午　　B. 上半夜　　C. 中午
D. 下午　　E. 下半夜

2. “寒极生热，热极生寒”可用阴阳学说中哪个观点来解释（　　）
A. 对立制约　B. 阴阳交感　C. 互根互用
D. 消长平衡　E. 相互转化

3. 阴阳的转化是（　　）
A. 有条件的　B. 绝对的　C. 量变过程
D. 偶然的　E. 必然的

4. 用阴阳学说说明人体的组织结构，不属于阳的是（　　）
A. 头面部　B. 腰背部　C. 腹部
D. 体表　E. 四肢外侧

5. 正常人体的阴阳关系，常概括为（　　）
A. 阴阳对立　B. 阴阳依存　C. 阴阳消长
D. 阴阳转化　E. 阴平阳秘

6. 下列属于五行之“土”的是（　　）
A. 筋　B. 血脉　C. 肌肉
D. 皮毛　E. 骨

7. 肝气横逆，侵犯脾胃，属于（　　）
A. 木克土　B. 母病及子　C. 木乘土
D. 木侮土　E. 子病及母

8. 五行之中的“木”行不包括（　　）
A. 五官之目　B. 六腑之胆　C. 五化之生
D. 五体之筋　E. 五脏之心

9. 以下不属于相乘关系传变的是（　　）
A. 脾病及肝　B. 肝病及脾　C. 肾病及心
D. 心病及肺　E. 胃病及心

10. 五色中，属于木行的是（　　）
A. 黄　B. 青　C. 赤
D. 白　E. 黑

11. 以下属于子病及母的是（　　）
A. 肺病及肾　B. 肝病及肾　C. 心病及肾
D. 脾病及肾　E. 胃病及肾

12. “木火刑金”在五行学说中属于（　　）
A. 相乘　B. 相侮　C. 母病及子
D. 子病及母　E. 相克

13. 根据情志相胜法，大怒时可用哪种情志制约（　　）
A. 恐　B. 喜　C. 悲
D. 思　E. 惊

14. 下列属“实则泻其子”的是（　　）

A. 肝实泻肾　　B. 肝实泻心　　C. 肝实泻肺

D. 肝实泻脾　　E. 肝实泻胃

二、问答题

1. 简述阴阳的基本内容有哪几方面？
2. 何为阴阳，其特性有哪几方面？
3. 阴阳的相对性体现在哪些方面？
4. 何谓五行？五行的特性是什么？
5. 五行相生、相克的次序分别是怎样的？

第二章 藏 象

学习目标

学习目的：通过学习脏腑的生理病理及相互之间的关系等基本理论，为脏腑辨证等后续章节的学习奠定基础，也为学习《中药方剂学》等后续课程奠定基础。

知识要求：掌握五脏六腑各自的主要生理功能及系统联系；熟悉五脏六腑的生理特性，脏腑之间的关系；了解五脏六腑的病理变化，奇恒之腑的主要生理功能。

能力要求：具有运用藏象学说说明人体生理功能、病理变化的能力；初步具有运用藏象理论分析脏腑之间关系的能力。

"藏象"一词，首见于《素问·六节藏象论》。藏，即内脏，指藏于体内的脏腑。象之含义有二：一是指内脏的解剖形态；二是指内脏表现于外的生理、病理现象。《类经·藏象类》有"象，形象也。藏居于内，形见于外，故曰藏象"的说法。中医学的"藏象"，是对人体内脏的形态结构、生理功能、病理变化和表现于外的生命现象的高度概括。

藏象学说，是研究人体脏腑的形态结构、生理功能、病理变化及其与精气血津液神之间的相互关系，以及脏腑之间、脏腑与形体官窍之间、脏腑与外界环境之间相互关系的学说。藏象学说是中医学特有的人体生理病理的系统理论，是中医学理论体系的核心内容，对临床实践具有普遍的指导意义。

藏象学说的形成，主要与以下四方面相关：一是古代解剖学方面的知识。《灵枢·经水》说："夫八尺之士，皮肉在此，外可度量切循而得之，其死，可解剖而视之。其脏之坚脆，腑之大小，谷之多少，脉之长短，血之清浊……皆有大数。"可见，古代的解剖学知识为藏象学说的形成奠定了形态学方面的基础。二是长期对人体生理和病理现象的观察。如皮肤受凉感冒，会出现鼻塞、打喷嚏、咳嗽等症状，从而推断出皮毛、鼻和肺之间存在着某种联系，并逐步形成了"肺在体合皮""其华在毛""肺在窍为鼻"等理论。三是反复医疗实践的总结。即通过对大量临床经验的总结，逐步升华而形成理论。如许多目疾，常从肝着手治疗而获愈，久之便得出"肝在窍为目"的理论。四是古代哲学思想的渗透。以阴阳、五行学说为代表的古代哲学思想渗透到中医学中，对藏象理论的形成也起了重要作用。如用阴阳学说说明人体的组织结构、生理功能等，用五行学说建立了五行藏象体系等。

藏象学说的基本特点主要体现于以下两方面：一是以五脏为中心的整体观。藏象学说以五脏为中心，以精气血津液为基础，以形神活动为根本，通过经络系统“内属于脏腑，外络于肢节”的联络作用，将六腑、五体、五官、九窍等构成了一个有机整体，以维持生命活动的协调统一。二是天人相应。即人体脏腑的生理、病理变化与自然界的季节气候、地理环境等密切相关，形成了一个内外环境息息相关的统一体。

第一节　脏　腑

脏腑是人体内脏的总称，按其生理功能和形态结构的不同，分为脏、腑和奇恒之腑三类。脏，包括肝、心、肺、脾、肾，合称五脏；腑，包括胆、小肠、胃、大肠、膀胱、三焦，合称六腑；奇恒之腑，包括脑、髓、骨、脉、胆、女子胞。

五脏的共同生理功能是化生和贮藏精气，形态多为实质性器官；六腑的共同生理功能是受盛和传化水谷，形态多中空；奇恒之腑功能似脏，多贮藏精气，形态似腑，却不纳水谷，似脏非脏，似腑非腑，有异于六腑，故称“奇恒之腑”。

中医藏象学说中的脏腑名称，虽与西医脏器的名称相同，但在生理、病理的含义上却不完全相同。脏器是西医学中的一个解剖学概念，而脏腑在中医学里不单纯是一个解剖学概念，更重要的是一个生理、病理学概念。一个中医脏腑的功能，可能包括几个西医脏器的功能；一个西医脏器的功能，可能分散在几个中医脏腑的功能之中。如中医藏象学说中的“心”，除代表解剖学上的实体外，还包括一部分神经系统，尤其是大脑的某些功能，所以不能将其与西医解剖学上的“心”同等看待。

总之，中医藏象学说的形成，虽以一定的古代解剖学知识为基础，但其发展主要基于“有诸内，必形诸外”“视其外应，以知内脏”及“取象比类”等思维方法认识人体脏腑的生理功能和病理变化。因此，其观察分析的结果，大大超越了人体解剖学脏器的范畴，形成了中医学独特的生理和病理学理论。

一、五脏

五脏，包括心、肺、脾、肝、肾。在经络学说中，心包络亦称为脏，故有“六脏”之说，但在藏象学说中习惯将其归属于心。五脏虽具化生和贮藏精气的共同生理功能，但各有不同，各司其职，互相协调，共同维持人体生命活动的正常进行。

（一）心

心位于胸腔，膈膜之上，两肺之间，外有心包卫护。《类经图翼·经络》将心的形态描述为“心象尖圆，形如莲蕊”。心对人体的生命活动起着主宰作用，《内经》称其为“君主之官”“生之本”“五脏六腑之大主”。

心的主要生理功能是主血脉和主神志。心与小肠相表里，在体合脉，其华在面，在窍为舌，在志为喜，在液为汗。

1. 主要生理功能

(1) 主血脉　心主血脉包括主血和主脉两方面。血，即血液；脉，即脉管，是血液运行的通道，又称为血府。心、脉相连，血行脉中，心、脉和血液共同构成了一个相对独立的系统。这个系统的生理功能，由心主管。在生命活动中，心不停地搏动，使血液循脉流行全身，发挥营养和滋润作用。心的正常搏动，主要依赖心气的推动和调控作用。心气充沛、血液充盈、脉道通利，是血液正常运行必备的三个基本条件。

心主血脉的功能正常与否，可从面色、胸部感觉、舌色及脉象等方面表现出来。心主血脉的功能正常，心气充沛，心搏动有力，血液充足，脉道通利，则面色红润光泽，舌质淡红荣润，脉搏和缓有力，节律整齐。心主血脉的功能失常，则会出现以上各方面的异常。如心气虚弱，心搏动无力，则见心慌气短、面色无华、脉虚无力等；心血亏虚，则面色淡白无华、心慌心悸、脉细无力等；心脉瘀阻，则面色灰暗、唇舌青紫、心前区憋闷或刺痛、脉象结代或涩，甚则胸部剧痛、面色青灰、唇舌青紫、大汗淋漓等。

(2) 主神志　主神志，又称主神明或藏神，指心具有主宰五脏六腑、形体官窍的一切生理活动和精神意识思维活动的功能。神，有广义和狭义之分。广义之神，是指整个人体生命活动的外在表现，可通过眼神、表情、言语、应答、动作姿态等表现出来；狭义之神，指人的精神、意识、思维活动。心所主之神，既包括广义之神，也包括狭义之神。

西医学认为人的精神、意识和思维活动，是大脑的生理功能，即大脑对外界客观事物的反映。而中医藏象学说则将人的精神、意识和思维活动分归于五脏，且主要由心所主。如《灵枢·本神》说："所以任物者谓之心。"即认为人体复杂的精神情志活动，是在心的主导下，由五脏协作完成的。反之，若情志致病，也会首伤心神，次及相应脏腑，导致脏腑气机紊乱。

心主神志的功能正常，则精神振奋，神志清晰，思维敏捷，睡眠安稳，各脏腑、组织、器官功能协调。心主神志的功能失常，则精神委靡，反应迟钝，失眠多梦，神志不宁，甚则狂妄谵语或昏迷不省人事，以及各脏腑功能失调等。

心主神志与心主血脉虽内涵不同，但在生理、病理上却密切相关。生理上，心主神志，能调节心气行血，有利于心主血脉；而血液是神志活动的物质基础之一，心血充足，则能养神，而使心神灵敏不惑。病理上，心藏神的功能失常，可引起血行异常。如心神失常，心烦失眠，可见脉搏加快。反之，心主血脉的功能失常，亦可引起心神异常。如心血不足，可见失眠、多梦等症。

2. 心的系统联系

(1) 心合小肠　心与小肠以经脉相互属络，构成表里关系。

(2) 在体合脉，其华在面　心在体合脉，指心与脉直接相连，形成了一个密闭的循环系统。心气充沛，推动血液循行脉中，维持人体的生命活动，故脉与心关系密切。

华，有光华之意。心其华在面，指心的气血盛衰可显露于面部。全身气血皆上注于面，面部血脉极为丰富，故面部的色泽变化能反映心的生理功能和病理变化。心气充沛，血脉充盈，脉道通畅，则面色红润而有光泽。心气不足，心血亏虚，则面色无华；心火亢盛，则面色红赤；心脉痹阻，则面色青紫；心阳暴脱，则面色苍白或晦暗。故《素问·五脏生成》说："心之合，脉也；其荣，色也。"

（3）在窍为舌　窍，指孔窍。心在窍为舌，指心的气血盛衰在舌上反映得最明显。因此，观察舌的变化可了解心主血脉和主神志的功能正常与否。

舌为心之窍的理论依据有三：一是心与舌体通过经络而密切联系。《灵枢·经脉》说："手少阴之别……循经入于心中，系舌本。"二是心主血脉，使气血上注于舌，保持舌体的正常形态和色泽。三是心主神志，使精神思维活动正常，而维持舌司味觉、搅拌食物和辅助发音等生理功能。心的功能正常，则舌体红活荣润，柔软灵活，味觉灵敏，语言流畅。心的功能异常，亦可从舌上反映出来。如心阳不足，则舌质淡白胖嫩；心阴不足，则舌质红绛瘦瘪；心火上炎，则舌尖红赤，甚则起刺或舌体糜烂；心血瘀阻，则舌质紫暗或有瘀点、瘀斑；心神失常，则舌强、语謇或失语等。

（4）在志为喜　志，即五志，主要指怒、喜、思、悲、恐五种情志，是人体对外界刺激产生的情绪反应。喜属于良性刺激，喜乐适度对心的生理功能有调节作用。《素问·举痛论》说："喜则气和志达，营卫通利。"若喜乐过度或不及，则可使心神受伤。如过度喜乐，则使人喜笑不休，精神涣散不收；喜乐不及则使人易悲，精神不振。

（5）在液为汗　汗是津液通过阳气的蒸化后，经汗孔排出体表的液体。《素问·阴阳别论》有"阳加于阴谓之汗"之说。汗液的生成、排泄与心主血、主神志的功能密切相关。心主血脉，血液与津液同源互化，津液渗入脉内则形成血液，而血液中的水液渗出脉外则为津液，津液是汗液化生之源。故有"津血同源""血汗同源"及"汗为心之液"之说。汗液的排泄还受心神的调节，所以情绪波动亦可见汗出现象。心血充盈，津液充足，化汗有源，既可滋润皮肤，又可排出体内代谢产物。但汗出过多，津液大伤，耗伤心血，可见心慌、心悸；大汗不止，还可导致心阳暴脱。反之，心的功能失常可导致汗出异常，如心气虚常见自汗、心阴虚多见盗汗等。

知识链接

心包络，简称心包，是心外面的包膜，具有保护心脏、通行气血以养心体等作用。在经络学说中，手厥阴经属于心包络，与手少阳三焦经互为表里，故将心包络也归属于脏。古代某些医家认为，心为君主，不得受邪，所以外邪犯心，则心包络当先受病，故心包有"代心受邪"的功用。后世明清温病学派受"心不受邪"思想的影响，将外感温热病邪影响心神而出现神昏、谵语等病理变化，称为"热入心包"或"痰热蒙蔽心包"。实际上，心包受邪所表现的病证，就是心的病证，心和其他脏腑一样，皆可受到邪气侵袭而发病。

（二）肺

肺位于胸腔，左右各一，覆盖于心之上，犹如宰辅，故《素问·灵兰秘典论》称其为“相傅之官”。对于肺的形态，《医贯·内经十二官》有“两叶白莹……虚如蜂巢”的说法。肺位于五脏六腑之上，位置最高，又有“华盖”之称。肺叶娇嫩，质地疏松，外合皮毛，上通鼻喉，直接与外界相通，不耐寒热燥湿诸邪而易被侵袭，故又被称为“娇脏”。

肺的主要生理功能是主气、司呼吸，主宣发肃降，通调水道，朝百脉，主治节。肺与大肠相表里，在体合皮，其华在毛，在窍为鼻，在志为悲（忧），在液为涕。

1. 主要生理功能

（1）主气、司呼吸　肺主气，首见于《内经》，如《素问·五脏生成》说：“诸气者，皆属于肺。”肺主气包括主呼吸之气和主一身之气两方面。

①主呼吸之气　肺主呼吸之气，指肺具有主司呼吸运动的作用，是体内外气体交换的场所。机体通过肺的呼吸运动，不断地呼出浊气，吸入清气，吐故纳新，完成体内外气体的正常交换，以维持人体正常的生命活动。肺司呼吸的功能正常，则气道通畅，呼吸调匀。若外邪袭肺或他脏疾患累及于肺，影响肺的呼吸功能，则可出现胸闷、咳嗽、气喘等症。

②主一身之气　肺主一身之气，指肺具有主持、调节全身各脏腑经络之气的作用，即全身之气都归肺所主。肺主一身之气体现在两方面：一是气的生成，尤其是宗气的生成方面。宗气是一身之气的重要组成部分，主要依赖肺吸入的自然界的清气与脾胃运化的水谷精气相结合于胸中而生成。因此，肺的呼吸功能正常与否，直接影响着宗气的生成，也影响着一身之气的盛衰。二是对全身气机的调节作用。气机，泛指气的升、降、出、入运动。在肺的呼吸运动中，呼气即是气的升、出的过程，而吸气则是气的入、降的过程。肺有节律地一呼一吸，对全身气的升降出入运动起着重要的调节作用。肺的呼吸均匀通畅，节律一致，则各脏腑及经络之气的升降出入运动通畅协调。

肺主一身之气，主要取决于肺的呼吸功能。肺的呼吸均匀是气的生成和气机调畅的基本条件。如果肺的呼吸功能失常，不仅可致宗气及一身之气的生成不足，出现呼吸无力、声低气怯或少气不足以息、肢倦乏力等气虚之症，还可影响一身之气的调节，导致各脏腑及经络之气的升降出入运动失调。若肺丧失了呼吸功能，清气不能吸入，浊气不能排出，新陈代谢停止，人的生命活动也就随之终止。

（2）主宣发肃降　宣发，即宣布和发散；肃降，即清肃和下降。肺主宣发，指肺气具有向上升宣和向外布散的作用；肺主肃降，指肺气具有向下向内清肃通降的作用。肺的宣发与肃降，是肺气运动的最基本形式。

肺气的宣发作用，主要体现于三方面：一是呼出体内的浊气。机体在新陈代谢过程中产生的浊气，通过肺气的向上向外运动，被排出体外。二是将脾转输的部分水谷精微和津液上输头面诸窍，外布全身皮毛肌腠。三是宣发卫气于肌表，以护卫肌表，调节腠理的开阖，控制汗液的排泄。如《灵枢·决气》说：“上焦开发，宣五谷味，熏肤，充身，泽毛，若雾露之溉。”若外感风寒而致肺失宣发，则呼吸不利、鼻塞喷嚏、胸闷咳喘；卫气郁遏，腠理闭塞，则恶寒无汗；津液内停，痰饮内生，阻塞气道，则见呼吸困难、咳喘不得卧等症。

肺气的肃降作用，也体现于三方面：一是吸入自然界的清气。二是将肺吸入的清气和脾转输至肺的部分水谷精微及津液，向下向内布散于其他脏腑，以发挥滋润营养作用。三是将脏腑代谢后产生的浊液下输肾和膀胱，成为尿液生成之源。若肺失肃降，可见呼吸表浅、咳喘气逆，或小便不利、水肿等水液代谢障碍病变。

肺气的宣发和肃降，是相反相成的两方面。肺气的宣发功能正常，将气津等不断地向上向外布散，有利于肺气的肃降；肺气的肃降功能正常，将气津等向下向内布散，有利于肺气的宣发。肺气的宣发与肃降功能协调，则气道通畅，呼吸均匀，体内外气体得以交换，水谷精微及津液得以正常的输布和代谢。在病理情况下，二者又常相互影响。没有正常的宣发，就没有正常的肃降；反之，肃降功能异常，也必然会影响正常的宣发。如果二者功能失去协调，就会发生“肺气失宣”或“肺失肃降”的病变。一般而言，外邪侵袭，多影响肺气的宣发，以肺气不宣的病变为主；内伤及肺，多影响肺气的肃降，以肺失肃降的病变为主。如外感风寒常以肺失宣发的胸闷鼻塞、恶寒发热、无汗等症为主，同时又兼见肺失肃降的咳喘气逆等症。中医在治疗肺病变时，考虑到宣发和肃降功能的相反相成关系，往往将宣肺和降肺的药物结合应用，所谓“治肺勿忘宣降”。

（3）通调水道　通，即疏通；调，即调节；水道，即水液运行和排泄的通道。肺通调水道，指肺的宣发和肃降对体内水液的输布、运行和排泄起着疏通和调节的作用。肺通调水道，主要体现在两方面：一是通过肺气的宣发作用，将脾转输于肺的津液向上向外布散，上至头面诸窍，外至全身皮毛肌腠，以充养、润泽各组织器官。输送到皮毛肌腠的津液，在卫气的推动和调节作用下，化为汗液，通过汗孔排出体外。此外，肺在呼气时也可带走少量水液。二是通过肺气的肃降作用，将脾转输的津液向下向内输布，以充养、滋润脏腑。而且还将代谢后的水液不断地向下输送，经肾的气化作用，生成尿液下输膀胱而排出体外。此外，肺气肃降促进大肠传导糟粕，也可带走部分水液。肺通调水道，又称“肺主行水”。因肺为华盖，在五脏六腑中位置最高，参与调节全身的水液代谢，故又有“肺为水之上源”之说。肺的通调水道功能正常，则皮肤润泽、排汗正常、小便通畅。若肺的通调水道功能失常，就会致水液停聚，生痰成饮，甚则水泛为肿。

（4）朝百脉，主治节　朝，即会聚之意。肺朝百脉，指全身的血液经百脉会聚于肺后，通过肺的呼吸，进行体内外清浊之气的交换，然后再输布全身。血液的运行虽然以心气推动为主，但肺主一身之气，调节着全身的气机，所以血液的运行，亦有赖于肺气的敷布和调节。

治节，即治理调节。肺主治节的作用主要体现于四个方面：一是肺主呼吸，使机体的呼吸运动一呼一吸有节律地进行，以完成体内外气体的正常交换。二是随着肺的呼吸运动，治理和调节着全身之气的升降出入运动。三是由于肺调节着气的升降出入运动，因而能辅助心脏，推动和调节血液的运行。四是通过肺气的宣降，治理和调节着津液的输布和排泄。由上可知，肺主治节，实际是对肺的主要生理功能的高度概括。

2. 肺的系统联系

(1) 肺合大肠 肺与大肠通过经脉的相互属络，构成表里关系。

(2) 在体合皮，其华在毛 皮毛，包括皮肤、汗孔、毫毛等组织，是一身之表。具有防御外邪、调节津液代谢、维持体温和辅助呼吸等作用。肺合皮毛的机理主要体现在两方面：一是通过肺气的宣发，向外布散卫气并输精于皮毛，以温养、滋润皮毛。皮毛得养，则润泽光亮，以发挥保卫机体、抵御外邪侵袭的屏障作用。若肺气不足，宣发卫气和输精于皮毛的生理功能减退，则卫表不固，抵御外邪侵袭的能力下降，易于感冒，甚或皮毛失养，而见皮毛憔悴枯槁等症。二是主司汗孔的开阖，以调节肺的呼吸功能。汗孔不仅是排泄汗液的门户，同时还随着肺的宣发和肃降参与体内外气体的交换，故汗孔又有“气门”“玄府”之称。如寒邪袭表，毛窍闭塞，卫气郁遏，肺气失宣，则见恶寒无汗、呼吸不利等症。

(3) 在窍为鼻 鼻在生理上主要有通气、司嗅觉和辅助发音的功能。肺气宣畅，则呼吸通利，嗅觉灵敏，声音能彰；若肺失宣发，则呼吸不利，鼻塞不通或嗅觉不灵，不闻香臭。故《灵枢·脉度》说：“肺气通于鼻，肺和则鼻能知臭香矣。”

知识链接

喉为呼吸之气出入的门户，故称为“肺之门户”。喉是发音的主要器官，肺的经脉经过咽喉，故喉的通气和发音功能也与肺气的宣降有关。在生理情况下，肺气宣畅，津液得布，呼吸通利，声音洪亮清晰。若肺气虚弱，则声音低微，即所谓“金破不鸣”；若风寒束肺，则声音嘶哑或失音等，即所谓“金实不鸣”。

(4) 在志为悲（忧） 悲，指悲伤；忧，指忧愁。悲和忧虽略有差异，但对人体生理功能的影响是类同的，故皆为肺之志。悲和忧均属不良情绪变化，若太过则对人体产生不良影响，主要是使气不断被消耗，而见呼吸气短、精神委靡、倦怠乏力等症状。若肺气充盛，机体对外来不良情志刺激的耐受力强，则不易过度悲忧；若肺气虚损，对外来不良情志刺激的耐受力下降，则易产生悲忧情绪。

(5) 在液为涕 涕是鼻腔分泌的黏液，有润泽鼻窍、保持呼吸道通畅的作用。涕由肺津所化，主要依赖肺气的宣发作用布散于鼻窍。肺的宣发功能正常，涕不外流而润泽鼻窍，则肺气通畅，呼吸均匀。病理情况下，肺寒则鼻流清涕，肺热则涕稠黄浊，肺燥则鼻干少涕。

(三) 脾

脾位于腹腔上部偏左，横膈之下，与胃以膜相连。脾与胃同居中焦，是对饮食物进行消化、吸收，并输布其精微物质的主要脏腑。人出生以后，生命活动的维持，生长发育所需的营养，以及气血津液的化生，均依赖于脾胃运化的水谷精微，故称脾胃为“后天之本”“气血生化之源”。

脾的主要生理功能是主运化，主升，主统血。脾与胃相表里，在体合肌肉，主四肢，在窍为口，其华在唇，在志为思，在液为涎。

1. 主要生理功能

(1) 主运化　运，即转运输送；化，即消化吸收。脾主运化，指脾具有把饮食水谷转化为精微物质，并将精微物质吸收及转输到全身各个脏腑组织器官的生理功能。脾的运化功能，包括运化水谷和运化水液两方面。

①运化水谷　水谷，泛指各种饮食物。脾运化水谷，指脾气促进饮食物的消化和吸收并转输其精微的生理功能。饮食物的消化吸收，虽在胃和小肠中进行，但还必须依赖脾的运化功能参与，才能把水谷转化为精微，并布散到全身。因此，脾主运化水谷的功能健全，则消化吸收功能旺盛，能为化生气、血、津液等提供足够的养料，使全身脏腑组织得到充分营养，以维持正常的生理活动。若脾失健运，则消化吸收功能失常，出现腹胀便溏、食欲不振等消化不良症，甚则可因精微吸收障碍，气血化生不足，不能营养周身，引起体倦乏力、头晕目眩、面色萎黄、唇舌色淡、日渐消瘦等病变。故临床治疗气血亏虚的患者，常从脾胃论治。

②运化水液　运化水液，指脾具有吸收、输布水液，调节人体水液代谢的功能。人体摄入的水液在脾气运化的参与下，将胃和小肠等吸收的水液，通过脾气的运化作用上输于肺，再由肺的宣发肃降布散全身，以发挥濡润滋养的作用。同时，脾又把各组织器官利用后的多余水液，及时地转输给肺和肾，通过肺和肾的气化作用，化为汗和尿排出体外，以维持人体水液的正常代谢。由于脾位于中焦，故在水液代谢过程中起着重要的枢纽作用。因此，若脾运化水液的功能减退，可导致水液在体内停滞，而发生各种病变，或产生痰、饮、湿等病理产物，或流注肠道而成泄泻，或溢于肌肤而成水肿。故《素问·至真要大论》说：“诸湿肿满，皆属于脾。”

脾运化水谷和运化水液两方面的功能，相互促进，相互影响。一方面功能失调常可导致另一方面功能也失常，故其病理表现往往同时并见。

(2) 主升　升，即上升。脾主升，指脾气运动的特点以上升为主，体现在升清和升举内脏两方面。

①升清　清，指水谷精微等营养物质。脾主升清，指脾气的上升转输作用，能将水谷精微等营养物质上输心肺，化为气血，以营养全身各脏腑组织器官。脾气的升清作用，实际是脾气运化功能的表现形式。脾主升清与胃主降浊，相反相成，共同完成饮食物的消化、吸收和输布。若脾气虚弱，不能升清，气血化源不足，可见面色无华、头晕目眩、神疲乏力；清气不升，反下走肠道，则见便溏、泄泻。如《素问·至真要大论》说：“清气在下，则生飧泄。”

②升举内脏　升举内脏，指脾气上升具有维持内脏位置的相对恒定，防止其下垂的作用。若脾虚日久，无力升举，反而下陷，可见腹胀下坠、久泻滑脱，甚则可导致某些内脏下垂，如胃下垂、肾下垂、子宫脱垂、脱肛等。故临床治疗内脏下垂的病证，常采用健脾益气升陷法。

(3) 主统血 统，即统摄之意。脾主统血，指脾气有统摄血液在脉中正常运行而防止其逸出脉外的功能。清·沈目南的《沈注金匮要略》中有“五脏六腑之血，全赖脾气统摄”之说。脾气统摄血液的功能，实际是依赖气对血的固摄作用。若脾气虚弱，固摄功能减退，则血不归经而导致各种出血症。因脾气主升，且主肌肉，故临床上习惯把下部出血和肌肤发斑，如便血、尿血、崩漏及肌衄等，统称为“脾不统血”。脾不统血因由气虚所致，故除见色淡质稀的出血表现外，常伴肢倦乏力、纳呆腹胀等脾气虚症状，中医则多采用健脾益气摄血法治之。

2. 脾的系统联系

(1) 脾合胃 脾与胃通过经脉相互属络，构成表里关系。

(2) 在体合肉，主四肢 肌肉有主司运动、保护内脏的作用。脾在体合肉，指脾的运化功能与肌肉的壮实及其功能活动的发挥有密切关系。全身之肌肉，均有赖于脾胃运化的水谷精微和津液的营养滋润，才能丰满壮实，强健有力。

人体的四肢，同样依赖脾胃运化的水谷精微和津液的营养、滋润，才能维持其正常的生理活动。若脾气健运，四肢、肌肉得养，则肌肉丰满强壮，四肢活动轻劲有力；脾失健运，精微物质的生成和转输障碍，四肢、肌肉失养，则肌肉消瘦，四肢软弱无力，甚至痿废不用。

(3) 在窍为口，其华在唇 在窍为口，指人的食欲、口味与脾的运化功能密切相关。脾气健运，则食欲旺盛，口味正常。如《灵枢·脉度》说：“脾气通于口，脾和则口能知五谷矣。”若脾失健运，湿浊内生，则见食欲不振、口淡乏味或口腻、口甜等症。

其华在唇，指口唇的色泽可反映脾运化功能的盛衰。脾气健运，营养充足，气血充盈，则口唇红润而有光泽；若脾失健运，营养不足，气血虚少，则见口唇淡白无华或萎黄不泽。

(4) 在志为思 脾在志为思，指脾的生理功能与思虑相关。思虽为脾志，但与心主神志有关，故有“思出于心，而脾应之”之说。正常限度内的思虑，是人人皆有的情志活动，对机体的生理活动及脾的运化功能并无不良影响。但思虑过度，或所思不遂，则会导致脾气郁结，使脾的运化功能失常，而见不思饮食、脘腹胀满等症。

(5) 在液为涎 涎为口津，指唾液中质地清稀少沫的部分。涎具有润泽口腔、保护口腔黏膜的作用，进食时分泌增多，有助于食物的吞咽和消化。脾在液为涎，指脾的运化和统摄作用能化生和控制涎液的分泌。脾的运化功能正常，则涎液化生适量，上注于口而不溢于口外。若脾胃不和，往往导致涎液分泌急剧增加，而发生口涎自出的病理现象。

(四) 肝

肝位于腹腔，横膈之下，右胁之内，下附有胆。肝的主要生理功能是主疏泄和主藏血。肝与胆相表里，在体合筋，其华在爪，在窍为目，在志为怒，在液为泪。

1. 主要生理功能

(1) 主疏泄 疏，即疏通；泄，即宣泄、升发。肝主疏泄，指肝具有疏通、畅达全身气机，进而促进血液运行、津液输布、饮食物的消化吸收和调畅情志等功能。肝主疏泄主要表现在以下方面：

①调畅气机　气机，指气的升降出入运动，是人体生命活动的基本运动形式。机体脏腑、经络、形体、官窍的功能活动，全赖于气升降出入运动的协调。肝气主升、主动，喜条达而恶抑郁，对全身气机的疏通、畅达及气的升降出入运动协调平衡，具有重要的调节作用。肝的疏泄功能正常，则气机调畅，气血和调，经络通利，脏腑及组织器官的功能活动协调有序，精血津液等液态物质运行通畅。若肝失疏泄，调畅气机的功能失常，常见两种病理现象：一是肝气疏泄不及，气机不畅而郁滞，形成肝气郁结的病理变化，出现胸胁、两乳或少腹等某些肝经循行部位的胀痛不适。二是肝气升发太过，气机逆乱，形成肝气上逆的病理变化，临床上常见头胀头痛、面红目赤等症。若气升太过，血随气逆，还可见吐血、咯血等血从上溢的病理变化，甚则可致卒然昏倒，不省人事。

②促进血和津液的运行、输布　血的运行依赖于气的推动，肝主疏泄的功能正常，气机调畅，则血行通畅。若肝的疏泄失常，气机失调，必然影响血液的运行。一是疏泄不及，气机不畅，气滞血瘀，可致病变局部胀满、刺痛或形成癥积等；二是疏泄太过，肝气上逆，迫血上涌，可出现呕血、咯血等。

津液的运行输布也依赖于气的推动。肝主疏泄的功能正常，气机调畅，则水液输布排泄正常。若肝失疏泄，气不行水，水液的运行输布障碍，就会产生痰、湿等病理产物。

③调畅情志　情志活动是机体对外界事物的刺激所产生的情感变化，是精神活动的一部分。情志活动以气血为物质基础。肝的疏泄功能正常，气机调畅，气血和调，则精神愉快，心情舒畅。肝失疏泄，气机不畅，可见情志活动异常。一是肝气疏泄不及，肝气郁结，则症见抑郁不乐，多愁善虑，嗳气太息，甚则沉默寡言，悲伤欲哭。二是肝气疏泄太过，肝气上逆，常见急躁易怒、面红目赤、头胀头痛等症。肝的疏泄功能失常与情志异常，往往互为因果。若大怒或过度抑郁等，亦可影响肝的疏泄功能，导致肝气郁结或肝气上逆等病理变化。故有“肝喜条达而恶抑郁”及“暴怒伤肝”之说。

④促进脾胃消化　肝主疏泄对脾胃消化功能的促进作用，主要体现在两方面：

一是调节脾胃气机升降。肝主疏泄，调畅气机，则脾胃升清降浊有序，饮食物消化吸收正常。若肝的疏泄功能失常，影响脾之升清，在上则眩晕，在下则飧泄，习称“肝气犯脾”或“肝脾不和”；影响胃的降浊功能，可出现恶心呕吐、呃逆嗳气、泛酸、胃脘胀痛、便秘等症，习称“肝气犯胃”或“肝胃不和”。

二是促进胆汁分泌和排泄，以助消化。胆附于肝，胆汁是肝之余气所化，具有促进消化的作用。肝的疏泄功能正常，胆汁分泌和排泄正常，有助于脾胃对饮食物的消化、吸收。若肝失疏泄，肝气郁结或肝气上逆，可导致胆汁瘀滞或胆气上逆，影响饮食物的消化吸收，而见厌食油腻、纳食不化、口苦、腹胀、腹痛，甚或皮肤、目睛黄染等症。

⑤调节生殖功能　女子月经的来潮和胎儿的孕育、男子精液的排泄，与肝的疏泄功

能也密切相关。冲脉为血海，任脉主胞胎，冲任二脉与女性的生理功能密切相关。肝经与冲任二脉相通，肝的疏泄功能参与冲任二脉气血的调节。肝的疏泄功能正常，冲任协调，则月经周期正常，经行通畅；肝失疏泄，冲任失调，气血不和，则月经周期紊乱，经行不畅，甚或痛经、闭经。男子之精，闭藏于肾而疏泄于肝，肝肾藏泄有度，则排泄通畅；若肝失疏泄，藏泄失度，则精液排泄失常，而见遗精、滑泄或阳强不泄等。

（2）主藏血　肝主藏血，指肝具有贮藏血液和调节血量的生理功能。

①贮藏血液　肝是人体贮藏血液的重要脏器。肝贮藏充足的血量，一可濡养肝及其形体官窍，以发挥其正常生理功能；二可滋养肝阴，涵养肝气，防其过亢，亦可防止出血；三可成为经血之源。肝藏血为“血海”，冲脉起于胞中与肝经相通，与女子月经来潮密切相关，亦称为“血海”。女子以血为本，肝藏血充足，冲脉血液充盛，则月经按期来潮。若肝藏血功能失常，多表现两方面病变：一是肝藏血不足，形体官窍等失养而见两目干涩昏花或为夜盲、肢体麻木或屈伸不利，以及女子月经后期、经量减少甚或经闭等。二是肝不藏血，血溢脉外，而见吐血、衄血或妇女月经量多，甚或崩漏等症。

②调节血量　调节血量指肝对于调节人体各部分血量的分配，特别是对外周血量的调节起着重要作用。当机体活动剧烈或情绪激动时，肝就会将所贮存的血液向外周输布，以供机体需要；当人体处于安静休息或情绪稳定时，机体外周的血液需求量相应减少，部分血液便又归藏于肝。故《素问·五脏生成》说：“人卧血归于肝。”

肝的疏泄功能和藏血功能密切相关。肝的疏泄功能正常，气机调达，血运通畅，就能有效地贮藏血液和调节血量。反之，肝藏血充足，肝体得养，才能发挥正常的疏泄功能。

2. 肝的系统联系

（1）肝合胆　肝与胆通过经脉的相互属络，构成表里关系。

（2）在体合筋，其华在爪　筋，即筋膜，包括肌腱和韧带，附着于骨而聚于关节，是连接关节、肌肉，主司关节运动的一种组织。全身的筋膜依赖于肝血的濡养，所以说肝主筋。肝血充盈，筋得其养，则运动灵活而有力。若肝血不足，血不养筋，可见手足震颤、肢体麻木、屈伸不利等症。

爪，指爪甲，包括指甲和趾甲，乃筋之延续，故有“爪为筋之余”之说。爪甲依赖肝血的濡养。肝血充足，则爪甲坚韧、红润光泽；若肝血不足，则爪甲软薄、枯而色夭，甚则变形或脆裂。

（3）在窍为目　目为视觉器官，具有视物功能，又称“精明”。五脏六腑之精气，皆可上注于目，其中与肝最为密切。肝的经脉上连目系，目的视觉依赖肝的疏泄和肝血的营养，才能发挥正常的视觉功能。如《灵枢·脉度》说：“肝气通于目，肝和则目能辨五色矣。”肝之精血充足，肝气调和，则视物清晰，能辨五色、别短长。若肝有病变，往往表现于目。如肝血不足，目失其养，则两目干涩、视物不清或夜盲；肝经风热，则目赤痒痛、迎风流泪；肝气郁结，化火上炎，则目赤肿痛或头胀目眩；肝风内动，则目斜上视或目睛转动失灵等。

(4) *在志为怒* 怒，是人在气愤不平、情绪亢奋时的一种情感变化。一般而言，一定限度内的情绪发泄，对调节机体气的升降出入有重要意义。但过怒或郁怒不解，对机体则是一种不良刺激。郁怒可使肝气不舒，大怒可使肝气上逆，均可引起多种病变，故息怒宁志为中医养生保健的主要方法之一。

(5) *在液为泪* 泪从目出，由肝之阴血化生，具有濡润和保护眼睛的作用。正常情况下，肝之阴血充足，气机调畅，泪液分泌适量，能够濡润双目而不外溢。若肝之阴血不足，泪液分泌量减少，则两目干涩，甚或视物不清；肝经湿热，可见目眵增多；肝经风热，可见两目红肿、疼痛，羞明流泪。此外，在极度悲哀或异物侵入目中时，泪液的分泌量急剧增多。

(五) 肾

肾位于腰部，脊柱两侧，左右各一。《素问·脉要精微论》称："腰者，肾之府。"《医贯·内经十二官论》称肾的形态为"形如豇豆相并，而曲附于脊"。由于肾藏先天之精，生命之源，故称肾为"先天之本"。肾主一身之阴阳，又称为"五脏阴阳之本"。

肾的主要生理功能是藏精，主水，主纳气。肾与膀胱相表里，在体合骨，生髓，通脑，其华在发，在窍为耳及前后二阴，在志为恐，在液为唾。

1. 主要生理功能

(1) *藏精* 肾藏精，指肾具有贮存、封藏精气的生理功能。精是构成人体和维持人体生命活动的基本物质。据其来源，可分为先天之精和后天之精。先天之精是禀受于父母的生殖之精，与生俱来，藏于肾中。后天之精是指人体出生之后，由脾胃运化的水谷精气及脏腑生理活动化生的精气。后天之精被身体利用后的盈余部分，亦都归藏于肾。

肾精是由先天之精与灌注于肾的后天之精结合而成。先天之精不断得到后天之精的培育而逐渐充盛，成为人体生长发育和生育繁衍后代的物质基础。后天之精在先天之精的推动下，源源化生，除维持脏腑组织器官正常的新陈代谢外，剩余的部分则注于肾中以充养先天之精。

肾藏精，精能化气。肾精与肾气合称肾中精气。肾中精气与人体的生长发育、生殖及全身阴阳的协调平衡密切相关，并参与血液的生成。

①主生长、发育与生殖 肾中精气的盛衰，关系着人体的生长、发育和生殖能力。如《素问·上古天真论》说："女子七岁，肾气盛，齿更发长；二七而天癸至，任脉通，太冲脉盛，月事以时下，故有子；三七，肾气平均，故真牙生而长极……七七，任脉虚，太冲脉衰少，天癸竭，地道不通，故形坏而无子也。丈夫八岁，肾气实，发长齿更；二八，肾气盛，天癸至，精气溢泻，阴阳和，故能有子；三八，肾气平均，筋骨劲强，故真牙生而长极……八八，天癸竭，精少，肾脏衰，形体皆极，则齿发去。"说明人从幼年开始，由于肾的精气逐渐充盛，所以有齿更发长的变化。发育到青春期，肾中精气充盛，产生了一种促进性腺发育成熟并维持其性功能的精微物质，称为"天癸"。于是男子有了溢精现象，女子则月经来潮，从而具备了生殖能力。以后随着肾中精气的

进一步充盛，人体也随之发育到壮盛期，表现为身体壮实，筋骨强健，生殖功能也处于最旺盛时期。随着人从中年进入老年时期，肾中精气逐步衰退，天癸随之减少，并逐渐竭尽，生殖功能由低下到消失，形体也逐渐衰老。可见，肾中精气的盛衰，关系到人的生长、壮盛和衰老的整个过程。肾中精气充盈，则人体生长发育良好，生殖能力健全；肾中精气衰少，则生长、发育迟缓，生殖功能低下。临床上，某些不孕不育症及小儿发育迟缓、筋骨痿软，以及成人早衰等症，常由肾中精气不足所致。

②主一身之阴阳　肾主一身之阴阳，指肾具有主宰和调节全身阴阳，维持机体阴阳动态平衡的功能。肾中精气是生命活动之本，对机体各方面的生理活动均起着极其重要的作用。根据肾中精气表现出的不同生理效应，可分为肾阴和肾阳两方面。肾阴又叫“元阴”“真阴”“肾水”“真水”等，是人体阴液的根本，对机体各脏腑组织起濡润、滋养的作用。肾阳又叫“元阳”“真阳”“肾火”“真火”“命门之火”等，是人体阳气的根本，对机体各脏腑组织起着温煦、生化的作用。肾阴与肾阳，二者相互制约，相互依存，相互为用，共同维持着人体阴阳的相对动态平衡，故称肾为“五脏阴阳之本”“水火之脏”。在病理情况下，如果肾阴不足，滋润濡养功能减退，会产生虚热性病变，可见五心烦热、潮热盗汗、腰膝酸软等症；肾阳不足，温煦和生化功能减退，会产生虚寒性病变，出现精神疲惫、腰膝冷痛、形寒肢冷、小便不利等症。在病理变化过程中，肾阴虚发展到一定程度可以累及肾阳，形成以肾阴虚为主的阴阳两虚，称为“阴损及阳”；肾阳虚发展到一定程度也会累及肾阴，形成以肾阳虚为主的阴阳两虚，称为“阳损及阴”。此外，他脏阴阳不足的病变，最终也会累及肾阴肾阳，故有“久病及肾”的说法。

③参与血液生成　肾藏精，精生髓，髓可生血。另外，精血同源，肾精与肝血之间可相互转化。故有“血之源头在于肾”之说。

（2）主水　肾主水，指肾对体内水液的代谢以及调节水液平衡方面起着极为重要的主宰作用。肾对体内水液的主宰，主要通过肾的气化作用来实现。肾的气化功能正常，则开阖有度。开，就是水液得以输出和排泄；阖，就是关闭、贮存一定量的水液于体内，以供生理活动需要。肾主水主要体现在两方面：一是水液代谢过程中，尤其是脾的运化水液、肺的通调水道及三焦水道的通畅等，均依赖于肾中阳气的温煦和推动。二是各脏腑组织器官代谢后产生的水液，在脾肺等脏腑的作用下，经三焦水道下输于肾，通过肾的气化，分清泌浊。清者依赖肾阳的蒸腾气化，上升脾肺，重新参与水液的代谢；浊者则化为尿液，在肾与膀胱之气的推动作用下排出体外。如果肾主水的功能失常，气化失司，可引起水液代谢障碍，出现小便量少、水肿或小便清长、尿量增多等症。

（3）主纳气　纳，即固摄、受纳之意。肾主纳气，指肾具有摄纳肺吸入的自然界清气，保持吸气的深度，防止呼吸表浅的作用。人体的呼吸功能虽为肺所主，但吸入之清气，在肺气的肃降作用下达于肾，由肾摄纳潜藏，使其维持一定的深度，保证体内外气体的正常交换。可见正常的呼吸运动是肺肾之间相互协调的结果。故《类证治裁·喘证》说：“肺为气之主，肾为气之根，肺主出气，肾主纳气，阴阳相交，呼吸乃和。若出纳升降失常，斯喘作焉。”

肾主纳气，实际是肾的封藏作用在呼吸运动中的具体体现。肾的封藏摄纳功能正常，则肺的呼吸均匀和调，吸气有一定的深度，才有利于体内外清浊之气的交换。若肾的封藏摄纳功能减退，肺吸入之清气不能下纳于肾，则会出现呼吸表浅，或呼多吸少，动则气喘等病理现象，称为“肾不纳气”。

2. 肾的系统联系

(1) 肾合膀胱　肾与膀胱通过经脉的相互属络，构成表里关系。

(2) 在体合骨，生髓，其华在发　肾藏精，精生髓。肾精充足，骨髓生化有源，则骨骼得到髓的充分滋养而坚固有力；肾精不足，骨髓生化无源，不能滋养骨骼，则会引起骨骼发育不良，如小儿囟门迟闭，骨软无力。老年人则骨质脆弱，易于骨折，骨折后也不易愈合。

肾中精气，还能化生脊髓和脑髓，分别充养脊和脑。脊髓上通于脑，故称“脑为髓之海”。肾中精气充盈，髓海得养，脑发育健全，则能发挥正常生理功能；肾中精气不足，髓海空虚，脑失所养，可见小儿智力发育迟缓，成人健忘、头晕、耳聋耳鸣等。

齿与骨同出一源，亦由肾中精气充养，故称“齿为骨之余”。牙齿的生长、脱落与肾中精气的盛衰有着密切的关系。肾中精气充盛，则牙齿坚固而不易脱落；肾中精气不足，小儿则牙齿生长迟缓，成人则牙齿松动或过早脱落。

肾藏精，精能生血，血能养发，故有“发为血之余”之说。发的营养虽依赖于血，但其生机根源于肾。青壮年精血充盛，则头发浓密色黑而有光泽；老年人精亏血少，则头发白而枯槁脱落。若见未老先衰、年少而头发枯槁无泽、早脱早白等，多与肾中精气不足有关。

(3) 在窍为耳及二阴　耳的听觉功能灵敏与否，与肾中精气的盛衰密切相关。《灵枢·脉度》说：“肾气通于耳，肾和则耳能闻五音矣。”因此，肾中精气充盛，髓海得充，清窍得养，则听觉灵敏，分辨力高；若肾中精气不足，髓海空虚，清窍失养，则听力减退，耳鸣，甚则耳聋。

二阴，即前阴和后阴。前阴是排尿和生殖的器官；后阴是排泄粪便的通道。尿液的贮存和排泄虽在膀胱，但必须依赖肾的蒸腾气化和固摄作用才能完成。肾的蒸腾气化和固摄功能失常，则可见尿频、遗尿、尿失禁或尿少、尿闭等小便异常的病变。前阴又是人体的外生殖器官，其生殖功能与肾中精气的盛衰密切相关。若肾中精气不足，可导致人体性器官发育不良和生殖能力减退，故前阴生殖器官又有“外肾”之称。粪便的排泄，虽属大肠的传化糟粕功能，但亦与肾相关。如肾阴亏虚，肠液枯涸，则便秘；肾阳虚损，气化无权，可见五更泄泻；肾气的封藏固摄失司，则久泄滑脱。

(4) 在志为恐　恐，是一种恐惧、害怕的情志活动，与肾的关系密切。恐，是机体对外界事物刺激的反应。过度恐惧，则损伤肾中精气，导致脏腑气机逆乱，症见二便失禁、遗精等肾气不固的病理现象。

(5) 在液为唾　唾，亦称口津，是口腔津液中较为稠厚多沫的部分。唾为肾精所化，有润泽口腔、帮助消化的作用。古代医家多认为，唾若咽之不吐，能滋养填充肾中精气，故古代养生家主张“吞唾”以养肾精，称为“饮玉浆”。若多唾或久唾，则易耗损肾中精气；肾阴不足，则唾液分泌量减少，口干舌燥；肾水泛溢，气不固摄，则多唾或喜唾。

二、六腑

六腑，是胆、胃、小肠、大肠、膀胱、三焦的总称。其共同生理功能是受盛和传化水谷，即与饮食物的消化、吸收、排泄及水液代谢密切相关。其生理特点是“泻而不藏”“实而不能满”。故有六腑以降为顺、以通为用之说。“通”和“降”的太过与不及，均属于病理变化。

（一）胆

胆居右胁内，附于肝之下，是中空的囊状器官。胆内贮藏清净的胆汁，胆汁味苦，色黄绿，古称“精汁”，故胆又有“中精之腑”“中清之腑”之称。

胆的主要生理功能是贮存和排泄胆汁，主决断。胆和肝通过经脉的相互属络而构成表里关系。

1. 贮存和排泄胆汁 胆汁由肝之余气所化，之后进入胆腑浓缩并贮藏起来。贮藏于胆腑的胆汁，在肝的疏泄作用下注入肠腔，协助脾胃以促进饮食物的消化。肝胆的功能正常，则胆汁生化有源，排泄通畅，消化功能正常。若肝胆疏泄功能失常，胆汁的分泌和排泄受阻，则会影响脾胃的受纳腐熟和运化功能，出现厌食、腹胀、胁痛、便溏等症状。若湿热蕴结肝胆，肝失疏泄，胆汁排泄障碍，溢于肌肤，则发为黄疸，而见目黄、身黄、小便黄等症状；若胆气上逆，胆汁上泛，则见口苦、呕吐黄绿苦水等；若胆汁滞留，蕴而化热，进一步煎熬胆汁，可形成砂石。若胆病及胃，还可引起腹胀、腹痛、恶心、呕吐等症。

2. 主决断 胆主决断，指胆在意识思维活动过程中，具有判断事物并做出决定的作用。胆的这一功能对防御和消除某些精神刺激的不良影响，维持气血津液的正常运行和代谢，有着极为重要的作用。若胆气亏虚，受到不良精神刺激时，则易形成疾病，出现胆怯易惊、善恐、失眠、多梦等精神情志异常的病变。

由于胆参与饮食水谷的消化，故为六腑之一。但胆本身并无传化饮食物的功能，且藏精汁，与五脏“藏精气”的功能特点相似，故又属奇恒之腑。

（二）胃

胃位于腹腔上部，与脾“以膜相连”。胃的上口为贲门，与食道相接，下口为幽门，通于小肠。胃又称为“胃脘”，分上、中、下三部：上部称上脘，包括贲门；下部称下脘，包括幽门；上、下脘之间名中脘，即胃体部分。胃的主要生理功能是受纳、腐熟水谷，主通降。

1. 受纳、腐熟水谷 受纳，是接受和容纳的意思。饮食物从口而入，经食道进入胃中，由胃接受容纳，故胃又称为“太仓”“水谷之海”。腐熟，有初步加工消化之意。

指进入胃中的食物，经胃的初步消化后形成食糜，并在胃气的通降作用下传至小肠，为进一步消化吸收打下基础。若胃的受纳腐熟功能减退，可见纳呆、厌食、胃脘胀闷等症；受纳腐熟功能亢进，则可见吞酸嘈杂、多食易饥等表现。

胃的受纳和腐熟水谷功能，必须与脾的运化功能相互配合，才能把饮食水谷化为精微，并由脾上输心肺化生精气血津液，成为人体的营养源泉，所以常把脾胃合称为“后天之本”。中医学称脾胃的这种消化功能为“胃气”。人体后天营养的补给，主要取决于胃气的盛衰。胃气旺盛，则食欲正常，四肢强健，面色红润，舌苔薄白，脉象从容和缓。若胃气虚衰，则食欲不振，面黄肌瘦，舌淡苔白，脉缓弱无力等。故古代文献中有“人以胃气为本”（《脾胃论》）、“胃气壮，五脏六腑皆壮也”（《中藏经》）之说。所以，中医在养生防治疾病时，特别注意顾护胃气。

2. 主通降 通降，即通利、下降之意。胃主通降，指胃气有通利下降的生理特性。饮食物入胃后，经胃的受纳腐熟作用变成食糜下传到小肠，再经小肠的泌别清浊作用，其浊者下移大肠，形成粪便排出体外。中医藏象学说常以脾胃升降来概括整个消化系统的生理功能。因此，胃的通降作用，还包括小肠将食物残渣下输大肠和大肠传化糟粕的功能在内。脾升胃降，彼此协调，共同完成饮食物的消化吸收。胃之通降是降浊，降浊是受纳的前提条件。若胃失通降，可导致食欲不振、口臭、脘腹胀闷或疼痛、大便秘结等症。若胃气不降反而上逆，则见恶心、呕吐、嗳气、呃逆等症。另外，胃气不降，还会影响脾的升清功能。

胃的生理特性是喜润恶燥。喜润，即喜水之润；恶燥，即恶燥烈太过。喜润恶燥是指胃中津液充足，则能维持其受纳腐熟和通降下达的功能。若胃中津液不足，常影响胃之通降。故在防治胃病时，要注意顾护胃阴，慎用燥烈伤阴之品。

（三）小肠

小肠位于腹中，上端接幽门与胃相通，下端接阑门与大肠相连。小肠的主要生理功能是受盛化物和泌别清浊。

1. 受盛化物 受盛，是接受，以器盛物的意思；化物，有消化、化生精微之意。受盛化物，指经胃初步消化的饮食物，在小肠内必须停留一段时间，以利于进一步将水谷转化为营养物质而吸收。故《素问·灵兰秘典论》说：“小肠者，受盛之官，化物出焉。”若小肠受盛化物功能失常，可致消化吸收障碍，而见腹胀、腹泻、便溏等症。

2. 泌别清浊 泌，即分泌；别，即分别。清，指水谷精微；浊，指饮食物经过消化后剩余的残渣部分。所谓泌别清浊，指小肠对受盛的饮食物，在进一步消化的同时，并随之分出清和浊两部分。清者，由小肠吸收，并通过脾的升清和散精作用，转输心肺营养全身。浊者，在胃和小肠之气的通降作用下传送至大肠，形成粪便，排出体外。另外，小肠在吸收水谷精微的同时，也吸收了大量的水液，经脾的转输，肺的宣降通调，并在肾的气化作用下，将代谢后的水液渗入膀胱，形成尿液，排出体外。由于小肠参与了水液代谢，故有“小肠主液”之说。

小肠泌别清浊功能正常，则水液和糟粕各走其道，二便正常。若小肠泌别清浊功能失常，水液与糟粕混杂而下，则见肠鸣泄泻，而小便短少等症。对此种腹泻，临床常用分利之法治之，所谓“利小便即所以实大便”。

小肠受盛化物和泌别清浊的功能，在饮食物的消化吸收过程中起着极其重要的作用。但在中医藏象学说中，常将其归入脾胃的纳运功能中。所以临床上对小肠消化吸收不良的病变，多从脾胃论治。

（四）大肠

大肠亦居腹中，上接阑门与小肠相通，下端连接肛门。大肠的主要生理功能是传化糟粕。

大肠接受小肠泌别清浊后下传的食物残渣，吸收其中多余的水分，使之变为成形的粪便，并传送至大肠的末端，经肛门有节制地排出体外。故《素问·灵兰秘典论》说：“大肠者，传道之官，变化出焉。”大肠传化糟粕的生理功能，一方面依赖于大肠本身的功能正常，另一方面与胃的降浊、肺的肃降、脾的运化及肾的气化功能等也都密切相关。由于大肠吸收了食物残渣中的部分水分，也参与了体内水液的代谢，故有“大肠主津”之说。

大肠传导糟粕的功能失常，主要表现为粪便排泄方面的异常。如大肠虚寒，传导功能失常，不能吸收水液，水液与糟粕俱下，可出现肠鸣、腹痛、泄泻等症。大肠实热，灼伤津液，或大肠津亏，肠道失润，则会导致大便秘结。湿热蕴结大肠，阻滞肠道气机，还会出现腹痛、里急后重、下痢脓血等症。

（五）膀胱

膀胱又称尿脬，为囊状器官，位于小腹中央，肾之下，大肠之前。上有输尿管与肾相通，下与尿道相连，开口于前阴。膀胱的主要生理功能是贮存和排泄尿液。

在人体水液代谢过程中，多余的水液在肾的气化作用下，下输膀胱。当膀胱内的尿液达到一定量时，在肾的气化作用下，膀胱开阖有度，才能及时自主地将尿液排出体外。故《素问·灵兰秘典论》说：“膀胱者，州都之官，津液藏焉，气化则能出矣。”

尿液的贮存和排泄，主要依赖肾与膀胱之气的共同协作。肾与膀胱的气化功能协调，则膀胱开阖有度，小便排泄正常。若肾的气化失常，膀胱气化不利，则见排尿不畅，甚或癃闭；若肾气虚，封藏不固，膀胱失约，又可引起尿频、尿急、遗尿、尿失禁等症。故《素问·宣明五气》说：“膀胱不利为癃，不约为遗溺。”

（六）三焦

三焦是中医藏象学说中的一个特有名词，包括上焦、中焦和下焦。对其解剖形态的认识，历代医家众说不一，但对其生理功能的认识基本上一致。三焦作为六腑之一，一般认为是包罗人体所有内脏的一个大腑，因脏腑中唯其最大，故有“孤腑”之称。正如《类经》所说：“三焦者，确有一腑，盖脏腑之外，躯体之内，包罗诸脏，一腔之大腑也。”三焦的主要生理功能是通行元气和运行水液。

1. 通行元气 元气，是人体最根本、最重要的一种气，是生命活动的原动力。元气根源于下焦，由肾精所化，以三焦为通道布散通达于全身，以激发和推动各个脏腑组织器官的功能活动。《难经·六十六难》说："三焦者，原气之别使也。"

2. 运行水液 三焦具有疏通水道、运行水液的作用，是水液升降出入的通道。人体的津液代谢，由肺、脾、肾等多个脏腑共同参与完成，但必须以三焦为通道，才能正常地升降出入。如果三焦气化功能失常，水道不利，则会影响水液的正常代谢，引起痰饮、水肿、尿少等病变。故《素问·灵兰秘典论》说："三焦者，决渎之官，水道出焉。"

在中医理论中，三焦还是划分躯体部位的一个概念。由于三焦部位不同，所包含的脏腑也不同，因而各具不同特点。

上焦：指膈以上的部位，包括心、肺。心肺的宣发敷布作用，可将水谷精微布散全身，以营养滋润全身脏腑组织，有如雾露之溉。故《灵枢·营卫生会》将上焦的生理特点概括为"上焦如雾"，形容上焦如雾露弥漫一样布散精微，以灌溉全身。

中焦：指膈以下、脐以上的部位，主要包括脾胃。因脾胃具有消化、吸收并输布水谷精微和化生气血的功能。《灵枢·营卫生会》把中焦的生理特点概括为"中焦如沤"。沤，是形容水谷腐熟成乳糜的状态。

下焦：指脐以下的部位，包括肝、肾、小肠、大肠、膀胱、女子胞等脏腑。按解剖部位来说，肝应归属于中焦，但中医学认为，肝肾同源，精血互生，生理密切相关，而且温热病后期多见肝肾阴亏并见的临床表现，故将肝归属于下焦。因肾、膀胱、大小肠等脏腑的功能主要是排泄糟粕和尿液，故《灵枢·营卫生会》将下焦的生理特点概括为"下焦如渎"。渎，即水道。形容下焦像水道一样排泄水液和糟粕。

三、奇恒之腑

奇恒之腑，包括脑、髓、骨、脉、胆、女子胞。它们形态似腑，多中空，功能似脏，藏精气，似脏非脏，似腑非腑，故称为"奇恒之腑"。因髓、骨、脉、胆已在五脏与六腑相关章节中述及，故本节只介绍脑及女子胞。

（一）脑

脑居颅内，由髓汇聚而成。故《灵枢·海论》称："脑为髓之海。"脑的主要生理功能是主精神活动和感觉运动。

1. 主精神活动 人的精神思维活动，是外界客观事物反应于大脑的结果。古人对脑主精神思维的功能已有明确认识。如《素问·脉要精微论》说："头者，精明之府，头倾视深，精神将夺矣。"明·李时珍的《本草纲目》中有"脑为元神之府"之说。清代王清任在《医林改错》中更明确提出："灵机记性不在心，在脑。"以上都说明了脑具有主管精神思维的功能。脑主精神思维的功能正常，则精神振奋，意识清楚，思维敏捷，语言清晰流畅，情志活动正常。反之，则精神委靡不振，反应迟钝，记忆力减退，甚至精神错乱等。

2. 主感觉运动 机体的感觉运动由脑所主，是由于眼、耳、口、鼻、舌等官窍，皆位于头面，而与脑相通。古代医家也认识到人体之视、听、言、动等与脑密切相关。如《医林改错》中明确指出："两耳通脑，所听之声归脑；两目系如线长于脑，所见之物归脑；鼻通于脑，所闻香臭归于脑；小儿周岁脑渐生，舌能言一二字。"《灵枢·海论》说："髓海有余，则轻劲多力，自过其度；髓海不足，则脑转耳鸣，胫酸眩冒，目无所见，懈怠安卧。"脑主感觉、运动的功能正常，则视物清晰，听觉、嗅觉灵敏，感觉正常，动作灵巧敏捷，肢体刚劲有力。反之，髓海不足，则感觉、运动功能失常，可见视物不清，听、嗅觉不灵，感觉障碍，动作迟缓，肢体软弱无力，甚或痿废不用等症。

知识链接

脑由髓汇集而成，而髓由肾精所化。但肾精的化生与五脏六腑有密切关系。另外，精神思维与感觉运动虽由脑所主，但尚有"五神脏"之说，即精神思维与感觉运动分由五脏所主。如《素问·宣明五气》说："心藏神，肺藏魄，肝藏魂，脾藏意，肾藏志。"由此可见，五脏六腑功能协调，脑才能发挥正常的生理功能。脑的病变，中医学也多从五脏进行辨证论治。

（二）女子胞

女子胞，又称胞宫、子宫、子脏等，位于小腹部，在膀胱之后，直肠之前，下口与阴道相连，呈倒置的梨形。女子胞的形态、大小、位置可随年龄而异。女子胞是女性的生殖器官，有排泄月经和孕育胎儿的功能。

1. 排泄月经 女子胞的络脉系于肾，冲、任二脉皆起于胞中。健康女子发育到14岁左右，肾中精气充盛，天癸至，冲、任二脉通盛，女子胞发育成熟而发生周期性变化，则月经开始来潮，并具备受孕生育的能力。若肾中精气虚衰，冲、任二脉气血不足，就会出现月经不调、经量减少，甚或闭经等症。49岁左右，女子肾气虚，天癸竭，冲、任二脉气血衰少，则进入绝经期。

2. 孕育胎儿 女子受孕后，女子胞即成为女性孕育胎儿的场所。男女成年后，阴阳交媾，两精结合于胞宫，就构成了胎孕。如《类经·藏象类》说："阴阳交媾，胎孕乃凝，所藏之处，名曰子宫。"肾中精气旺盛，冲任气血充盈，胞宫提供给胎儿的气血、养料充足，则胎儿生长发育正常。若肾中精气亏虚，冲任二脉不固，或血虚不足以养胎，则可见胎儿发育不良，胎动不安或流产。

女子胞的生理功能，除与肾和冲任二脉密切相关外，还与心、肝、脾等脏腑关系密切。因月经的来潮和胎儿的孕育，都有赖于血液的营养，而心主血，肝藏血，脾统血且为气血生化之源。所以，只有心、肝、脾、肾和冲任二脉的功能正常，女子胞才能维持其正常的生理功能。当各种原因导致上述脏腑和经脉功能失调时，就会影响女子胞的功能而引起月经与妊娠方面的病变。故在治疗时，中医常从调理以上脏腑及经脉着手。

第二节 脏腑之间的关系

人体是一个有机整体，各脏腑的功能活动不是孤立的，而是生理上相互依存、相互制约，病理上相互影响、相互传变。脏腑之间的关系包括脏与脏的关系、脏与腑的关系和腑与腑的关系三方面。

一、脏与脏之间的关系

脏与脏之间的关系，即五脏之间的关系。心、肺、脾、肝、肾五脏各有不同的生理功能和病理变化，但五脏之间又存在复杂的生理联系和病理影响。讨论脏与脏之间的关系，不能只限于五行学说的生克乘侮范畴，更应注重分析五脏之间生理功能上的相互为用、制约及病理上的相互影响。

（一）心与肺

心与肺的关系，主要表现为气与血之间的相互依存、相互为用。

心主血，肺主气。血液的正常运行必须依赖心气的推动，同时也有赖于肺气的协助。肺朝百脉，助心行血，是保证血液正常运行的必要条件。心主血的功能协调，又能维持肺主气功能的正常进行。另外，积于胸中的宗气，能内贯心脉行气血，上走息道司呼吸，加强了血液运行与呼吸之间的协调，成为联结心主行血和肺主呼吸之间的中心环节。心肺两脏相互协作，保证了气血的正常运行，维持了人体各脏腑组织器官的功能活动。

病理上，若肺气虚或肺失宣降，不能助心行血，可导致心血运行障碍而见胸痛、心悸、唇舌青紫等心脉瘀阻之症。反之，心气不足或心阳不振，血液运行不畅，也影响肺主气的功能，出现咳嗽、气喘、胸闷等症。

（二）心与脾

心与脾的关系，主要表现在血液的生成和运行两方面。

1. 血液的生成 脾主运化，为气血生化之源。脾气健运，化源不竭，则心血充盈；而心阳之温运、心神之调节，也有利于脾化生气血。

2. 血液的运行 血液循行脉内，一方面依赖心气的推动和肺气的辅佐，另一方面也依赖脾气的统摄才不致逸出脉外。心主血，脾统血，心脾协调，共同维持血液的正常运行。

病理上，两脏常相互影响。思虑过度，耗伤心血，影响脾的运化功能；反之，脾气虚弱，气血生化不足，或脾不统血，血液外逸，导致心血亏损，均可形成以心悸、失眠、多梦、食少、肢倦、面色无华等为主要表现的心脾两虚证。

（三）心与肝

心与肝的关系，主要表现为血液的运行和情志的调节两方面。

1. 血液的运行 心主血，肝藏血。心之主血功能正常，则肝有所藏；肝藏血及调节血量功能正常，血液充盈，则心有所主。病理上，心血不足，肝血常因之而虚；肝血不足，心血也会因之而损。故临床上心悸、失眠、多梦等心血不足病证常与眩晕、肢体麻木、视物昏花、月经量少等肝血不足病证同时并见。

2. 情志的调节 心主神志，为五脏六腑之大主，精神之舍；肝主疏泄，调畅情志。心肝两脏，相互为用，共同调节人的情志活动。心血充盈，则心神健旺，有助于肝气疏泄，情志调畅；反之，肝疏泄有度，情志调畅，则有利于心主神志。病理上，心神不安与肝气郁结，心火过亢与肝火炽盛，常同时出现或相互引动。前者可出现精神恍惚、情志抑郁等症，后者会出现心烦失眠、急躁易怒等症。

（四）心与肾

心与肾的关系，主要表现在心肾阴阳水火互制互济、精神互用和精血互生方面。

1. 阴阳水火互制互济 心居上，属阳属火；肾居下，属阴属水。生理情况下，心火（阳）下降于肾，以温肾阳而使肾水不寒；肾水（阴）上济于心，以滋心阴而使心火不亢。二者相互制约、相互为用的平衡协调关系，称为“心肾相交”或“水火既济”。若肾水不足，不能上济心阴，使心火独亢，可见心烦、失眠、多梦、腰膝酸软，或男子梦遗、女子梦交等心肾不交的临床表现。若心之阳气虚衰，心火不能下行温肾水，或肾阳虚衰，寒水不化，水气上凌于心，可见心悸、气短、形寒肢冷、水肿、小便不利等水气凌心证候。

2. 精神互用、精血互生 心主血、藏神，肾藏精、生髓。精是神的物质基础，神是精的外在表现。另外，精血之间可互生互化，肾精充足则能生髓化血，使心血充盈；心血充盈亦可化精，使肾精充盛。病理上，肾精亏损，不能生髓化血，或心血不足，血不化精，均可导致精血亏虚、心神失养，出现健忘、失眠、头晕、耳鸣等症。

（五）肺与脾

肺与脾的关系，主要表现在气的生成和水液代谢两方面。

1. 气的生成 肺主呼吸，吸入自然界清气；脾主运化，化生水谷精微，二者是生成宗气的主要物质。故肺的呼吸功能和脾的运化功能是否健旺，与气的盛衰密切相关。若脾气虚损，运化无力，常可导致肺气不足；肺气亏虚亦可累及于脾，导致脾气虚弱。两者均可出现体倦乏力、少气懒言等肺脾两虚的病变。

2. 水液代谢 脾主运化水液，肺主通调水道。生理情况下，脾将吸收的水液上输于肺，通过肺的宣发肃降作用布散周身。脾肺两脏协调配合，是保证津液生成、输布和排泄的重要环节。病理上，脾失健运，水湿内停，湿聚成痰，可影响肺的宣降功能，而见咳嗽、喘息、吐痰等症，所以有“脾为生痰之源，肺为贮痰之器”的说法。反之，肺病日久，也可影响脾的运化功能。如肺失宣降，湿停中焦，脾阳受困，会出现水肿、倦怠、腹胀、便溏等症。

（六）肺与肝

肺与肝的关系，主要体现在气机升降方面。

肺居上，其气肃降；肝居下，其气升发。肺气肃降正常，有利于肝气升发；肝气升发条达，也有利于肺气肃降。肝升肺降，相反相成，对全身气机起着重要的调节作用。

病理上，肝肺病变可相互影响。如肝气郁结，郁而化火，可上灼肺阴，影响肺的宣降而出现胸痛、咯血、咳嗽、气喘等症，称为“肝火犯肺”。肺失清肃，燥热内盛，亦会伤及肝阴，导致肝阳上亢而见头痛、易怒、胁肋胀痛等肺病及肝的临床表现。

（七）肺与肾

肺与肾的关系，主要表现在水液代谢、呼吸运动和金水相生三方面。

1. 水液代谢 肾主水，能升清降浊，主司水液的蒸腾气化；肺为水之上源，主宣发肃降，通调水道。肺气宣降行水的功能，有赖于肾之气化作用的促进；肾主水司开阖的功能，也有赖于肺气的肃降作用而使水液下归于肾。肺肾两脏相互为用，共同维持体内水液代谢的协调平衡。在病理状态下，肺失宣降或肾的气化功能失调，均可导致水液代谢失常而出现尿少、水肿等症。

2. 呼吸运动 人体的呼吸运动虽由肺所主，但需要肾的纳气功能协助，肺所吸入的清气才能摄纳于肾，以保持呼吸的深度。所以有“肺为气之主，肾为气之根”之说。肺主气而司呼吸，肾藏精而主纳气，肺肾协调，相互配合，才能维持正常的呼吸运动。在病理上，肾中精气不足，摄纳无权，气浮于上，或肺病久虚，日久伤肾，均可出现呼多吸少、动则喘甚为主要表现的肾不纳气证。

3. 金水相生 肺属金，肾属水，肺肾两脏之阴相互资生、相互为用。肺阴充足，下输于肾，滋养肾阴，则肾阴充盛；肾阴为一身阴液之根本，肾阴充盛，上养肺阴，则肺阴充足。二者这种互资互用的关系称为“金水相生”。在病理上，肺阴虚可损及肾阴，肾阴虚也可累及肺阴，而出现潮热、颧红、盗汗、干咳、少痰、痰中带血、腰膝酸软等肺肾阴虚的临床表现。

（八）肝与脾

肝与脾的关系，主要表现在饮食物的消化和血液运行两方面。

1. 饮食物的消化 肝主疏泄，能调畅气机，协调脾胃之气升降，并疏泄胆汁于肠道，以促进脾胃对饮食物的运化；脾气健运，气血生化有源，则肝体得养而肝气冲和条达，有利于疏泄功能的发挥。在病理状态下，肝脾病变相互影响。如肝失疏泄，气机不畅，可影响脾胃的纳运功能而见精神抑郁、胸胁脘腹胀闷、纳呆、呃逆、嗳气、便溏等肝脾不调或肝胃不和的临床表现。反之，脾失健运，水湿内停，蕴久化热，湿热郁蒸，肝胆疏泄不利，胆汁贮存及排泄障碍，可见食欲不振、口苦、黄疸等症。

2. 血液的运行 脾主生血，统摄血液；肝主藏血，调节血量。脾气健运，气血生化有源，统血有权，则肝有所藏；肝血充足，使肝气条达舒畅，有助于脾之运化及统血功能。肝脾相互为用，共同维持血液的正常运行。在病理情况下，脾虚生化不足，或统摄无权，失血过多，皆可导致肝血不足，从而出现食少乏力，头晕目眩，面色无华，或妇女月经量少，色淡，甚或闭经等肝脾两虚的病变。

（九）肝与肾

肝与肾的关系，主要表现在精血同源、藏泄互用和阴液互养三方面。

1. 精血同源 肝藏血，肾藏精，精血互化。肝之阴血依赖肾精的充盛和滋养，肾之阴精又依赖肝血化生阴精的充养。肝肾精血互生互化，所以有“精血同源”或“肝肾同源”之说。病理情况下，肾精亏损，可导致肝血不足；肝血不足，也会引起肾精亏损，症见头晕目眩、耳聋耳鸣、腰膝无力等肝肾精血两亏的病变。

2. 藏泄互用 肝主疏泄，肾主封藏，两者既相互制约，又相互为用。肝之疏泄可使肾气开阖有度，肾之封藏可防肝气疏泄太过。故肝之疏泄与肾之封藏，相反相成，共同维持和调节女子月经的来潮和男子的排精。若肝肾藏泄失调，女子可见月经不调，经量或多或少；男子可见遗精早泄或阳强不泄等症。

3. 阴液互养 肾阴为一身阴液之根本，肾阴充盛，则能滋养肝阴以防肝阳上亢；肝阴充足，也能下养肾阴，以滋润营养全身脏腑形体官窍。在病理情况下，如肾阴不足，不能滋养肝阴而导致肝阳上亢，出现腰膝酸软、眩晕耳鸣、头重脚轻，甚则肢麻震颤等症，称为“水不涵木”。反之，若肝阴不足，病久及肾，导致肾阴不足，症见烦热、盗汗、腰膝无力、男子遗精、女子梦交等肝肾阴亏的病变。

（十）脾与肾

脾与肾的关系，主要表现为先后天相互资生和调节水液代谢两方面。

1. 先后天相互资生 脾主运化，为后天之本；肾主藏精，为先天之本。脾之运化，依赖于肾阳的温煦才能健运；肾之精气，依赖于脾运化的水谷精微的充养才能不断充盛。两脏生理上相互为用，病理上也互相影响。如肾阳不足不能温煦脾阳，或脾阳不足进而累及肾阳，皆可见腹部冷痛、下利清谷或五更泄泻、腰膝酸软等脾肾阳虚之候。

2. 调节水液代谢 脾主运化水液，肾主水液开阖。脾运化水液，有赖于肾阳蒸腾气化作用的支持；肾主水液开阖，也有赖于脾运化水液功能的协助。脾肾两脏相互协作，共同主司津液代谢的协调平衡。病理方面，脾虚失运，水湿内生，经久不愈，可致肾虚水泛；肾虚开阖失司，水液内停，亦可影响脾之运化，终致尿少浮肿、腹胀便溏、腰膝酸软等脾肾两虚、水湿内停征象。

二、脏与腑之间的关系

脏与腑的关系，主要是阴阳表里配合的关系。脏属阴，腑属阳；阴主里，阳主表。一脏一腑，一阴一阳，通过经脉相互属络，构成表里关系。

脏腑表里配合关系的依据主要有三：一是经脉属络。即属脏的经脉络于所合之腑，属腑的经脉络于所合之脏。二是生理配合。五脏与六腑生理功能上相互配合、相互为用。如脾之运化水谷，需要胃受纳腐熟功能的配合；而胃的受纳腐熟功能，也需要脾运化功能的协助。三是病理传变。脏病及腑，腑病及脏，而致脏腑同病。如肺热壅盛，肃降失常，可致大肠传导失职而见大便干结；大肠热结，腑气不通，也可影响肺之宣降而致胸闷、喘促等症。因而治疗上就有脏病治腑、腑病治脏和脏腑同治等法。

（一）心与小肠

心的经脉属心络小肠，小肠的经脉属小肠络心，两者相互属络构成表里关系。

生理上，小肠泌别清浊，其清者布散到心化赤为血；心主血脉，将气血输于小肠，有利于小肠化物。病理方面，心经实火，可通过经络移热于小肠，导致小肠实热，症见尿少、尿赤、排尿灼热涩痛；反之，小肠有热，也可循经上扰于心，使心火亢盛，出现心烦、口舌生疮，甚或糜烂等症。

（二）肺与大肠

肺的经脉属肺络大肠，大肠的经脉属大肠络肺，两者相互属络构成表里关系。

生理上，肺气肃降能促进大肠的传导，有利于糟粕的排出；而大肠传导正常，腑气通畅，也有助于肺气的肃降而使呼吸均匀。病理上，肺失肃降，传导失职，腑气不通，可见大便秘结；大肠传导功能失常，腑气阻滞，可影响肺的肃降功能而引起胸满、咳喘等症。

（三）脾与胃

脾胃同居中焦，以膜相连。脾的经脉属脾络胃，胃的经脉属胃络脾，两者相互属络构成表里关系。脾与胃的关系，主要表现在纳运相助、升降相因、燥湿相济三方面。

1. 纳运相助 胃主受纳、腐熟水谷，脾主运化水谷。脾胃纳运相助，共同完成对饮食物的消化及精微的吸收和输布，而成为后天之本、气血生化之源。脾失健运，可致胃纳谷不香；胃气失和，亦可影响脾之健运，出现食少便溏、腹胀脘痞等脾胃不和证候。

2. 升降相因 脾主升清，胃主降浊。在饮食物的消化吸收过程中，脾气上升，将运化吸收的水谷精微等营养物质向上输布，有助于胃气的通降；胃气通降，将初步消化的食糜及食物残渣向下通降，也有助于脾之升清。脾升胃降，相反相成，共同构成人体气机升降的枢纽，保证纳运功能的正常进行。病理上，脾失健运，清气不升，可影响胃的受纳通降，甚或导致胃气不降而上逆，出现纳呆、恶心呕吐、呃逆等症。反之，食滞胃脘，浊气不降，也可影响脾之运化及升清功能，症见腹胀腹泻、肢体困倦等。

3. 燥湿相济 脾胃均五行属土，二者相对而言，脾为阴土，喜燥恶湿；胃为阳土，喜润恶燥。脾胃燥润喜恶之性不同，但又相互为用，燥湿相济，共同完成饮食物的受纳腐熟和消化吸收功能。

（四）肝与胆

肝居右胁，胆附其下。肝的经脉属肝络胆，胆的经脉属胆络肝，两者相互属络构成表里关系。

生理上，胆汁来源于肝，肝的疏泄功能正常，则保证胆汁的生成和排泄正常；胆汁排泄通畅，又有助于肝主疏泄功能的正常发挥。病理上，肝病常影响及胆，胆病也常影响及肝，而致肝胆同病。如肝气郁结，失于疏泄，则影响胆汁的分泌和排泄；胆贮存和排泄胆汁的功能发生障碍，也会影响肝的疏泄功能，终致肝胆气滞，而见胁肋胀满、口苦、黄疸等症。治疗上，治肝的药物多具疗胆的功效，而利胆的药物同样多具疏肝之效，故肝胆多同治。

（五）肾与膀胱

肾居腰部，膀胱位于小腹，中有输尿管相连。肾的经脉属肾络膀胱，膀胱的经脉属膀胱络肾，二者相互属络构成表里关系。

肾为水脏，主水液代谢，开窍于二阴；膀胱贮尿、排尿，为主水之腑。膀胱的开阖作用，取决于肾的气化功能。肾中精气充盛，蒸化与固摄功能正常，不但尿液能够正常生成和贮存，而且能自主地排出体外。膀胱贮尿、排尿有度，也有利于肾主水功能的发挥。病理上，肾中精气不足，气化不利，可影响膀胱的开阖；反之，膀胱湿热或膀胱失约，也可影响肾主水的功能。两者均可出现尿少、尿闭或尿多、小便失禁、遗尿等小便异常症状。

三、腑与腑之间的关系

六腑的共同生理功能是受盛和传化水谷，六腑之间的关系，主要体现在饮食物的消化、吸收和排泄过程中的相互联系和密切配合。六腑之间生理上密切联系，病理上也必然相互影响。

1. 生理上密切配合 饮食入胃，经胃的腐熟后变成食糜，下移于小肠。小肠受盛由胃下传的食糜，再进一步消化。胆排泄胆汁进入小肠以助消化。小肠泌别清浊，清者经脾转输以营养全身，浊者为残渣糟粕，下输大肠，经大肠的燥化和传导作用变成粪便排出体外。小肠主液，大肠主津，吸收的水液经脾的转输，肺的宣降下输于肾，再经肾的气化作用，升清降浊，浊者渗入膀胱形成尿液，从尿道排出体外。水液的运化、输布与排泄，又是以三焦为通道的。因此，人体对饮食物的消化、吸收和废物的排泄，是由六腑分工合作，共同完成的。由于六腑传化水谷，需要不断地受纳、消化、传导和排泄，虚实更替，宜通而不宜滞，故有“六腑以通为用”和“腑病以通为补”的说法。

2. 病理上相互影响 胃有实热，消灼津液，可使大肠传导不利，大便秘结。反之，肠燥便秘，腑气不通，亦可致胃失和降，出现恶心、呕吐等胃气上逆证候。胆火炽盛，常可犯胃，出现呕吐苦水等胃失和降的表现。

自我测试题

一、单项选择题

1. 被称为“五脏六腑之大主”的是（　　）

A. 心　　B. 肺　　C. 脾

D. 肝　　E. 肾

2. 被称为“娇脏”的为（　　）

A. 心　　B. 肺　　C. 脾

D. 肝　　E. 肾

3. 肺主一身之气，主要取决于（　　）

A. 肺司呼吸　　B. 宣发卫气　　C. 生成宗气

D. 调节气机　　E. 肃降清气

4. 肺的通调水道功能主要依赖（　　）

A. 肺主气　　B. 肺主皮毛　　C. 肺司呼吸

D. 肺主宣降　　E. 肺主宣发

5. 脾为“气血生化之源”的生理基础是（　　）

A. 脾主升清　　B. 脾胃为气机枢纽　　C. 脾主统血

D. 脾主运化　　E. 后天之本

6. 脾主统血功能所依赖的是（　　）

A. 气的推动作用　　B. 气的营养作用　　C. 气的固摄作用

D. 气的防御作用　　E. 气的温煦作用

7. 在肝主疏泄的各种生理作用中，最主要的是（　　）

A. 调畅情志　　B. 促进消化　　C. 调畅气机

D. 调节胆汁排泄　　E. 调节生殖

8. 被称为“封藏之本”的脏是（　　）

A. 心　　B. 肺　　C. 肾

D. 肝　　E. 脾

9. 下列各项，对各脏腑组织起滋养、濡润作用的是（　　）

A. 肾阳　　B. 肾阴　　C. 肾气

D. 肾精　　E. 脾气

10. 机体生长发育主要取决于（　　）

A. 血液的营养　　B. 肾中精气的充盈　　C. 津液的滋润

D. 宗气的推动　　E. 心气充沛

11. “孤腑”指的是（　　）

A. 胃　　B. 胆　　C. 大肠

D. 三焦　E. 膀胱

12. 膀胱的贮尿和排尿功能主要依赖于（　　）

A. 肝的疏泄功能　B. 脾的运化功能　C. 肾的气化功能

D. 肺的肃降功能　E. 心主血脉功能

13. 既属五体，又属奇恒之腑的是（　　）

A. 女子胞　B. 脉　C. 脑

D. 髓　E. 骨

14. 既属六腑，又属奇恒之腑的是（　　）

A. 三焦　B. 脑　C. 胆

D. 膀胱　E. 骨

15. 表现为“水火既济”关系的两脏是（　　）

A. 心肾　B. 肝肾　C. 脾肾

D. 肺肾　E. 心肝

16. “水谷之海”指的是（　　）

A. 胆　B. 脾　C. 胃

D. 小肠　E. 大肠

17. 主要表现为气血相互为用的两脏是（　　）

A. 心与肺　B. 肝与肾　C. 肺与肾

D. 肺与肝　E. 心与肝

18. “精血同源”指的是哪两脏（　　）

A. 肝与肾　B. 心与肾　C. 脾与肾

D. 心与肝　E. 心与肺

19. 与维持正常呼吸最密切的两脏是（　　）

A. 肺与肝　B. 肺与心　C. 肺与肾

D. 心与肾　E. 心与肝

20. 下列各项，属于心的生理功能的是（　　）

A. 调畅气机　B. 调节情志　C. 主血脉

D. 主统血　E. 主升

二、简答题

1. 人体的内脏可分几类？各自的共同生理功能是什么？
2. 为什么说脾为“后天之本”？
3. 简述肺主宣发作用体现在哪几方面？
4. 简述肝主疏泄具体表现在哪些方面？
5. 脾气主升体现在哪两方面？

第三章　气血津液

学习目标

学习目的：通过气血津液理论的学习，进一步明确脏腑与气血津液的关系，同时为气血津液辨证等后续章节和《中药方剂学》等后续课程的学习奠定基础。

知识要求：掌握气血津液的概念、生理功能等相关内容；熟悉气血津液之间的相互关系；了解气血津液病变的常见病理表现。

能力要求：能运用气血津液理论，对人体的生理、病理表现做出合理解释。

气、血、津液是构成人体和维持人体生命活动的基本物质。气、血、津液的生成和代谢，有赖于脏腑经络及组织器官的生理活动，而脏腑经络及组织器官的生理活动又必须依靠气的推动和温煦及血、津液的滋养和濡润。因此，气、血、津液与脏腑经络及组织器官的生理和病理密切相关。

此外，“精”也是构成人体和维持人体生命活动的基本物质。精有广义与狭义之分。广义之精，泛指构成人体和维持人体生命活动的精微物质，如气、血、津液和从饮食物中吸收的水谷精微等；狭义之精，藏之于肾，是与生长发育和生殖有关的精微物质，即生殖之精。精已在“肾”一节中述及，故不再赘述。

第一节　气

中医学的气学说，是研究人体之气的概念、生成、分布、功能及其与脏腑、血、津液等关系的系统理论。

一、气的概念

气是人体内一种活动力很强、运行不息而无形可见的精微物质，是构成人体和维持人体生命活动的基本物质之一。气运行不息，推动和调控着人体内的新陈代谢，维系着人体的生命进程。气的运动一旦停止，则意味着生命活动的终止。

中医学的气概念，可能源于古人对人体生命现象的观察。古人通过对人体自身某些显而易见的生命现象，如呼吸时气的出入、活动时随汗而出的蒸蒸热气等的观察，形成了对气朴素而直观的认识。又因在气功锻炼中体悟到气在体内的流动，于是在朴素认识逐渐积累的基础上进行推测、联想、抽象，逐渐形成了气是人体中的能流动的细微物质的概念。随着认识的深入，对人体气的来源、功能、运动规律和形式以及与脏腑的关系等有了较系统的认识，逐渐形成了中医学的气学理论。

中医学中的气是客观存在于人体中的具体的气，是在体内不断升降出入运动的精微物质，既是构成人体的基本物质，又对生命活动起着推动和调控作用。古代哲学中的气则被认为是构成世界万物的本源。因此，中医学的气概念与古代哲学的气概念有严格区别。

二、气的生成

（一）生成之源

人体之气，来源于父母的先天精气、饮食物中的水谷精气和自然界的清气，通过肺、脾胃和肾等脏腑的综合作用而生成。

先天之精气，因其先身而生，禀受于父母的生殖之精而得名，是构成胚胎的原始物质。水谷之精气和自然界清气都是人出生以后，从后天获得的，合称为“后天之精气”，是人类赖以生存的物质条件。

（二）相关脏腑

气的生成有赖于全身各脏腑组织器官的综合作用，与肺、脾胃和肾等脏腑的关系尤为密切。

1. 肺为气之主 肺主气，司呼吸，是体内外气体交换的场所，在气的生成过程中占有重要地位。一方面，肺主呼吸之气，通过吸清呼浊，将自然界的清气源源不断地吸入体内，同时不断地呼出浊气，保证了体内之气的生成及代谢。另一方面，肺吸入的清气与脾胃化生的水谷之气结合起来，生成宗气。若肺主气功能失常，清气吸入减少，则宗气生成不足，导致一身之气衰少。

2. 脾胃为生气之源 脾主运化、主升，胃主受纳、主降，二者升降相因，纳运相合，共同将饮食水谷化生为水谷精气，成为气血生化之源，后天之本。脾胃在气的生成过程中作用尤为重要，因其不仅化生水谷精气，还参与宗气的生成，且又能滋养先天之精气。故《灵枢·五味》说：“谷不入，半日则气衰，一日则气少矣。”

3. 肾为气之根 肾藏精，包括先天之精和后天之精。肾精是化生元气的物质基础。元气是人体最根本、最重要的气，因而肾藏精的生理功能对气的生成至关重要。肾精充足，元气充沛，则人体之气的生化泉源不竭。反之，肾精不足，元气不充，则人体之气生化无源而衰少。

三、气的运动和气化

人体的气，是不断运动着的精微物质，流行全身，无处不到，内至五脏六腑，外达皮肉筋骨。正是由于气的不断运动变化，才产生了人体的各种生理活动。

（一）气的运动

1. 气的运动形式 气的运动，称为气机。气的运动形式，可归纳为升、降、出、入四种基本形式。所谓升，指气自下而上运行；降，指气自上而下运行；出，指气由自向外运行；入，指气自外向内运行。气的升降出入运动，是人体生命活动的根本，一旦气的升降出入停止，也就意味着生命的终止。

2. 脏腑气机的特点 气的升降出入运动，只有通过脏腑经络的生理活动，才能具体体现出来。人体的脏腑、经络、形体、官窍，都是气升降出入的场所。

各脏腑之气都有升降出入运动，但各有侧重。一般来说，五脏贮藏精气宜升，六腑传导化物宜降。五脏中心肺居上，在上者宜降；肝肾居下，在下者宜升；脾胃居中，联通上下，为气升降转输的枢纽。六腑虽以降为顺，但其在传化水谷过程中，也有吸取水谷精微和津液参与全身代谢的作用。如胆之疏泄胆汁，胃之腐熟水谷，小肠之泌别清浊，大肠之主津液。故六腑总体是降，然降中寓升。以脏腑间关系而言，如肺主出气，肾主纳气；肝主升发，肺主肃降；脾主升清，胃主降浊；以及心肾相交等，都说明了脏与脏、脏与腑之间处于升降的统一体中。就某一脏腑而言，其本身也是升与降的统一体，如肺之宣发肃降、小肠的分清别浊等。总之，脏腑之气的升降运动，体现了升已而降、降已而升、升中有降、降中有升的生理特点。各脏腑之气的升降运动形式，虽有所侧重，但从整个机体的生理活动来看，升和降、出和入之间是协调平衡的，这是保证机体各种生命活动正常进行的重要环节。

3. 气机失调 气的升降出入运动协调平衡，称为气机调畅。若气的运动出现异常变化，升降出入之间失去协调平衡，即称为气机失调。气机失调有多种表现，如气运行受阻而不通畅，称气机不畅；受阻较甚，局部阻滞不通，称气滞；气上升太过或下降不及，称气逆；气上升不及或下降太过，称气陷；气外出太过而不能内守，称气脱；气不能外达而郁结闭塞于内，称气闭等。气机失调表现在脏腑上，常见肺失宣降、脾气下陷、胃气上逆、肾不纳气、肝气郁结、肝气上逆、心肾不交等。

（二）气化

1. 气化的概念 气化，指通过气的运动而产生的各种变化。具体地说，指由气的运动而引起的体内物质新陈代谢的各种变化，包括物质与物质之间的转化、能量与能量之间的转化、物质与能量之间的转化。气化是生命最基本的特征之一。

2. 气化的形式 气化的形式多种多样。如饮食水谷转化为水谷精微，进而化生成精、气、血、津液；津液经过代谢转化成汗液和尿液；饮食物经过消化和吸收后，其残渣转化成糟粕等；再如，血的化生及化气生神，精血互生、津血互化，气生血、化精、生神等，都是气化的具体表现。概言之，体内物质的新陈代谢过程、物质转化及能量转化过程，都是气化的表现形式。

气化过程的激发和维系，离不开脏腑的功能活动。气化过程的有序进行，是脏腑生理功能协调互用的结果。如果脏腑功能活动障碍，气化失常，则可影响精、气、血、津液的新陈代谢及其相互转化，导致各种精微物质的生成不足及代谢异常。

（三）气机与气化的关系

气的运动在人体生命活动中普遍存在，气的升降出入运动协调平衡，是气化正常进行的前提与条件。反之，气化过程中又寓有气的升降出入运动，气的各种运动形式正是在气化过程中才得以体现。气机与气化既有因果关系，又有互寓关系，分之为二，合之为一，二者共存在于人体生命活动的始终。如果气的运动障碍，气化也即失常。气的运动和气化过程停止，人体的生命活动也即终止。

四、气的功能

气对人体具有十分重要的生理功能，它既是构成人体的基本物质之一，又是推动和调控脏腑功能活动的动力。气的功能归纳起来，主要有以下几方面：

（一）推动作用

气的推动作用，指气对人体的生长发育，各脏腑经络等组织器官的生理活动，以及精血津液的生成及运行输布等，均起着推动和激发作用。如元气能促进人体的生长发育，激发和推动脏腑经络等组织器官的生理功能；宗气能贯心脉而行气血，可推动血液循行等。如果气虚推动作用减弱，就会导致人体生长发育迟缓或早衰，脏腑经络生理功能减弱，血和津液生成不足，或运行迟缓，从而引起血虚、血液运行不畅和水液停滞等病理变化。

（二）防御作用

气的防御作用，指气具有抗邪、驱邪和康复的功能。主要体现为：

1. 护卫肌表，抵御外邪 皮肤是人体的藩篱，具有屏障作用。肺合皮毛，肺气宣发卫气于皮毛，发挥防御外邪侵袭的作用。

2. 正邪交争，驱邪外出 邪气侵入机体之后，机体的正气奋起与之抗争，驱邪外出。虽有邪气侵入，也不易发病，或病轻易愈。

3. 自我修复，恢复健康 疾病后期，邪气已微，正气来复，重新使机体恢复阴阳平衡，则病愈而康。

（三）固摄作用

气的固摄作用，指气对体内精、血、津液等液态物质具有固护、统摄，防止其无故流失的功能。具体来说，气的固摄作用表现为：统摄血液，使其正常循行脉中，防止逸于脉外；固摄汗液、尿液、唾液、胃液、肠液，控制其分泌量、排泄量，防止其过多排出及无故流失；固摄精液，使之不因妄动而遗泄等。

若气的固摄作用减弱，则有可能导致体内液态物质的大量丢失。如气不摄血，可引起各种出血；气不摄津，可引起自汗、多尿、小便失禁、流涎、呕吐清水、泄泻滑脱等；气不固精，可引起遗精、滑精、早泄等病证。

气的固摄作用和推动作用相辅相成，共同维持着体内液态物质的正常循行、分布和排泄。

（四）温煦作用

气的温煦作用，指气具有产热保温，维持机体体温恒定的功能。如《难经·二十二难》说："气主煦之。"气的温煦作用主要体现在维持体温的相对恒定、温煦各脏腑经络等组织器官以维持其正常生理活动及促进血和津液等各种液态物质的正常循行三方面。如果气的温煦作用失常，则可出现畏寒喜暖、四肢不温、体温低下，脏腑功能减退，血和津液等运行迟缓的病理变化。

（五）营养作用

营养作用，指气具有为脏腑组织提供营养，以维持其正常生理活动的作用。具有营养作用的气，主要指由水谷精气化生的营气和卫气。

营气是水谷精气中的精专部分，行于脉中而流行全身，以营养五脏六腑、四肢百骸。卫气是水谷精气中的慓悍之气，可温养脏腑、肌肉、皮毛、腠理。若脾失健运，气的生成不足，则会使脏腑组织器官失养以致功能减退。

五、气的分类

人体之气，根据生成、来源、分布部位及功能特点的不同，分为元气、宗气、营气和卫气四种。

（一）元气

元气，又名"原气""真气"，是人体生命活动的原动力，是人体最根本、最重要的气。元气是生命的本始之气，在胚胎中已经形成，是构成人体和维持人体生命活动的原始物质。

1. 生成 元气主要由肾藏的先天之精所化生，但必须依赖后天脾胃化生的水谷之精的滋养补充。因此，元气充盛与否，不仅与先天之精有关，与后天之精是否充盛也有关，后天的饮食、锻炼、精神、劳作和疾病等因素都可改变其强弱。

2. 分布 元气以三焦为通道布散全身，内至五脏六腑，外达肌肤腠理，无处不到。

3. 功能 元气的功能主要有两方面：一是推动人体的生长发育。人体的生、长、壮、老、已，与元气的盛衰密切相关。元气充沛，则人体生长发育正常；元气不足，则人体生长发育迟缓或早衰。二是温煦和激发各脏腑经络等组织器官的生理功能。元气充沛，各脏腑经络等组织器官功能旺盛而体健少病；元气不足，则各脏腑经络等组织器官功能低下而体弱多病。

（二）宗气

宗气又名大气、动气，是积聚于胸中之气。宗气在胸中积聚之处，称为“膻中”，又称“上气海”。

1. 生成　宗气由肺吸入的自然界清气和脾胃运化的水谷精气相结合而成。因此，脾的运化功能和肺主气、司呼吸的功能，与宗气的盛衰密切相关。

2. 分布　宗气聚于胸中，向上出于咽喉，向内贯注心脉，向下注于丹田（下气海），并注入足阳明胃经之气街而下行于足。

3. 功能　宗气的功能主要有两方面：一是走息道司呼吸。上出咽喉的宗气，有促进肺呼吸运动的作用，并与语言、声音的强弱有关。二是贯心脉行气血。宗气能贯注心脉，促进心脏推动血液运行，心脏搏动的力量和节律均与宗气的盛衰有关。凡气血的运行、肢体的寒温和活动能力、视听觉能力、心脏搏动的强弱及其节律等，都与宗气的盛衰有关。若宗气虚衰，则表现为呼吸微弱、语音低微、脉律不齐、血行缓慢、肢体不温、行动无力等。

古人常通过诊查“虚里”部位（相当于左乳下心尖搏动处），以了解宗气的盛衰。若虚里处搏动正常，是宗气充盛之象；若搏动躁急，引衣而动，是宗气大泄；若搏动消失，是宗气亡绝。

（三）营气

营气，又称荣气，是行于脉中且富有营养作用的气。营气与卫气相对而言属阴，所以又称“营阴”。营气与血液同行脉中，故常“营血”并称。

1. 生成　营气由水谷精微中精纯柔和的部分化生。在脾胃的作用下，饮食水谷化为精微，由脾转输至上焦，进入脉中，成为营气。

2. 分布　营气出于中焦，经肺进入脉中，在心气的推动下，流行全身，无处不到。

3. 功能　营气的功能主要有两方面：一是营养全身。营气循脉流注全身，内则濡养五脏六腑，外则滋养形体官窍。二是化生血液。营气与津液相合，注入脉中，化为血液。若营气亏少，则会引起血液亏虚以及全身脏腑组织功能减退的病理变化。

（四）卫气

卫气是行于脉外，具有护卫肌表、温养脏腑、调控腠理等作用的气。卫气与营气相对而言属阳，故又称“卫阳”。

1. 生成　卫气也由水谷精微化生，是水谷精微中慓疾滑利的部分。脾胃运化的水谷精微输至上焦，布散到经脉之外，成为卫气。

2. 分布　卫气“慓疾滑利”，活力甚强，运动迅速。卫气在肺的宣发作用下，循行于脉外，外至皮肤肌腠，内至五脏六腑，布散全身。

3. 功能　卫气的功能主要有三方面：一是护卫肌表，防御外邪入侵。二是温煦脏腑、肌肉、皮毛。三是调节控制腠理的开阖、汗液的排泄，以维持体温的相对恒定。

《灵枢·本脏》所谓“卫气者，所以温分肉，充皮肤，肥腠理，司开阖者也”，即是对卫气三方面功能的概括。若卫气不足，各方面功能减退，可见易感冒、恶寒无汗，或自汗、多汗等病理表现。

营气和卫气，都以水谷精气为其主要的物质来源，但在性质、分布和功能等方面，又有一定区别。营气性质精专，富有营养，卫气性质慓疾滑利，易于流行；营气行于脉中，卫气行于脉外；营气有化生血液和营养全身的功能，卫气有防卫、温养和调控腠理功能；营主内守属阴，卫主卫外属阳（表3-1）。

表3-1 营气与卫气比较表

分类	相同点	不同点			
		性质	分布	功能	属性
营气	生于水谷，源于脾胃	精纯柔和	行于脉内	化生血液、营养全身	内守属阴
卫气		慓疾滑利	行于脉外	温养脏腑、护卫肌表、调控腠理	卫外属阳

在中医学中，气的名称还有很多。如正气与邪气；风、寒、暑、湿、燥、火六种正常气候，称为“六气”；异常状态下的六气，称为“邪气”；中药的寒热温凉四种性质，称作“四气”等。这些气和本节所论述的气是有区别的。

第二节 血

一、血的概念

血，是运行于脉中的富有营养和滋润作用的红色液态样物质，是构成人体和维持人体生命活动的基本物质之一。

脉是血液循行的管道，具有阻遏血液逸出的功能，故有血府之称。如因某种因素，致血液不能在脉管中循行而逸出脉外，即是出血，又可称为离经之血。离经之血积于体内，久不消散，则成为瘀血。瘀血作为病理产物，不仅失去了血液的正常生理功能，还会成为致病因素。

二、血的生成

血液由营气和津液组成，其生成途径有两条：一是水谷精微化血；二是肾精化血。

（一）水谷精微化血

营气和津液，都来源于经脾胃的纳运作用而生成的水谷精微。水谷精微在脾的散精作用下，上输于肺，并与肺吸入的自然界的清气相结合，通过心肺的“化赤”作用注之于脉，化而为血。故《灵枢·营卫生会》说：“中焦亦并胃中，出上焦之后，此所受气者，泌糟粕，蒸津液，化其精微，上注于肺脉，乃化而为血。”

（二）肾精化血

肾精化血，主要是通过骨髓和肝脏的作用来实现的。肾藏精，精化髓，髓充于骨而为骨髓。骨髓充盈，则血液生化有源。另外，精藏于肾，血藏于肝。肾中精气充盈，则肝有所养，血有所充。反之，肝血充足，肾精也旺。因精血互化，故有“精血同源”之说。

综上所述，血液是以水谷精微和肾精为主要物质基础，在脾胃、心肺、肝肾等脏腑的共同作用下而生成的。故临床上常用补养心血、补益心脾、滋养肝血和补肾益髓等法以治血虚之候。

三、血的循行

血液循行于脉中，环周不已，流布全身，发挥其营养全身的生理功能。血液的正常循行是心、肺、脾、肝等脏腑共同作用的结果。

心主血脉，心气是推动脉中血液循环的基本动力。心气的充足与推动功能正常与否在血液循行中起着主导作用。

肺朝百脉，循行于周身的血脉皆汇聚于肺。肺气宣发肃降，调节全身的气机，随着气的升降而推动血液运行至全身。尤其是宗气贯心脉而行气血的功能，更突出了肺气在血行中的推动和促进作用。

肝主疏泄，调畅气机，亦是保证血行通畅的一个重要环节。肝有贮藏血液和调节血量的功能，可以根据人体各个部位的生理需要，在肝气疏泄功能的协调下，调节血量。同时，肝藏血的功能还可防止血逸脉外，避免出血的发生。

脾主统血，全身之血全赖脾气统摄。脾气健旺则能统摄血液在脉中运行，防止血逸脉外。

由上可见，心、肝、脾、肺等脏生理功能的相互协调与密切配合，共同保证了血液的正常运行。其中任何一脏的生理功能失调，都可引起血行失常的病变。同时，血液充盈、寒温适度、脉道的完好无损与通畅无阻等，也是保证血液正常运行的重要因素。

四、血的功能

血液具有营养和滋润全身的生理功能，又是神志活动的物质基础。

（一）营养和滋润作用

血液由水谷精微所化，循行脉中，内至五脏六腑，外达皮肉筋骨，对全身各脏腑组织器官起着营养和滋润作用。《难经·二十二难》将血液的这一功能概括为“血主濡之”。血液充盈，濡养功能正常，则面色红润、肌肉壮实、皮肤和毛发润泽、感觉灵敏、运动自如。若血液亏少，濡养功能减退，则可见面色萎黄、肌肉瘦削、肌肤干涩、毛发不荣、肢体麻木或运动无力失灵等。

（二）神志活动的物质基础

血液是神志活动的物质基础之一。血液充足，则神志清晰、精力充沛、思维敏捷。若失血、血虚、血热或血液运行失常，均会产生不同程度的精神异常。如血虚患者常有惊悸、失眠和多梦等表现；失血多者，可有烦躁、恍惚、昏迷，甚至死亡等。

第三节　津　液

一、津液的概念

津液是机体一切正常水液的总称，是构成人体和维持人体生命活动的基本物质之一，包括各脏腑组织器官的内在体液及其正常分泌物，如胃液、肠液、涕、泪等。

津和液同属水液，都来源于饮食水谷，有赖于脾胃的运化功能而生成，但在性状、功能及分布等方面有所不同。一般地说，质地较清稀，流动性较大，分布于体表皮肤、肌肉和孔窍，并能渗入血脉之中，起滋润作用的，称为津；质地较稠厚，流动性较小，灌注于骨节、脏腑、脑、髓等组织，起濡养作用的，称为液（表3–2）。

表3–2　津与液比较表

	津	液
性状	清稀、流动性大	稠厚、流动性小
分布	散布于皮肤、肌肉、孔窍，并渗入血脉	灌注于脏腑、骨节和脑、髓等处
作用	滋润	濡养
属性	属阳	属阴

津和液，虽有区别，但在代谢过程中又能相互转化，在病变过程中也可相互影响。伤津可引起耗液，脱液必会导致伤津，故常津液并称，不严格区分。但发生“伤津”和“脱液”的病理变化时，须分别辨证论治。

二、津液的代谢

津液的生成、输布和排泄，是一个由多个脏腑密切配合的、复杂的生理过程。《素问·经脉别论》说：“饮入于胃，游溢精气，上输于脾，脾气散精，上归于肺，通调水道，下输膀胱，水精四布，五经并行。”这段经文简要概括了津液的生成、输布和排泄的全过程。

（一）津液的生成

津液来源于饮食水谷，通过脾、胃、小肠和大肠等脏腑的协调作用而生成。饮食水谷入胃，由胃受纳、腐熟，再由小肠分清别浊，以及脾运化水液和升清成为津液。此外，大肠也能吸收部分水液。津液的生成取决于两方面因素：一是充足的水饮类食物，这是生成津液的物质基础；二是脏腑功能正常，特别是脾胃、大小肠的功能正常。其中任何一方面因素异常，均可导致津液生成不足。

（二）津液的输布

津液的输布，主要是依靠脾、肺、肾、肝和三焦等脏腑密切配合而完成的。

1. 脾气散精 脾对津液的输布，是通过脾运化水液的功能来实现的。脾一方面将津液上输于肺，再通过肺的宣发和肃降输布全身；另一方面将津液直接向四周布散至全身。此两方面统属于脾之“散精”功能。

2. 肺主行水 肺主行水，为水之上源。肺对津液的输布，是通过肺的宣发、肃降作用实现的。通过肺的宣发作用，将津液向肌表和上部布散；在肺的肃降作用下，将津液向下、向内布散，以发挥津液的滋润濡养作用，并将初步代谢后的津液向下输布于肾，成为尿液生成之源。

3. 肾主水 肾主水，指肾是津液代谢的主宰和原动力。一方面肾对人体水液代谢的整个过程，起着推动和调控作用。从胃肠道吸收水液，到脾气运化水液，肺气宣降津液，肝气疏泄以利津行，三焦决渎通利水液，以至津液的排泄等，都离不开肾阳的温煦、激发和推动作用。另一方面，肾本身直接参与津液的输布。全身的水液都要通过肾的蒸腾气化、升清降浊，清者复经三焦上输于肺而布散全身，浊者化为尿液而注入膀胱。

4. 肝主疏泄，调畅气机 肝主疏泄，调畅气机，气行则水行。肝的疏泄功能正常，则能促进津液的输布；若肝失疏泄，气机郁结，则会影响津液的运行，使水液停滞，产生痰饮、水肿以及痰气搏结的瘿瘤、梅核气等症。

5. 三焦决渎 《素问·灵兰秘典论》曰：“三焦者，决渎之官，水道出焉。”三焦是津液运行的通道。津液通过三焦，随气升降出入，布于全身而环流不息。三焦水道不利，也会致水液停聚，引发多种病证。

（三）津液的排泄

津液的排泄，主要依赖于肺、脾、肾等脏腑的综合作用。排汗和排尿是津液排泄的主要途径，此外，呼气和粪便等也会排出少量水分。

1. 排尿 尿液是津液排泄的最主要途径，故肾在津液排泄中的作用尤为重要。肾对津液的排泄，是通过肾的气化功能实现的。肾的气化作用正常，则将输布于肾的津液分为清浊两部分，清者重新吸收而布散全身，浊者化为尿液，下输膀胱贮存起来。若肾的气化作用失常，则可引起尿少、尿闭或尿多、尿失禁等多种津液代谢失常的病变。

膀胱具有贮尿、排尿的作用，也参与了津液的排泄。若膀胱的气化功能失常，也会引起尿少、尿闭或尿多、尿失禁等病变。

2. 排汗、呼气 汗液的排出是津液排泄的另一重要途径。肺主宣发，将津液外输到体表皮毛，通过代谢化为汗液排出体外。若肺的宣发功能失常，则会出现汗液排泄的异常。此外，肺在呼气时也会带走部分水分，这也是水液排泄的一种途径。

3. 粪便 粪便是人体饮食水谷代谢后排出的糟粕。大肠在排出粪便时，也会排出少量残余的水分。粪便的排泄与脾胃、小肠、大肠、肝、肺、肾等都有密切关系，若这些脏腑功能失调，则会引起大便稀溏，致使体内津液大量丢失，引起伤津或脱液等病变。

总之，津液的生成、输布、排泄过程，是许多脏腑相互协调、密切配合完成的，其中尤以肺、脾、肾三脏的生理功能至为重要（图3-1）。如《景岳全书·肿胀》所说："盖水为至阴，故其本在肾；水化于气，故其标在肺；水惟畏土，故其制在脾。"若肺、脾、肾等脏腑功能失调，则会影响津液的生成、输布和排泄，导致津液不足或水液停滞。当津液不足，会出现皮肤干燥、口唇燥裂、口渴、鼻干等症；津液停滞，则会产生水肿、痰饮等病变。

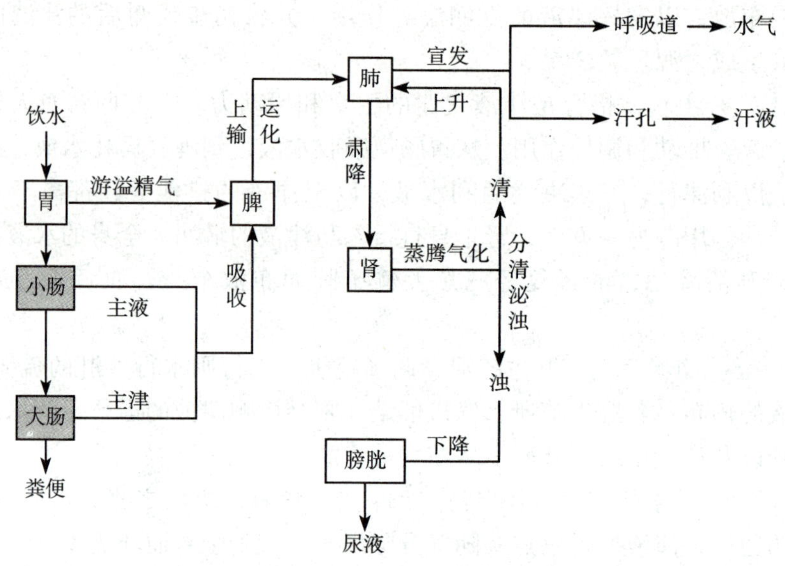

图3-1 津液新陈代谢示意图

三、津液的功能

津液的生理功能主要包括滋润濡养、充养血脉、调节阴阳和排泄废物等四方面。

（一）滋润濡养

津液是液态物质，对全身脏腑具有滋润濡养作用。一般来说，津主要发挥滋润作用，液主要发挥濡养作用。如津液布散于体表，能滋养肌肤毛发；流注于孔窍，能滋养和保护眼、鼻、口等孔窍；注入骨髓，能充养骨髓、脑髓和脊髓；流于关节，能滑利关节；灌注于脏腑，能滋养内脏。若津液不足，对机体的滋润濡养作用减弱，则会影响肌肉、皮毛、关节、孔窍、脏腑等组织器官的生理功能，出现口干咽燥、皮肤干燥、毛发干枯、大便干结、小便短少等病理表现。

（二）充养血脉

津液经孙络渗入血脉，成为血液的重要组成成分，起着濡养和滑利血脉的作用，保证了血液环流不息。同时，津液还可根据血液浓度的变化，出入脉道内外，调节血液浓度。当血液浓度增高时，津液能渗入脉中，稀释血液并补充血流量；当机体的津液亏乏时，血中之津液可渗出脉外以补充津液，以致脉中的有效血量减少，血液相对变稠，易形成“津亏血燥”或“津亏血瘀”等病理变化。

（三）调节阴阳

津液与气相对而言属阴，所以津液的代谢，对调节人体阴阳平衡起着重要的作用。津液的代谢常随机体生理状态和外界环境的变化而变化，以调节阴阳的动态平衡。如气候炎热或身体发热时，津液化为汗液排泄以散热；天气寒冷或体温低下时，津液因腠理闭塞而不外泄，如此则可维持机体的体温恒定和阴阳的平衡。

（四）排泄废物

津液在代谢过程中，能将机体产生的代谢废物，通过汗液和尿液等，不断排出体外，维持机体各脏腑功能正常。若机体代谢的废物不能及时排出体外，就会蓄积致病。

第四节　气血津液之间的关系

气、血、津液在性状、分布及生理功能等方面虽各有特点，但都是构成人体和维持人体生命活动的基本物质，均来源于脾胃化生的水谷精微。故三者之间密切相关，生理上相互依存、相互为用，病理上相互影响。

一、气与血的关系

气与血相对而言，气无形而主动，属阳；血有形而主静，属阴。二者的关系常概括为“气为血之帅”和“血为气之母”。

（一）气为血之帅

气为血之帅，包括气对血有生血、行血、摄血三方面作用。

1. 气能生血　气能生血指气具有化生血液的作用。原因有二：一者气化是血液生成的动力。饮食物转化成水谷精微，水谷精微转化成营气和津液，营气和津液转化为血等，都是脏腑气化作用的结果。二者气（主要指营气）是化生血液的原料。营气与津液相合，入脉成血。所以，气旺则血旺，气虚则血少，故在临床治疗血虚疾患时，常配合补气药以生血。

2. 气能行血　气能行血指气具有推动血液运行的作用。具体地说，心气能推动血液运行；肺气助心行血；肝主疏泄，调畅气机，保证血行通畅。所以气行则血行，气滞则血瘀。若气虚或气滞，推动血行的力量减弱，则血行迟缓，流行不畅，甚则引起瘀血，称为“气虚血瘀”或“气滞血瘀”。若气机逆乱，则血行亦随气的升降出入的逆乱而异常。血随气升则面红、目赤、头痛，甚则吐血、衄血；血随气陷则脘腹坠胀、下血崩漏等。因此，临床治疗血行失常的病证时，常根据病情配合补气、行气、降气的药物，以提高疗效。

3. 气能摄血 气能摄血指气具有统摄血液，使之循行于脉中而不外溢的作用。气的摄血作用主要是通过脾气来实现的。脾气旺盛则固摄有力，血行脉中而不外溢；若脾气亏虚，统摄作用减弱，则血逸脉外，而见肌衄、便血、尿血、崩漏等出血病证。故治疗此类出血病证，常用健脾气以摄血的方法。另外，临床上发生大出血的危重病证时，常用大剂补气药物以摄血，也是这一理论的具体应用。

（二）血为气之母

血为气之母，指血对气有载气、养气两方面作用。

1. 血能载气 由于气的活力很强，易于逸脱，所以要依附于血中，依赖血液的运载才能运行全身。因此，血虚时往往伴随气虚。而大出血的患者，更会导致气无所依附，涣散不收的气脱证，称为“气随血脱”。故治疗大出血时，往往用益气固脱之法。

2. 血能养气 血液含有丰富的营养，为气的化生和功能活动提供物质基础，使气得到及时而适当的补充。所以，血液充盈，则气得以充养；若血虚日久，无以养气，必然导致气虚。

二、气与津液的关系

气与津液相对言，气无形而主动，属阳；津液有形而主静，属阴。所以，气和津液的关系，与气和血的关系十分相似，具体表现在气能生津、行津、摄津和津能载气四个方面。

1. 气能生津 气能生津，指气为津液生成的动力。在津液生成的一系列气化过程中，诸多脏腑，尤其是脾胃起着重要作用。脾胃等脏腑之气充盛，则津液化生充足。若脾胃等脏腑之气亏虚，则导致津液不足，可采用补气生津法治之。

2. 气能行津 气能行津，指气的运动是津液输布和排泄的动力。人体津液的输布及其化为汗、尿等排出体外，全赖气的升降出入运动。由于脾气的“散精”和转输，肺气的宣发和肃降，肾中精气的蒸腾气化，方能促使津液输布全身，使经过代谢的多余津液转化为汗液和尿液排出体外，以维持津液的正常代谢。若气的推动作用减弱，气化无力，或气机不利，气化受阻，均可导致“气不行水”，津液输布代谢障碍，产生水、湿、痰、饮停聚的病理变化。所以说气行则水行，气虚或气滞则水停。临床上“治痰先治气”“治湿兼理脾”的方法，即是气能行津理论的具体应用。

3. 气能摄津 气能摄津指气具有固摄津液排泄的作用。气的固摄、控制作用使体内的津液量维持相对恒定。若气的固摄作用减弱，则体内的津液无故流失，出现多汗、漏汗、多尿、尿崩等，临床可用补气摄津法治之。

4. 津能载气 津能载气指津液具有充当气的载体作用。脉外之气无形而善动，必须依附于有形之津液，才能存在于体内。当津液损伤时，气随津泄，可导致气虚；当津液大量丢失时，更会产生气随津脱的危重病证。故《金匮要略心典·痰饮》说："吐下之余，定无完气。"

三、血与津液的关系

血和津液，相对于气而言，均属阴。二者同属液态物质，都有滋润和濡养作用，生理上可相互转化和相互补充，病理上则相互影响。它们之间的关系主要体现在同源和互化两方面。

1. 津血同源 津液和血都来源于水谷精微，依赖脾胃的运化功能所化生。体内津血盛则同盛，衰则同衰。

2. 津血互化 津液与血之间还可相互转化和相互补充。津液渗入脉中，则成为血的一部分，血中水分渗出脉外，则成为津液。血液与津液病理上常互相影响。津液亏损可导致血虚，而营血亏虚同样会引起津液不足。如汗为津液所化，汗出过多会耗伤血液，造成血脉空虚，血液相对变稠，易形成"津枯血燥""津亏血瘀"等病变。反之，若大量失血，可出现口渴、舌干无津、尿少、便秘等津液亏虚之症。因此，《灵枢·营卫生会》有"夺血者无汗，夺汗者无血"之说。张仲景在《伤寒论》中也有"衄家不可发汗""亡血家不可发汗"的告诫。

自我测试题

一、单项选择题

1. 元气运行的主要通道是（　　）

A. 十二经脉　　B. 奇经八脉　　C. 血脉
D. 三焦　　E. 以上均不是

2. 具有推动呼吸和血行功能的气是（　　）

A. 心气　　B. 肺气　　C. 宗气
D. 营气　　E. 中气

3. 气的运动受阻，运动不利时，称为（　　）

A. 气机不畅　　B. 气结　　C. 气闭
D. 气逆　　E. 气陷

4. 具有司腠理开阖功能的气是（　　）

A. 元气　　B. 宗气　　C. 营气
D. 卫气　　E. 以上均不是

5. 津液的输布主要依靠何脏腑的综合作用而完成（　　）

A. 肝、脾、三焦　　B. 肝、心、三焦　　C. 脾、肾、三焦

D. 肝、肺、肾、三焦　　E. 肺、脾、肾、肝三焦

6. 推动人体生长发育及脏腑功能活动的气是（　　）

A. 元气　　B. 宗气　　C. 营气

D. 卫气　　E. 以上均不是

7. 机体精神活动的主要物质基础是（　　）

A. 津　　B. 气　　C. 血

D. 液　　E. 以上均不是

8. 血的生成最主要的物质基础是（　　）

A. 津液　　B. 营气　　C. 宗气

D. 肾中精气　　E. 水谷精微

9. 症见自汗、多尿、出血、遗精等，是气的哪一功能失常（　　）

A. 推动作用　　B. 温煦作用　　C. 气化作用

D. 固摄作用　　E. 营养作用

10. 津液输布的主要通道为（　　）

A. 血管　　B. 经络　　C. 腠理

D. 三焦　　E. 以上均不是

11. 激发整个脏腑经络生理活动是气的（　　）

A. 温煦作用　　B. 推动作用　　C. 防御作用

D. 固摄作用　　E. 营养作用

12. 具有温煦脏腑、润泽皮毛、控制汗孔开阖等功能的气是（　　）

A. 元气　　B. 宗气　　C. 营气

D. 卫气　　E. 脾气

13. 不直接参与津液排泄的是（　　）

A. 肾　　B. 肺　　C. 大肠

D. 心　　E. 膀胱

二、问答题

1. 试述气、血、津液的生理功能分别是什么？
2. 试述营气与卫气的区别和联系。
3. 气与血的关系体现在哪几方面？

第四章　经　络

学习目标

学习目的：通过学习经络的概念、循行、生理功能和临床应用等理论知识，为《中药方剂学》等后续课程的学习打下基础。

知识要求：熟悉经络的概念、生理功能和经络系统的组成，十二经脉的命名、走向和交接、分布规律及流注次序；了解经络学说的临床应用。

能力要求：能在人体体表指出十二经脉的走向和分布规律。

经络学说，是研究人体经络的生理功能、病理变化及其与脏腑之间关系的理论，是中医学理论体系的重要组成部分。

经络学说是历代医家在长期的生活与医疗实践中，从针灸、推拿、气功及药物治疗等方面积累的经验，并结合当时的解剖知识和藏象、阴阳五行学说等理论，逐步形成和发展起来的。经络学说较好地解释了人体客观存在的循经感传现象，与藏象、气血津液等理论相结合，可深刻地阐释人体的生理、病理表现。

经络学说不仅是针灸、推拿、气功等学科的理论基础，而且对中医临床各科疾病的辨证论治和用药，都有重要的指导意义。故《灵枢·经脉》云："经脉者，所以决死生，处百病，调虚实，不可不通。"

第一节　经络的概念和经络系统的组成

一、经络的概念

经络，是经脉和络脉的总称，是运行全身气血、联络脏腑形体官窍、沟通上下内外、感应传导信息的通路系统。

经，径也，有路径之意。经脉是经络系统中纵行的主干，大多循行于人体深部，有固定的循行路线。络，有网络之意。络脉是经脉的分支，多循行于人体较浅部位，有的还显现于体表，纵横交错，网络全身。

经脉和络脉遍布全身，通过有规律的循行和广泛的联络交会，构成了经络系统。该系统内属脏腑，外络肢节，将人体的脏腑组织、形体官窍等紧密地连结成一个有机整体，并借以行气血、调阴阳，使人体各部分的功能活动保持协调平衡。

二、经络系统的组成

经络系统由经脉、络脉及其连属部分组成（表4–1）。

表4–1　经络系统简表

- 经络系统
  - 经脉
    - 十二经脉（气血运行的主要通道，与脏腑有直接属络关系）
      - 手三阴经：手太阴肺经、手厥阴心包经、手少阴心经
      - 手三阳经：手阳明大肠经、手少阳三焦经、手太阳小肠经
      - 足三阳经：足阳明胃经、足少阳胆经、足太阳膀胱经
      - 足三阴经：足太阴脾经、足厥阴肝经、足少阴肾经
    - 奇经八脉——督脉、任脉、冲脉、带脉、阴维脉、阳维脉、阴跷脉、阳跷脉。具有联络、统率和调节十二经脉的作用
    - 十二经别——从十二经脉别出的经脉。能加强十二经脉中表里两经之间的联系，并可弥补正经之不足
  - 络脉
    - 十五别络——十二经脉和任脉、督脉各分出一支别络，加上脾之大络。具有加强表里两经在体表的联系，并有渗灌气血作用
    - 浮络——浮现于浅表的络脉，有沟通经脉、通达肌表的作用
    - 孙络——最细小的络脉
  - 连属部分
    - 十二经筋——联缀四肢百骸，主司关节运动
    - 十二皮部——十二经脉的功能活动反映于体表的部位

（一）经脉

经脉是经络系统的主要组成部分，包括正经、奇经和十二经别。

1. 十二正经　十二正经，又称“十二经脉”，包括手、足三阴经和手、足三阳经，左右对称。十二经脉有一定的起止、循行部位和交接顺序，在肢体的分布和走向上有一定规律，与脏腑有直接的属络关系，各分属于一个脏或一个腑，相互之间还有表里关系，是气血运行的主要通道。

2. 奇经八脉　奇经有八条，分别是督脉、任脉、冲脉、带脉、阴跷脉、阳跷脉、阴维脉、阳维脉，合称为“奇经八脉”。奇经具有统率、联络和调节十二经脉气血的作用。奇经八脉的分布不像十二经脉那样规则，与脏腑没有直接的属络关系，相互之间也无表里关系，与正经有别，故称奇经。

3. 十二经别　十二经别是从十二经脉别出的重要分支。它们分别起于四肢肘膝以上部位，循行于脏腑深部，上出于颈项浅部。十二经别的主要作用是加强十二经脉中相

为表里两经之间的联系，因其能达到某些正经未循行到的器官与形体部位，故可弥补正经的不足。

（二）络脉

络脉有别络、浮络和孙络之分。

1. 别络 别络是较大的络脉。十二经脉与督脉、任脉各有一支别络，再加上脾之大络，合称为“十五别络”。别络的主要功能是加强表里两经之间在体表的联系，并有渗灌气血的作用。

2. 浮络 浮络是循行于人体浅表部位且常浮露可见的络脉，分布广泛，有沟通经脉、通达肌表的作用。

3. 孙络 孙络是最细小的络脉，属络脉的再分支，遍布全身，不计其数。

（三）连属部分

连属部分内连脏腑，外连皮肉筋骨，包括十二经筋和十二皮部。

1. 十二经筋 十二经筋是十二经脉与筋肉的连属部分。人体的经筋，是十二经脉之气“结、聚、散、络”于筋肉、关节的体系，即是十二经脉循行部位上分布于筋肉系统的总称。十二经筋具有联缀四肢百骸、主司关节运动的作用。

2. 十二皮部 十二皮部是十二经脉功能活动反映于体表的部位。以十二经脉在体表的分布范围为依据，把全身的皮肤分为十二部分，分属于十二经脉，即称“十二皮部”。

第二节 十二经脉

十二经脉是气血循行的主要通道，是经络系统的核心部分。本节主要介绍十二经脉的命名、走向与交接规律、分布规律、表里关系和流注次序。

一、十二经脉的命名

十二经脉对称地分布于人体两侧，分别循行于上肢和下肢的内侧或外侧，每一条经脉分别隶属于一个脏或一个腑。因此，十二经脉的名称各不相同。十二经脉的名称，是根据其所属络的脏腑、循行部位的上下内外，并结合阴阳理论来命名的。

1. 脏为阴，腑为阳 凡隶属于脏的经脉，称阴经；隶属于腑的经脉，称阳经。而且各经都因所属脏腑的不同而有不同名称。如隶属于肺的经脉叫肺经，属阴经；隶属于大肠的经脉叫大肠经，属阳经。

2. 上为手，下为足 循行在上肢的经脉，称手经；循行在下肢的经脉，称足经。

3. 内为阴，外为阳 循行在肢体内侧面的经脉，为阴经；循行在肢体外侧面的经脉，为阳经。阴经有太阴、厥阴、少阴之分，分别循行于肢体内侧面的前、中、后线上；阳经有阳明、少阳、太阳之别，分别循行于肢体外侧面的前、中、后线上。

根据以上命名原则，膈上三脏肺、心包及心的经脉，分别称手太阴肺经、手厥阴心包经和手少阴心经；与此三脏相表里的三腑的经脉，分别称手阳明大肠经、手少阳三焦经和手太阳小肠经。膈下三脏脾、肝、肾的经脉，分别称足太阴脾经、足厥阴肝经和足少阴肾经；与此三脏相表里的三腑的经脉，分别称足阳明胃经、足少阳胆经和足太阳膀胱经。

二、十二经脉的走向与交接规律

十二经脉的走向与交接是有一定规律的。如《灵枢·逆顺肥瘦》说："手之三阴，从脏走手；手之三阳，从手走头；足之三阳，从头走足；足之三阴，从足走腹。"即：手三阴经从胸腔走向手指末端，交于手三阳经；手三阳经从手指末端走向头面部，交于足三阳经；足三阳经从头面部走向足趾末端，交于足三阴经；足三阴经从足趾末端走向腹腔、胸腔，交于手三阴经。如此构成了一个阴阳相贯、如环无端的循行系统（图4-1）。

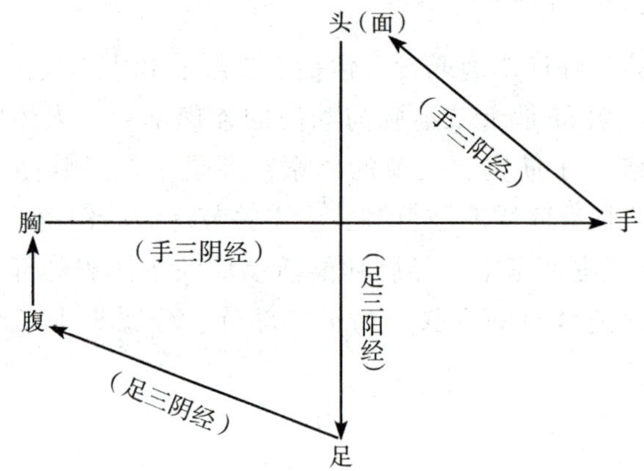

图 4-1　十二经脉走向与交接规律示意图

三、十二经脉的分布规律

十二经脉对称地分布于人体的头面、躯干及四肢部。

1. 头面部　头为诸阳之会，手、足三阳经皆在头面部相会交接。其中阳明经循行于面部、额部；太阳经行于面颊、头顶及头后部；少阳经行于头部两侧。

2. 躯干部　十二经脉都循行于躯干部。其中手三阳经行于肩胛部；足三阳经中，阳明经行于前面（胸、腹面），太阳经行于后面（背面），少阳经行于两侧；手三阴经均从腋下走出；足三阴经均行于腹、胸面。循行于腹胸面的经脉，自内向外的顺序分别是足少阴、足阳明、足太阴、足厥阴。

3. 四肢部　阴经行于四肢内侧面，阳经行于四肢外侧面。内侧的三条阴经，分别是太阴经循行于前缘、厥阴经循行于中线、少阴经循行于后缘。但下肢内踝上 8 寸以下，则是厥阴经在前缘、太阴经在中线、少阴经仍在后缘。外侧的三条阳经，分别是阳明经循行于前缘、少阳经循行于中线、太阳经循行于后缘。

四、十二经脉的表里关系

十二经脉通过经别和别络的互相沟通、属络，组合成六对“表里相合”的关系（表4–2）。具有表里关系的两条经脉，分别循行于四肢内、外两侧的相对位置，并在手或足的末端相互交接。

表4–2　十二经脉的表里关系

表	手阳明大肠经	手少阳三焦经	手太阳小肠经	足阳明胃经	足少阳胆经	足太阳膀胱经
里	手太阴肺经	手厥阴心包经	手少阴心经	足太阴脾经	足厥阴肝经	足少阴肾经

十二经脉的表里关系，不仅加强了相互表里两经的联系，而且加强了表里两经所属络的脏腑间的联系，使表里的一脏一腑生理功能上相互配合，病理上相互影响。临床治疗上，相为表里两经的腧穴可交叉使用。如肺经的病变，既可在肺经上选穴治疗，还可在与它相表里的大肠经上取穴治疗，往往取得较好的疗效。

五、十二经脉的流注次序

十二经脉是气血运行的主要通路，气血在十二经脉中运行不息，循环往复，形成了十二经脉的气血流注。其流注次序是从手太阴肺经开始，依次流注各经，最后传至足厥阴肝经，再流回手太阴肺经，阴阳相贯，如环无端（图4–2）。

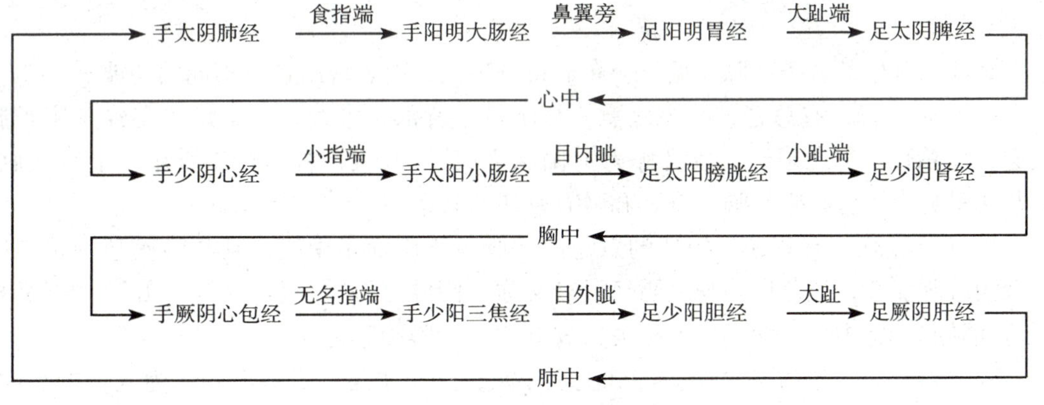

图4–2　十二经脉流注次序图

第三节　奇经八脉

一、奇经八脉的概念

奇经八脉，是督脉、任脉、冲脉、带脉、阴跷脉、阳跷脉、阴维脉、阳维脉的总称，是经络系统的重要组成部分。奇经是与正经相对而言的，由于奇经八脉的分布不像十二经脉那样有规律，与五脏六腑没有直接的属络关系，相互之间也没有表里关系，有异于十二经脉，故曰“奇经”。因其共有八条，故名“奇经八脉”。

二、奇经八脉的主要作用

奇经八脉是十二经脉之外的重要经脉，在经络系统中发挥着统率、联络和调节等作用。由于它们不同于十二正经，循行分布等方面也都有异于经络系统中的其他组成部分，故在功能上也别具特点，主要表现为以下几方面：

1. 加强十二经脉联系 如督脉能总督一身之阳经；任脉能总管一身之阴经；阳维脉能维系诸阳经；阴维脉能维系诸阴经；带脉能约束纵行诸经，并沟通彼此之间的联系；冲脉上下贯通，为全身血气之要冲，渗灌三阴、三阳。

2. 调节十二经脉气血 奇经八脉除任、督脉外不参与十四经气血循环，但具有储蓄和调节十二经脉气血的功能。当十二经脉气血满溢时，就会流入奇经八脉蓄以备用；当十二经脉气血不足时，奇经中蓄存的气血则溢出补充，以保持十二经脉气血的相对恒定，维持机体的正常生理活动。

3. 与某些脏腑关系密切 奇经八脉虽不像十二经脉那样与脏腑直接属络，但它们在循行过程中与脑、髓、女子胞等奇恒之腑及肾脏等也有较密切的联系，并参与它们的生理活动。如督脉“入颅络脑”“行脊中”“属肾”；任、督、冲三脉，同起于胞中，一源三歧，相互交通等。

三、奇经八脉的具体功能

奇经八脉中的各条经脉因循行分布的特点不同，而表现出各自不同的功能。

1. 督脉 督，有总管、统率之意。督脉行于背部正中线，与手足三阳经及阳维脉交会，能总督一身之阳经，故又称为“阳脉之海”。其次，督脉行于脊里，上行入脑，并从脊里分出属肾，它与脑、脊髓和肾有密切的联系。

2. 任脉 任，有总任、担任的意思。任脉行于腹面正中线，其脉多次与手足三阴经及阴维脉交会，能总任一身之阴经，故又称“阴脉之海”。任，又与“妊”的意义相通。其脉起于胞中，与女子妊娠有关，故有“任主胞胎”之说。

3. 冲脉 冲，有要冲之意。冲脉上至于头，下至于足，贯穿全身，为气血的要冲，能调节十二经脉气血，故有“十二经脉之海”之称。冲脉又称“血海”，与女子的月经有密切关系。

4. 带脉 带脉围腰一周，犹如束带，能约束纵行诸脉。此外，带脉还能主司妇女带下。

5. 阴跷脉与阳跷脉 跷，有轻健矫捷的意思。有濡养眼目、司眼睑之开阖和下肢运动的作用。古人还有阴阳跷脉“分主一身左右阴阳”之说。

6. 阴维脉与阳维脉 维，有维系之意。阴维脉维系联络全身所有的阴经；阳维脉维系联络全身所有的阳经。

第四节 经络的生理功能和经络学说的应用

一、经络的生理功能

经络的功能活动称为“经气”，主要表现在沟通联系脏腑器官、运输渗灌气血、感应传导信息及调节功能活动平衡等方面。

（一）沟通联系作用

人体由五脏六腑、四肢百骸、五官九窍、皮肉筋骨等组织器官构成，它们虽功能不同，但又共同进行着有机的整体活动，使机体内外、上下、前后、左右保持协调统一，构成一个有机整体。这种有机配合、相互联系，主要是依赖经络系统沟通、联络的。

十二经脉及其分支纵横交错，出表入里，通上达下，相互属络于脏腑之间；奇经八脉则联系沟通于十二经脉之间；十二经筋、十二皮部联络于筋骨皮肉间等。这样不仅使脏腑之间、经脉之间，而且使脏腑与五官九窍之间也有机地联系在一起，从而构成一个表里、上下、左右彼此紧密相关、协调共济的统一整体。

（二）运输渗灌作用

气血是构成人体和维持人体生命活动的基本物质，人体各个脏腑组织器官均赖气血的濡养，才能维持正常的生理活动。而气血之所以能通达全身，发挥其营养脏腑组织器官、抗御外邪、护卫机体的作用，均依赖经络的传注与输布。故《灵枢·本脏》说：“经脉者，所以行血气而营阴阳，濡筋骨，利关节者也。”

（三）感应传导作用

感应传导，指经络系统对针刺或其他刺激的感觉和传递作用。当肌表受到针刺等某种刺激时，刺激信息就会沿着经络从体表传到体内的有关脏腑，以达到调整脏腑功能的目的。如对经穴刺激的“得气”和“行气”现象，就是经络感应传导作用的具体表现。同样，脏腑功能活动的生理、病理信息，也会通过经络反应于体表，有助于疾病的诊治调护。

（四）调节作用

调节作用指经络能运行气血和协调阴阳，使人体功能活动保持相对平衡。若人体的气血阴阳失去协调平衡，通过经络系统的自我调节，仍不能恢复正常时，就会发生疾病。此时可针对气血失和、阴阳盛衰的具体情况，运用针灸、推拿等方法，对某些经穴施以适量刺激，激发经络的调节作用，即可达到“泻其有余，补其不足，阴阳平复”（《灵枢·刺节真邪》）的目的。如现代实验研究证明：针刺足阳明胃经的足三里穴，可调节胃的运动和分泌功能。当胃功能低下时，轻刺该穴可使胃的收缩加强，胃液酸度增加；当胃处于兴奋状态时，重刺该穴则可引起抑制性效应。

二、经络学说的应用

经络学说不仅可用以说明人体的生理功能，而且还可用以阐释疾病的病理变化、指导疾病的诊治等。

（一）阐释病理变化

经络内属脏腑，外络肢节。生理情况下，经络具有运行气血、感应传导等作用。病变时，经络则成为传递病邪和反映病变的途径。

1. 经络是体表和脏腑间病变传变的通道 一方面体表受邪，邪气可通过经络由表及里，波及脏腑。如外邪袭表，初见发热恶寒、头身疼痛等症，由于肺合皮毛，久之表邪不解可循经内传于肺，出现咳喘、胸闷、胸痛等肺部症状。反之，内脏病变也可通过经络反映于体表，出现某些相应部位的症状。如心火上炎，可见口舌生疮、糜烂；胃火上炎，可见齿痛龈肿；肝火上炎，则目赤肿痛等。

2. 经络是脏腑间病变传变的通道 如心火可循经下移小肠，引起尿赤、尿痛等症；足厥阴肝经夹胃，故肝失疏泄，可影响胃的受纳腐熟功能，出现胃脘胀痛，或嗳气、呕恶等症。

（二）指导疾病诊断

经络有一定的循行部位和属络脏腑，故可反映所属脏腑的病证。临床辨证时，可根据疾病症状出现的部位，结合经络循行部位及其所联系的脏腑，作为疾病诊断依据。如腰部疼痛多与肾病有关；两胁疼痛，多为肝胆疾患；缺盆中痛，常是肺病表现。又如头痛，痛在前额者，多与阳明经有关；痛在两侧者，多与少阳经有关；痛在后头部及项部者，多与太阳经有关；痛在颠顶者，多与厥阴经有关等。

此外，在临床实践中还发现，当某个脏腑有病变时，在其经络循行部位，或经气聚集的某些穴位处，可有明显压痛或见结节状、条索状反应物，或局部皮肤出现某些形态异常等，可借此帮助诊断疾病。如肝病时，肝俞穴及期门穴多有压痛；胆病时，胆俞穴及胆囊穴附近常有压痛；胃痛时，胃俞穴及足三里穴常有明显的痛觉异常；肺病时，肺俞穴可出现结节或压痛；长期消化不良者，可在脾俞穴见到异常变化等。

（三）指导疾病治疗

经络学说形成后，被广泛地用于指导临床各科病证的治疗与调护，尤其对针灸、推拿以及药物治疗，更具指导作用。

1. 指导针灸、推拿治疗 针灸、推拿疗法，是以经络学说为理论指导的常用治病及保健方法。当某一经或某一脏腑发生病变时，临床多根据“循经取穴”原理，在病变的邻近部位或经络循行的远端部位上取穴，运用针灸或推拿方法，调整经络气血的功能活动，以达到治疗疾病的目的。因经络循行纵横交错，临床还有十二经表里配穴、输募配穴、阴阳配穴及某些特定配穴法等。

2. 指导药物治疗 药物治疗，也是通过经络的传导转输，才使药力到达病所，而发挥疗效的。古代医家在长期临床实践的基础上，根据某些药物对某一脏腑、经络所具有的特殊选择性作用，创立并形成了“药物归经”理论。至金元时期，张元素在此基础上，进一步创立了“引经报使”说。如头痛一症，属太阳经者，可选用羌活；属阳明经者，可选用白芷；属少阳经者，可选用柴胡。羌活、白芷、柴胡不仅自身分别归于手足太阳、阳明、少阳经，还可作为其他药物的向导，引导诸药归入上述各经而发挥治疗作用。

此外，针刺麻醉、电针、耳针、穴位注射、穴位埋线、穴位结扎等治疗方法，也是在经络学说指导下创立并发展起来的，并已取得较好疗效。

自我测试题

一、单项选择题

1. 在十二经脉走向中，足之三阴是（　　）

A. 从脏走手　B. 从头走足　C. 从足走腹

D. 从手走头　E. 从头走手

2. 手三阳经与足三阳经交接在（　　）

A. 四肢部　B. 头面部　C. 胸部

D. 腹部　E. 背部

3. 相为表里的两条经脉交接在（　　）

A. 头面　B. 胸部　C. 腹部

D. 四肢末端　E. 背部

4. 按十二经脉分布规律，太阳经行于（　　）

A. 面额　B. 后头　C. 头侧

D. 前额　E. 唇周

5. 沿上肢内侧后缘循行的经脉是（　　）

A. 手少阴心经　B. 手太阴肺经　C. 手厥阴心包经

D. 手太阳小肠经　E. 手阳明大肠经

6. 以下属表里关系的是（　　）

A. 手太阴与手太阳　B. 手少阴与手少阳　C. 足太阴与足太阳

D. 足少阴与足阳明　E. 足厥阴与足少阳

7. 按十二经的流注次序，小肠经流注于（　　）

A. 心经　B. 肾经　C. 胃经

D. 膀胱经　E. 三焦经

8. 被称为“阳脉之海”的是（　　）

A. 督脉　B. 任脉　C. 冲脉

D. 带脉　E. 阳维脉

9. 被称为“十二经脉之海”的是（　　）

A. 督脉　B. 任脉　C. 冲脉

D. 带脉　E. 阳维脉

二、问答题

1. 试述经络的概念及经络系统的组成。
2. 简述经络的生理功能。
3. 试述十二经脉在四肢的大体循行部位。
4. 结合经脉在头面部的循行，说出头痛如何分辨三阳经。
5. 何谓“药物归经”？其在药物治疗中有何意义？

第五章　体　质

学习目标

学习目的：通过学习中医体质学说，为病因病机等后续章节及《中医诊断学》等后续课程的学习打下基础。

知识要求：掌握体质的概念；熟悉9种常见体质的主要特征及体质学说在中医学中的应用；了解体质的形成因素及分类。

能力要求：具有运用《中医体质分类与判定》方法对人群进行体质调查的能力。

中医学历来重视对人体体质及其差异性的研究，早在两千多年前的《内经》中就有对体质的形成、分类及其与病机、诊断、治疗、预防关系的论述。后世医家在长期防治疾病的实践中，进一步丰富和发展了《内经》中的体质学说，并十分重视其在养生保健和防治疾病中的应用。因此，重视体质研究，不但有助于从整体上把握个体生命特征，还有助于分析疾病的发生、发展和演变规律，对疾病的预防、诊治及养生保健均有重要意义。

第一节　体质学说概述

体质学说是中医学理论体系的一个重要组成部分，是以中医理论为指导，研究人体体质的概念、形成、特征、分类及其对疾病发生、发展和演变过程的影响，并以此指导疾病诊断、防治及养生康复的理论。

一、体质的基本概念

体质，指人体生命过程中，在先天禀赋和后天获得的基础上所形成的形态结构、生理功能和心理状态方面综合的、相对稳定的固有特质。体质是一种客观存在的生命现象，每个人都有自己的体质特点，这些特点或隐或显地体现于健康或疾病过程中。体质是人体在生长发育过程中所形成的与自然、社会环境相应的人体个性特征。生理状态下，体质表现为个体的功能、代谢及对外界刺激的反应和适应性上的差异性；病理状态下，体质表现为个体对某些病因和疾病的易感性和易罹性，以及产生病变的证候类型与疾病转归中的倾向性。因此，体质实际上就是人群在生理共性的基础上，不同个体所独具的生理特殊性。

二、体质的构成要素

中医学认为，人体的正常生命活动是形神协调统一的结果，由此决定了中医学的体质包括形、神两方面内容。一定的形态结构必然产生出相应的生理功能和心理特征，而良好的生理功能和心理特征是正常形态结构的反映，二者相互依存、相互影响，在体质的固有特征中综合体现出来。可见，体质由形态结构、生理功能和心理状态三方面的差异性构成。

（一）形态结构的差异性

人体在形态结构上的差异性是个体体质特征的重要组成部分，包括外部形态结构和内部形态结构。外部形态结构即体表形态，是最直观的体质要素，如体型、体格等；内部形态结构指脏腑、经络、精气血津液等。外部形态结构与内部形态结构之间密切相关，外部形态结构是体质的外显特征，内部形态结构是体质的内在基础。因此，在人体内部形态结构完好、协调的基础上，体质特征首先通过个体的体型、体格等外部形态体现出来。

（二）生理功能的差异性

人体的生理功能是脏腑经络及精气血津液功能状态的体现。生理功能的差异，可反映脏腑功能的盛衰，可体现消化、呼吸、血液循环、生长发育、生殖、感觉运动、精神意识思维以及机体的抗病能力、新陈代谢、自我调节能力等各方面功能的强弱。具体表现在心律、心率、面色、唇色、脉象、舌象、呼吸状况、语声高低、食欲、口味、体温、对寒热的喜恶、二便情况、生殖功能、女子月经情况、形体的动态及活动能力、睡眠状况、视觉、听觉、触觉、嗅觉、耐痛程度、皮肤肌肉弹性、须发状况等方面的不同。因此，通过观察以上内容可了解不同个体生理功能的偏盛偏衰，从而测知其体质类型。

（三）心理状态的差异性

心理是大脑对客观事物的主观反应，是感觉、知觉、情感、记忆、思维、性格等的总称，属于中医学“神”的范畴。中医学认为形与神是统一的，某种特定的形态结构往往表现为某种相应的心理倾向。如《灵枢·阴阳二十五人》称具有“圆面、大头、美肩背、大腹、美股胫、小手足、多肉、上下相称”等形态特征的土形人，多具有“安心，好利人，不喜权势，善附人”等心理特征。而脏腑精气血津液是产生神的物质基础，不同脏腑的功能活动，往往表现出特定的情感、情绪和认知活动，如《素问·阴阳应象大论》说：“人有五脏化五气，以生喜怒悲忧恐。”因此，由于个体脏腑经络以及精气血津液功能活动的不同，表现出的情志活动也有差异，如有人善喜、有人善悲、有人勇敢、有人胆怯等。可见，一定的形态结构与生理功能，是心理特征产生的基础。而心理特征又影响着形态结构与生理功能，并表现出相应的行为特征。不同个体心理特征的差异性，主要表现在人格、性格、气质、态度、智慧等方面。

三、体质的基本特点

体质禀受于先天，得养于后天，其生理特点是先后天因素共同作用的结果。体质的基本特点主要有如下几方面：

（一）体质的遗传性

遗传因素决定着人体的内部及外部结构特征。遗传因素维持着个体体质特征的相对稳定，是决定体质形成和发展的根本原因。

（二）体质的多样性和差异性

体质的形成与先后天多种因素有关，遗传因素的多样性和后天诸多因素的复杂性，决定了人类体质的千差万别。即便是同一个体，在不同的生命阶段其体质特点也是动态可变的。所以体质具有明显的个体差异性，呈现出多样性特征。人类体质多样性是中医体质学研究的核心内容，因人制宜的养生保健和辨证论治思想强调的正是这种差异性。

（三）体质的形神一体性

体质是对个体身心特性的概括。复杂多样的体质差异现象全面地反映在人体形态结构（形）和精神活动（神）两方面，是特定的生理特性与心理特性的综合体。

（四）体质的趋同性

同一种族或聚居在同一地域的人，因生存环境和生活习惯相同，遗传背景和生存环境具有同一性和一致性，从而使特定人群的体质呈现类似的特征，这就是群类趋同性。俗话说："一方水土养一方人。"一方水土也形成了一方人的体质，如《素问・异法方宜论》说："故东方之域，天地之所始生也，鱼盐之地，海滨傍水。其民食鱼而嗜咸……鱼者使人热中，盐者胜血，故其民皆黑色疏理，其病皆为痈疡……"体质的趋同性会导致某一人群对某些病邪的易感性或某些病证的易罹性。

（五）体质的相对稳定性和动态可变性

体质秉承于先天，得养于后天。个体秉承于父母的遗传信息，使其在生命过程中遵循某种既定的内在规律，呈现出与亲代类似的特征。这些特征一旦形成，不会轻易改变，决定了体质的稳定性。但后天环境、精神、营养、锻炼、疾病损害、针药治疗等，又会引起机体体质的改变。因此，体质既具相对稳定性，又有动态可变性。

（六）体质的连续可测性和可调性

体质的连续性体现在不同个体体质的存在和演变时间的不间断性，体质的特征伴随着生命自始至终的全过程，具有循着某种类型体质固有的发展演变规律缓慢演化的趋势，这就使得体质具有可预测性。体质的可测性和可变性为体质的调节提供了可能。临床实践中，既可针对各种体质类型及早采取相应措施，纠正体质的偏颇，以减少个体对疾病的易感性，预防疾病发生；又可针对各种不同的体质类型将辨证与辨体质相结合，以人为本，提高疗效。

四、体质的评价标志

体质的评价通过对体质构成要素的评价来体现。因此，当评价一个人的体质水平时，应从形态结构、生理功能及心理状态等方面综合考虑。

（一）体质的评价指标

1. 身体发育水平 包括体表形态，体格，体型，营养状况，内部结构和功能的完整性、协调性等。

2. 身体功能水平 包括机体的新陈代谢和各器官、系统的功能等。

3. 身体素质及运动能力水平 包括速度、力量、耐力、灵敏性、协调性，以及走、跑、跳、投、攀越等身体的基本活动能力。

4. 心理发育水平 包括智力、情感、行为、感知觉、个性、性格、意志等方面。

5. 适应能力 包括对自然环境、社会环境、各种精神心理环境的适应能力，以及对疾病和其他损害健康因素的抵抗和修复能力等。

（二）理想健康体质的标志

理想体质指人体在充分发挥遗传潜力的基础上，经过后天的积极培育，使机体的形态结构、生理功能、心理状态以及对环境的适应能力等各方面得到全面发展，处于相对良好的状态，即形神统一的状态。形神统一是健康的标志，因此，中医学常将理想体质的标志融于健康的标志之中，理想体质的标志也反映了健康的标志。其具体标志主要是：

1. 形体健康标志 体格健壮，体型匀称，体重适当，须发润泽，牙齿坚固，肌肉皮肤富有弹性。

2. 生理健康标志 面色红润，双目有神，双耳聪敏，声音洪亮，食欲旺盛，睡眠安稳，肌肉有力，动作灵敏，二便正常，脉象和缓均匀，对各种环境的适应能力强。

3. 心理健康标志 精神饱满，精力充沛，情绪乐观，性格随和，意志坚强，处事镇静，记忆良好。

第二节 体质的形成

体质的形成是机体内外环境中多种因素共同作用的结果，主要关系到先天因素和后天因素两方面，具体涉及年龄、性别、饮食、劳逸、情志、环境、疾病等多种因素。

一、先天因素

先天因素，又称禀赋，指子代出生以前在母体内所禀受的一切特征。先天因素包括父母血缘关系所赋予的遗传性，父母生殖之精的质量，子代在母体内发育过程中的营养状态，以及母体在孕育期间是否罹患妊娠期疾病等。

先天因素是体质形成的基础，是人体体质强弱的前提条件。父母生殖之精的盛衰和体质特征决定着子代禀赋的强弱，影响着子代的体质，使子代表现出体质的差异性，如身体强弱、肥瘦、刚柔、长短、肤色，乃至先天性生理缺陷和遗传性疾病等。先天因素是机体身心发展的前提和基础，对人体的体质状况具有重大影响。但是，先天因素只是确定了体质的“基调”，而体质的发展和定型，则有赖于后天各种因素的综合作用。

二、后天因素

后天因素是人出生之后赖以生存的各种因素的总和，包括机体内部因素和外界环境因素两方面。机体内部因素包括性别、年龄、饮食、劳逸、情志，外界环境因素包括自然环境和社会环境因素。

（一）机体内部因素

1. 性别 人类最基本的体质差异就是性别差异。男性和女性在遗传性征、身体形态、脏腑结构、生理功能、心理特征等方面有明显差异。男性多禀阳刚之气，体魄健壮魁梧，性格多外向、粗犷，心胸较开阔；女性多具阴柔之质，体形小巧苗条，性格多内向、细腻，心思较缜密。男子以精气为本，以肾为先天，病由伤精耗气引发、多在气分；女子以血为本，以肝为先天，病由耗伤阴血引发、多在血分。此外，由于女性有经、带、胎、产的特殊生理过程，故又有月经期、妊娠期、产褥期和绝经期的特殊体质改变。

2. 年龄 个体生命的存在是一个生长壮老已的发展变化过程。体质随着个体发育的不同阶段而不断演变，各个阶段的体质特点各不相同。小儿体质的突出特点是脏腑娇嫩，形气未充，稚阴稚阳，易虚易实，易寒易热；青春期肾气渐旺，发育渐趋盛壮，生机蓬勃；成年期体质处于壮盛时期，人体形体发育完善，脏腑功能健全，肌肉丰满强劲，气血充足，精力充沛；更年期全身各系统的功能与结构渐进性衰退，男性体质特点为以肾气虚衰为主的脏腑功能衰退，女性体质特点为肾精渐衰，冲任不足，天癸绝竭，月经紊乱，继而闭止；老年期人体脏腑功能活动呈现生理性衰退，阴阳气血俱衰，其体质特点表现为精气神渐衰，脏腑功能减退，以肾气不足为主，肺脾气虚，心肝血虚，神气不足，代谢缓慢，气血郁滞，形体亏损，宿疾交加，以虚为主，兼夹痰瘀。

3. 饮食 饮食习惯与营养状况是决定体质强弱的重要因素。长期的饮食习惯和相对固定的膳食结构，日久可因体内某些成分的增减变化，影响脏腑气血阴阳的盛衰偏颇，从而形成稳定的功能趋向和个体体质特征的差异。合理的膳食结构，科学的饮食习惯，保持适当的营养水平，是维护和增强体质的重要因素。脏腑之精气阴阳有赖于五味阴阳和合而生，饮食五味本身虽不能致病，但若调摄不当，饥饱失常，饮食无时，饮食不洁或偏嗜等均可造成阴阳气血失调，使体内某种物质缺乏或过多，引起人体脏气偏盛或偏衰，形成有偏倾趋向的体质。如嗜食肥甘厚味可助湿生痰，或化热生火，易形成痰湿体质或湿热体质；嗜食辛辣则易化火灼津，形成阴虚火旺体质；过食咸味则脉凝泣变色伤心，易形成心气虚弱体质；过食生冷寒凉会损伤脾胃，形成脾气虚弱体质。饮食因素所导致的体质变化，是罹患肥胖症、糖尿病、冠心病、高血压等疾病的基础。因此，饮食调养对改善体质、防治疾病有重要意义。

4. 劳逸 过劳或过逸都会对体质状况产生深刻影响。劳逸适度，有利于人体身心健康，保持良好体质。适度的劳作或体育锻炼，可以强壮筋骨肌肉，通利关节，通畅气机，调和气血阴阳，增强脏腑的功能活动，增强体质；适当的休息，有利于消除疲劳，恢复体力和脑力，维持人体正常的生理功能。而过度的劳作，则易损伤肌肉筋骨，耗伤气血阴阳，使脏腑精气不足，功能减退，形成虚性体质；过于安逸，长期养尊处优，四体不勤，则易使人体气血流通不畅，筋肉松弛，脾胃功能减退，肌肤腠理疏松而不耐寒热，形成肥胖体质、痰瘀体质或虚弱体质。

5. 情志 情志状态是影响体质状况的重要因素之一。情志，泛指喜怒忧思悲恐惊等心理活动，是人体对外界客观事物刺激的反应。情志活动的产生、维持有赖于脏腑的功能活动，以脏腑精气阴阳为基础，而情志状态又通过影响脏腑气血的功能活动而影响着人的体质。情志调畅，心情舒畅，则气血调畅，脏腑功能协调，体质强壮。反之，长期强烈的精神刺激，持久的异常情志波动，超过了人体的生理调节能力，可致脏腑精气阴阳的不足或紊乱，给体质造成不良影响。如长期精神抑郁，情志不舒，则肝气不畅，气血运行不畅，易形成气郁体质或血瘀体质；长期愤恨恼怒则肝气疏泄太过，肝阳亢盛，易化火伤阴灼血，形成阳热体质或阴虚体质。情志变化导致的体质改变，还与某些疾病的发生有特定的关系，如郁怒不解，情绪急躁，易患眩晕、中风等病证；忧愁日久，郁闷寡欢，易诱发癌症。

（二）外界环境因素

1. 自然环境 自然环境包括地理因素和气象因素。

（1）地理因素 不同地区或地域具有不同的地理特征，包括地壳的物理性状，土壤的化学成分、水土性质、物产等特征。这些特征影响着不同地域人群的饮食结构、居住条件、生活方式、社会民俗等，从而制约着不同地域人群的形态结构、生理功能和心理行为特征的形成和发展。同时，人类具有能动的适应性，由于自然环境条件不同，人类各自形成了与其生存环境条件相协调的自我调节机制和适应方式，从而产生并形成了不同自然条件下的体质特征。如北方人形体多壮实，腠理致密；东南之人多体型瘦弱，腠理偏疏松；滨海临湖之人，多湿多痰；居住环境的寒冷潮湿，易形成阴盛体质或湿盛体质。

（2）气象因素 中医学的运气学说，详细论述了气候和气象因素的变化规律对人体的影响，以及气候和气象因素与疾病的发生、发展、诊断、治疗的关系。恶劣的气候环境培养了人健壮的体魄和强悍的气质，舒适的气候环境则造就了人娇弱的体质和温顺的性格。另外，空气、水源污染及各种有害物质造成的环境污染也会直接损害人的体质，危害人体健康。

2. 社会环境　社会环境中的诸多因素，都可直接或间接地影响人的体质，如意识形态、经济生活、社会地位、教育水平、职业、战争等因素。每一个人都生活在社会群体之中，社会环境的不同会给人们的生活方式、生产生活条件、思想意识以及精神状态带来相应的变化，进而影响人体体质的变化。社会竞争的激烈，过度紧张快节奏的生活，给人带来更多的精神压力；人口急剧增长，工业高度发展，矿产资源过度开采，生态环境的破坏日趋严重，价值取向和生活方式改变引发的身心疾病，都会影响个体的体质。

（三）其他因素

疾病、针药等其他因素对体质也有重要的影响。疾病是促使体质改变的一个重要因素。疾病对体质的影响，一方面表现为疾病的变化会引起体质的变化；另一方面，体质又决定着疾病的易发性和疾病的证候类型及转归。某些疾病所导致的机体损伤难以很快消除，或者病后调养不当，尤其是一些重病、慢性病，会严重地损伤脏腑功能和精气血津液而改变体质类型。

过度或不合理用药或误施针刺等，都会导致脏气偏盛或偏衰，促使体质向不良方向转化。

第三节　体质的分类

体质的分类指将人群中的体质现象，根据其各自不同的表现特征，按一定的标准，采用相应的方法，通过广泛的比较分析和归纳，分成若干类型。体质分类研究是中医体质研究的核心问题，其目的在于把握个体的体质差异规律及体质特征，有效地指导临床实践。

一、体质的分类方法

中医学体质分类的方法，主要是根据中医学的基本理论来确定人群中不同个体的体质类型。《内经》提出阴阳五态分类法（太阴之人、少阴之人、太阳之人、少阳之人、阴阳平和之人）、五行分类法（木型人、火型人、土型人、金型人、水型人）、体型肥瘦分类及勇怯分类法等。后世医家对体质的分类方法虽有不同，但均以阴阳五行、脏腑、精气血津液理论为基础，如将体质分为阴阳平和质、偏阳质和偏阴质三类等。

二、常用体质分类及其特征

2009 年 4 月 9 日，中华中医药学会发布了《中医体质分类与判定》标准，该标准将人体体质分为平和质、气虚质、阳虚质、阴虚质、痰湿质、湿热质、血瘀质、气郁质、特禀质九个类型，是目前中医体质辨识的标准。

（一）平和质（A型）

总体特征：阴阳气血调和，以体态适中、面色红润、精力充沛等为主要特征。

形体特征：体形匀称健壮。

常见表现：面色、肤色润泽，头发稠密有光泽，目光有神，鼻色明润，嗅觉通利，唇色红润，不易疲劳，精力充沛，耐受寒热，睡眠良好，胃纳佳，二便正常，舌色淡红，苔薄白，脉和缓有力。

心理特征：性格随和开朗。

发病倾向：平素患病较少。

对外界环境适应能力：对自然环境和社会环境适应能力较强。

（二）气虚质（B型）

总体特征：元气不足，以疲乏、气短、自汗等气虚表现为主要特征。

形体特征：肌肉松软不实。

常见表现：平素语音低弱，气短懒言，容易疲乏，精神不振，易出汗，舌淡红，舌边有齿痕，脉弱。

心理特征：性格内向，不喜冒险。

发病倾向：易患感冒、内脏下垂等病；病后康复缓慢。

对外界环境适应能力：不耐受风、寒、暑、湿邪。

（三）阳虚质（C型）

总体特征：阳气不足，以畏寒怕冷、手足不温等虚寒表现为主要特征。

形体特征：肌肉松软不实。

常见表现：平素畏冷，手足不温，喜热饮食，精神不振，舌淡胖嫩，脉沉迟。

心理特征：性格多沉静、内向。

发病倾向：易患痰饮、肿胀、泄泻等病；感邪易从寒化。

对外界环境适应能力：耐夏不耐冬；易感风、寒、湿邪。

（四）阴虚质（D型）

总体特征：阴液亏少，以口燥咽干、手足心热等虚热表现为主要特征。

形体特征：体形偏瘦。

常见表现：手足心热，口燥咽干，鼻微干，喜冷饮，大便干燥，舌红少津，脉细数。

心理特征：性情急躁，外向好动，活泼。

发病倾向：易患虚劳、失精、不寐等病；感邪易从热化。

对外界环境适应能力：耐冬不耐夏；不耐受暑、热、燥邪。

（五）痰湿质（E 型）

总体特征：痰湿凝聚，以形体肥胖、腹部肥满、口黏苔腻等痰湿表现为主要特征。

形体特征：体形肥胖，腹部肥满松软。

常见表现：面部皮肤油脂较多，多汗且黏，胸闷，痰多，口黏腻或甜，喜食肥甘甜黏，苔腻，脉滑。

心理特征：性格偏温和、稳重，多善于忍耐。

发病倾向：易患消渴、中风、胸痹等病。

对外界环境适应能力：对梅雨季节及湿重环境适应能力差。

（六）湿热质（F 型）

总体特征：湿热内蕴，以面垢油光、口苦、苔黄腻等湿热表现为主要特征。

形体特征：形体中等或偏瘦。

常见表现：面垢油光，易生痤疮，口苦口干，身重困倦，大便黏滞不畅或燥结，小便短黄，男性易阴囊潮湿，女性易带下增多，舌质偏红，苔黄腻，脉滑数。

心理特征：容易心烦急躁。

发病倾向：易患疮疖、黄疸、热淋等病。

对外界环境适应能力：对夏末秋初湿热气候，湿重或气温偏高环境较难适应。

（七）血瘀质（G 型）

总体特征：血行不畅，以肤色晦暗、舌质紫黯等血瘀表现为主要特征。

形体特征：胖瘦均见。

常见表现：肤色晦暗，色素沉着，容易出现瘀斑，口唇黯淡，舌黯或有瘀点，舌下络脉紫黯或增粗，脉涩。

心理特征：易烦，健忘。

发病倾向：易患癥瘕及痛证、血证等。

对外界环境适应能力：不耐受寒邪。

（八）气郁质（H 型）

总体特征：气机郁滞，以神情抑郁、忧虑脆弱等气郁表现为主要特征。

形体特征：形体瘦者为多。

常见表现：神情抑郁，情感脆弱，烦闷不乐，舌淡红，苔薄白，脉弦。

心理特征：性格内向不稳定，敏感多虑。

发病倾向：易患脏躁、梅核气、百合病及郁证等。

对外界环境适应能力：对精神刺激适应能力较差；不适应阴雨天气。

（九）特禀质（I 型）

总体特征：先天失常，以生理缺陷、过敏反应等为主要特征。

形体特征：过敏体质者一般无特殊；先天禀赋异常者或有畸形，或有生理缺陷。

常见表现：过敏体质者常见哮喘、风团、咽痒、鼻塞、喷嚏等；患遗传性疾病者有垂直遗传、先天性、家族性特征；患胎传性疾病者具有母体影响胎儿个体生长发育及相关疾病特征。

心理特征：随禀质不同情况各异。

发病倾向：过敏体质者易患哮喘、荨麻疹、花粉症及药物过敏等；遗传性疾病如血友病、先天愚型等；胎传性疾病如五迟（立迟、行迟、发迟、齿迟和语迟）、五软（头软、项软、手足软、肌肉软、口软）、解颅、胎惊等。

对外界环境适应能力：适应能力差，如过敏体质者对易致过敏季节适应能力差，易引发宿疾。

第四节　体质学说的应用

体质的差异性决定了个体对疾病的易感倾向、病变性质、疾病过程及治疗反应等方面的差异。中医学强调“因人制宜”，因此，把体质同病因学、病机学、诊断学、治疗学和养生学等密切结合起来，可更好地指导临床实践。

一、体质与病因

不同体质对某些病因和疾病往往有特殊易感性，所谓“同气相求”。如素体阳虚，易感寒邪而为寒病；素体阴虚，易感热邪而患热病；肥人多痰湿，善病中风；瘦人多火，易得痨嗽；年老肾衰，多病痰饮咳喘等。

二、体质与发病

中医学认为，正气亏虚是疾病发生的内在根据，而体质的强弱决定正气的盛衰。体质健壮，正气旺盛，则难以致病；体质衰弱，正气亏虚，则易于发病。如脾阳素虚之人，稍进生冷之物，便会发生泄泻；而脾胃功能健旺者，虽食生冷，却不发病。可见，感受邪气之后，机体发病与否，往往决定于体质。但由于邪气有时也是发病的重要条件，所以不能因为强调了体质在发病过程中的作用而否定邪气的作用。但由于个体体质的不同，有人即使感受了邪气，也不一定患病；即使患病，其临床类型和发病经过也因人而异。

三、体质与病机

病情随体质而变化，称之为从化。人体感受邪气之后，由于体质不同，其病理变化，即病机也往往不同。如同感风寒之邪，阳热体质者常从阳化热，阴寒体质者则易从阴化寒。又如同感湿邪，阳热之体得之，则湿易从阳化热，而为湿热之候；阴寒之体得之，则湿易从阴化寒，而为寒湿之证。

四、体质与辨证

体质是辨证的基础，体质决定疾病的证候类型。一方面，感受相同的致病因素或患同一种疾病，因个体体质的差异可表现出不同的证候类型，即同病异证。如同样感受寒邪，素体强壮，正气可以御邪于肌表者，表现为恶寒发热、头身疼痛、苔薄白、脉浮等风寒表证；而素体阳虚，正不胜邪者，一发病就出现寒邪直中脾胃的畏寒肢冷、纳呆食减、腹痛泄泻、脉象缓弱等脾阳不足之证。又如同一地区、同一时期所发生的感冒病，由于邪气性质不同，感邪轻重不同和体质的差异，证候类型往往有风寒、风热、风湿、风燥等不同。可见体质是形成同病异证的决定性因素。另一方面，感受不同病因或患不同疾病的不同个体，若体质类似，常可表现为相同或类似的证候，即异病同证。如阳热体质者，感受暑、热邪气势必出现热证，但若感受风寒邪气，亦可郁而化热而见热证。所以说，同病异证与异病同证，主要是以体质的差异为生理基础，体质是证候形成的内在基础。

五、体质与治疗

辨证论治是中医诊治疾病的基本原则和特色，而证候形成的内在基础是体质。体质特征在很大程度上决定着疾病的证候类型和个体对治疗反应的差异性。因而注重体质的诊察就成了辨证论治的重要环节，临床上要坚持辨病、辨证和辨体质相结合。处方用药和病后调理时，应兼顾体质特征而行。治疗疾病时，阳盛或阴虚之体，要慎用温热伤阴之剂；阳虚或阴盛之体，要慎用寒凉伤阳之药；身强体壮者剂量宜大，身瘦体弱者剂量宜小。护理疾病时，也要根据患者体质特点施护。如阴虚阳盛者忌食狗肉、羊肉、辣椒、川椒、桂圆等温热食物；痰湿体质者慎食龟鳖、阿胶等滋腻之物。

六、体质与养生

养生的目的是为了增强体质，预防疾病，增进身心健康。由于个人体质不同，日常调摄时要选择适宜自己的措施和方法。如阳虚之人，精神调摄方面，因其性格多沉静、内向，所以应注意保持良好心态，增加户外活动，多接触阳光，多听活泼、轻快、兴奋的音乐，多与人沟通交流，学会倾诉，排解不良情绪；饮食调摄方面，宜多食甘温补脾阳和肾阳的食物，不宜食生冷、苦寒食物；运动锻炼方面，应以振奋升提阳气的锻炼方法为主，适合在春夏季、阳光充足的时候进行户外运动锻炼。阴虚之人，精神调摄方面，因其性情急躁、外向好动、活泼，所以应学会调节自己的不良情绪，安定神志，舒缓情志，避免情绪的大起大落，保持稳定的心态；饮食调摄方面，宜多食滋阴食物，忌吃辛辣刺激、温热香燥、煎炸爆炒以及高脂肪类食物；运动锻炼方面，宜选择中小强度的运动，以少出汗为原则，可选择太极拳等较柔和的锻炼方法。

附：中医体质分类与判定

（中华中医药学会2009年4月9日发布）

【判定方法】

回答《中医体质分类与判定表》中的全部问题，每一问题按5级评分，计算原始分及转化分，依标准判定体质类型。

原始分=各个条目分值相加。

转化分=［（原始分-条目数）/（条目数×4）］×100

【判断标准】

平和质为正常体质，其他8种体质为偏颇体质。判断标准见下表。

体质类型	条件	判断结果
平和质	转化分≥60分 其他8种体质转化分均<30分	是
	转化分≥60分 其他8种体质转化分均<40分	基本是
	不满足上述条件者	否
偏颇体质	转化分≥40分	是
	转化分30～39分	倾向是
	转化分<30分	否

【中医体质分类与判断表】

平和质（A型）

请根据近一年的体验和感觉，回答以下问题	没有（根本不）	很少（有一点）	有时（有些）	经常（相当）	总是（非常）
（1）您精力充沛吗？	1	2	3	4	5
（2）您容易疲劳吗？＊	1	2	3	4	5
（3）您说话声音低弱无力吗？＊	1	2	3	4	5
（4）您感到闷闷不乐、情绪低落吗？＊	1	2	3	4	5
（5）您比一般人耐受不了寒冷（冬天的寒冷，夏天的冷空调、电扇等）吗？＊	1	2	3	4	5
（6）您能适应外界自然和社会环境的变化吗？	1	2	3	4	5
（7）您容易失眠吗？＊	1	2	3	4	5
（8）您容易忘事（健忘）吗？＊	1	2	3	4	5
判断结果：□是　□基本是　□否					

（注标有＊的条目需先逆向计分，即：1→5，2→4，4→2，5→1，再用公式转化分）

气虚质（B 型）

请根据近一年的体验和感觉，回答以下问题	没有（根本不）	很少（有一点）	有时（有些）	经常（相当）	总是（非常）
(1) 您容易疲乏吗？	1	2	3	4	5
(2) 您容易气短（呼吸短促、接不上气）吗？	1	2	3	4	5
(3) 您容易心慌吗？	1	2	3	4	5
(4) 您容易头晕或站起时晕眩吗？	1	2	3	4	5
(5) 您比别人容易患感冒吗？	1	2	3	4	5
(6) 您喜欢安静、懒得说话吗？	1	2	3	4	5
(7) 您说话声音低弱无力吗？	1	2	3	4	5
(8) 您活动量稍大就容易出虚汗吗？	1	2	3	4	5
判断结果：□是　　□基本是　　□否					

阳虚质（C 型）

请根据近一年的体验和感觉，回答以下问题	没有（根本不）	很少（有一点）	有时（有些）	经常（相当）	总是（非常）
(1) 您手脚发凉吗？	1	2	3	4	5
(2) 您胃脘部、背部或腰膝部怕冷吗？	1	2	3	4	5
(3) 您感到怕冷、衣服比别人穿得多吗？	1	2	3	4	5
(4) 您冬天更怕冷、夏天不喜欢吹电扇、空调吗？	1	2	3	4	5
(5) 您比别人容易患感冒吗？	1	2	3	4	5
(6) 您吃（喝）凉的东西会感到不舒服或者怕吃（喝）凉的吗？	1	2	3	4	5
(7) 您受凉或吃（喝）凉的东西后，容易腹泻、拉肚子吗？	1	2	3	4	5
判断结果：□是　　□基本是　　□否					

阴虚质（D 型）

请根据近一年的体验和感觉，回答以下问题	没有（根本不）	很少（有一点）	有时（有些）	经常（相当）	总是（非常）
(1) 您感到手脚心发热吗？	1	2	3	4	5
(2) 您感觉身体、脸上发热吗？	1	2	3	4	5
(3) 您皮肤或口唇干吗？	1	2	3	4	5
(4) 您口唇的颜色比一般人红吗？	1	2	3	4	5
(5) 您容易便秘或大便干燥吗？	1	2	3	4	5
(6) 您面部两颧潮红或偏红吗？	1	2	3	4	5
(7) 您感到眼睛干涩吗？	1	2	3	4	5
(8) 您感到口干咽燥、总想喝水吗？	1	2	3	4	5
判断结果：□是　　□基本是　　□否					

痰湿质（E 型）

请根据近一年的体验和感觉，回答以下问题	没有（根本不）	很少（有一点）	有时（有些）	经常（相当）	总是（非常）
（1）您感到胸闷或腹部胀满吗？	1	2	3	4	5
（2）您感到身体沉重不轻松或不爽快吗？	1	2	3	4	5
（3）您腹部肥满松软吗？	1	2	3	4	5
（4）您有额部油脂分泌多的现象吗？	1	2	3	4	5
（5）您上眼睑比别人肿（上眼睑轻微隆起的现象）吗？	1	2	3	4	5
（6）您嘴里有黏黏的感觉吗？	1	2	3	4	5
（7）您平时痰多，特别是感到咽喉部总有痰堵着吗？	1	2	3	4	5
（8）您舌苔厚腻或有舌苔厚厚的感觉吗？	1	2	3	4	5
判断结果：□是　□基本是　□否					

湿热质（F 型）

请根据近一年的体验和感觉，回答以下问题	没有（根本不）	很少（有一点）	有时（有些）	经常（相当）	总是（非常）
（1）您面部或鼻部有油腻感或者油光发亮吗？	1	2	3	4	5
（2）您脸上容易生痤疮或皮肤容易生疮疖吗？	1	2	3	4	5
（3）您感到口苦或嘴里有异味吗？	1	2	3	4	5
（4）您大便黏滞不爽、有解不尽的感觉吗？	1	2	3	4	5
（5）您小便时尿道有发热感、尿色浓（深）吗？	1	2	3	4	5
（6）您带下色黄（白带颜色发黄）吗？（限女性回答）	1	2	3	4	5
（7）您的阴囊潮湿吗？（限男性回答）	1	2	3	4	5
判断结果：□是　□基本是　□否					

血瘀质（G 型）

请根据近一年的体验和感觉，回答以下问题	没有（根本不）	很少（有一点）	有时（有些）	经常（相当）	总是（非常）
（1）您的皮肤在不知不觉中会出现青紫瘀斑（皮下出血）吗？	1	2	3	4	5
（2）您的两颧部有细微红丝吗？	1	2	3	4	5
（3）您身体上有哪里疼痛吗？	1	2	3	4	5
（4）您面部晦暗或容易出现褐斑吗？	1	2	3	4	5
（5）您会出现黑眼圈吗？	1	2	3	4	5
（6）您容易忘事（健忘）吗？	1	2	3	4	5
（7）您口唇颜色偏暗吗？	1	2	3	4	5
判断结果：□是　□基本是　□否					

气郁质（H 型）

请根据近一年的体验和感觉，回答以下问题	没有（根本不）	很少（有一点）	有时（有些）	经常（相当）	总是（非常）
（1）您感到闷闷不乐、情绪低沉吗？	1	2	3	4	5
（2）您精神紧张、焦虑不安吗？	1	2	3	4	5
（3）您多愁善感、感情脆弱吗？	1	2	3	4	5
（4）您容易感到害怕或受到惊吓吗？	1	2	3	4	5
（5）您胁肋部或乳房胀痛吗？	1	2	3	4	5
（6）您无缘无故叹气吗？	1	2	3	4	5
（7）您咽喉部有异物感，且吐之不出、咽之不下吗？	1	2	3	4	5
判断结果：□是　　□基本是　　□否					

特禀质（I 型）

请根据近一年的体验和感觉，回答以下问题	没有（根本不）	很少（有一点）	有时（有些）	经常（相当）	总是（非常）
（1）您没有感冒也会打喷嚏吗？	1	2	3	4	5
（2）您没有感冒也会鼻塞、流鼻涕吗？	1	2	3	4	5
（3）您有因季节变化、温度变化或异味等原因而咳喘的现象吗？	1	2	3	4	5
（4）您容易过敏（药物、食物、气味、花粉、季节交替时、气候变化等）吗？	1	2	3	4	5
（5）您的皮肤起荨麻疹（风团、风疹块、风疙瘩）吗？	1	2	3	4	5
（6）您的皮肤因过敏出现过紫癜（紫红色瘀点、瘀斑）吗？	1	2	3	4	5
（7）您的皮肤一抓就红，并出现抓痕吗？	1	2	3	4	5
判断结果：□是　　□基本是　　□否					

示例 1：

某人各体质类型转化分如下：平和质 75 分，气虚质 56 分，阳虚质 27 分，阴虚质 25 分，痰湿质 12 分，湿热质 15 分，血瘀质 20 分，气郁质 18 分，特禀质 10 分。根据判定标准，虽然平和质转化分≥60 分，但其他 8 种体质转化分并未全部<40 分，其中气虚质转化分≥40 分，故此人不能判定为平和质，应判定为气虚质。

示例 2：

某人各体质类型转化分如下：平和质 75 分，气虚质 16 分，阳虚质 27 分，阴虚质 25 分，痰湿质 32 分，湿热质 25 分，血瘀质 10 分，气郁质 18 分，特禀质 10 分。根据判定标准，平和质转化分≥60 分，且其他 8 种体质转化分均<40 分，可判定为基本是平和质。同时，痰湿质转化分在 30～39 分之间，应判定为痰湿质倾向。故此人最终体质判定结果是平和质，有痰湿质倾向。

自我测试题

一、单项选择题

1. 易患感冒、内脏下垂等病是哪种体质人群的发病倾向（　　）
A. 平和质　B. 阳虚质　C. 阴虚质
D. 气虚质　E. 气郁质
2. 性格多沉静、内向是哪种体质人群的心理特征（　　）
A. 平和质　B. 阳虚质　C. 阴虚质
D. 气虚质　E. 气郁质
3. 手足心热，口燥咽干，鼻微干，喜冷饮，大便干燥，舌红少津，脉细数，是哪种体质人群的常见表现（　　）
A. 平和质　B. 阳虚质　C. 阴虚质
D. 气虚质　E. 气郁质
4. 体形肥胖，腹部肥满松软是哪种体质人群的形体特征（　　）
A. 特禀质　B. 痰湿质　C. 湿热质
D. 血瘀质　E. 气郁质
5. 易患疮疖、黄疸、热淋等病是哪种体质人群的发病倾向（　　）
A. 特禀质　B. 痰湿质　C. 湿热质
D. 血瘀质　E. 气郁质

二、问答题

1. 《中医体质分类与判定》标准中把体质分为哪几个类型？
2. 体质的形成因素有哪些？

第六章　病　因

学习目标

学习目的：通过学习各类病因的性质和致病特点，为下一步学习疾病的发病、病机、诊断、预防、治法等内容奠定基础。

知识要求：掌握六淫及疠气的性质与致病特点、七情的致病特点、痰饮、瘀血的形成及致病特点；熟悉病因的概念，饮食失宜、劳逸失度、结石、外伤、虫兽伤、寄生虫、医源因素、先天因素等病因的概念及致病特点；了解病因学说的形成、发展及病因的分类。

能力要求：初步具有运用中医病因学说对常见病证进行病因分析的能力。

病因学说是研究各种病因的概念、形成、性质、致病特点及其所致病证临床表现的理论，是中医学理论体系的重要组成部分。

病因，又称致病因素，指一切破坏人体相对平衡状态而引起疾病的原因。中医学中的病因主要包括六淫、疠气、七情、饮食、劳逸、痰饮、瘀血、结石、外伤和虫兽伤、医源因素、先天因素等。其中痰饮、瘀血、结石三者本是其他病因所引起的病理产物，留存体内反又成为病因而致病，被称为病理产物性病因。

由于病因种类繁多，历代医家为了说明各种病因的性质和致病特点，提出了多种分类方法。《内经》中将病因分为阴阳两类。如《素问·调经论》说："夫邪之生也，或生于阴，或生于阳，其生于阳者，得之风雨寒暑，其生于阴者，得之饮食居处，阴阳喜怒。"汉代张仲景在《金匮要略》中把病因按其传变概括为三个途径，称："千般疢难，不越三条：一者，经络受邪入脏腑，为内所因也；二者，四肢九窍，血脉相传，壅塞不通，为外皮肤所中也；三者，房室、金刃、虫兽所伤。以此详之，病由都尽。"宋代陈无择在张仲景分类的基础上，把病因与发病途径结合起来，明确提出了"三因学说"，即六淫邪气所伤为外所因，七情所伤为内所因，饮食劳倦、跌仆、金刃及虫兽所伤为不内外因。这种把致病因素和发病途径结合起来的分类方法更加合理，故多为后人沿用。本书将病因分为外感病因、内伤病因、病理产物性病因和其他病因四类。

中医学非常重视病因在疾病发生、发展中的作用，认为任何证候都是在某种病因作用下，机体所产生的一种病态反应。中医探求病因的方法有两种：一是问诊求因，即通过详细询问发病的经过及相关情况，来推求病因。如有无情志刺激、接触传染等。二是辨证求因，即以疾病的临床表现为依据，通过分析疾病的症状、体征来推求病因。如风有善行而数变、主动的特点，临床上把关节游走性疼痛的病因归为风邪。所以，中医病因学不但研究致病因素的形成、性质、致病特点，还探讨各种病因所致病证的临床特征，以便更好地指导疾病的诊治。

第一节　外感病因

外感病因是指来源于自然界，多从肌表、口鼻侵入人体，引起外感性疾病的致病因素。外感病因包括六淫、疠气等。

一、六淫

淫，有太过、浸淫之意，引申为不正、异常。六淫，即风、寒、暑、湿、燥、火六种外感病邪的统称。风、寒、暑、湿、燥、火本为自然界的六种正常气候变化，称为六气。这六种正常气候的存在和交替变化，是万物生长的条件，也是人体赖以生存的外界环境。人体在生命活动过程中，通过自身的调节机制，能使人体的生理活动与六气变化相适应，所以正常的六气一般不易使人生病。但当气候变化异常，六气太过或不及，或非其时而有其气（如春天应温而反寒），以及气候变化过于急骤（如暴冷、暴热），超过了人体的适应能力；或在人体正气不足，抵抗力下降时，六气则会使人发病。这种致病的六气，便称为六淫。由于六淫是导致疾病发生的不正之气，所以又称为六邪。

（一）六淫致病的共同特点

1. 外感性　六淫之邪多从肌表、口鼻侵犯人体而发病，故又称外感六淫。六淫引起的疾病称为外感病。

2. 季节性　六淫致病多与季节气候有关，如春季多风病、夏季多暑病、秋季多燥病、冬季多寒病等。

3. 地域性　六淫致病常与生活、工作的地域环境密切相关，如西北高原地区，多寒病、燥病，东南沿海地区，多湿病；久居湿地多湿病；高温环境作业多燥病或热病。

4. 相兼性　六淫邪气既可单独侵袭人体致病，又可两种或两种以上同时侵犯人体而致病。如风寒感冒、风湿头痛、风寒湿痹等。

六淫致病若从现代科学的角度来看，除时令气候因素外，还包括生物（细菌、病毒等）、物理、化学等多种致病因素作用于机体所引起的病理反应。

（二）六淫各自的性质和致病特点

1. 风邪　风为春季的主气，风邪致病，四季皆有，但春季尤多。风是自然界大气运动的一种形式，它来去迅速，变幻无常。其性轻扬动摇，无孔不入，风邪侵犯人体多从皮毛而入，其性质和致病特点是：

（1）风为阳邪，其性开泄，易袭阳位　风邪善行而不居，具有轻扬、升散、向上、向外的特性，故为阳邪。其性开泄，指风邪伤人，易使皮毛腠理疏松而开张。风邪外侵，常伤及人体上部（头面）、肌表等阳位，使皮毛腠理开泄，出现头痛、汗出、恶风、鼻塞、流涕等症。故《素问·太阴阳明论》说："伤于风者，上先受之。"

（2）风性善行而数变　善行，指风邪致病具有病位游移、行无定处。如痹证，若见四肢关节游走性疼痛，痛无定处，则属风气偏盛的行痹。数变，指风邪致病具有变化无常和发病迅速的特点。如风疹，皮肤瘙痒，发无定处，此起彼伏等。同时，以风邪为先导的外感病，一般发病多急，传变也较快。

（3）风性主动　动，指动摇不定。风性主动，指风邪致病具有动摇不定的特点，如临床见眩晕、震颤、四肢抽搐、角弓反张等动摇性症状。

（4）风为百病之长　长，首也、始也。风邪是六淫中的主要致病因素。寒、湿、燥、热诸邪，多依附风而侵犯人体，如风寒、风热、风湿等。故有"风为百病之长"之说。

2. 寒邪　寒为冬季的主气，故冬季多寒病，但其他季节，若气温骤降、冒雨涉水或汗出当风，也易感寒邪致病。寒客肌表，郁遏卫阳者，称伤寒；寒邪直中于里，伤及脏腑阳气者，称中寒。寒邪的性质和致病特点是：

（1）寒为阴邪，易伤阳气　寒为阴气盛的表现，故属阴邪。寒邪侵袭，机体阳气不足以驱除阴寒，反为阴寒所伤而受损，致机体失于温煦，而见全身或局部寒象。如寒邪客表，卫阳被遏，则见恶寒、无汗等；寒邪直中脾胃，脾阳受损，则见脘腹冷痛、泻下清稀等。

（2）寒性凝滞，主痛　凝滞，是凝结、阻滞不通之意。人体气血津液有赖阳气的温煦、推动。寒邪侵袭人体，阳气受损，失于温煦及推动，易致气血运行不畅或涩滞不通。气血阻滞，不通则痛，故疼痛是寒邪致病的重要征象，其疼痛表现为遇寒加重、得温痛减。如寒邪侵袭肌表，经脉气血凝滞不通，可见头身肢节疼痛；寒伤中阳，可见脘腹冷痛等症。

（3）寒性收引　收引，是收缩牵引之意。寒邪侵袭人体，可致气机收敛，腠理、经络、筋脉收缩而挛急。如寒邪侵袭肌表，卫阳闭郁，致毛窍闭塞，可见发热、恶寒、无汗；寒邪客于经络关节，则见关节拘挛作痛、屈伸不利等症。

3. 暑邪　暑为夏季的主气，为火热所化。暑邪致病有明显的季节性，如《素问·热论》说："先夏至日者为病温，后夏至日者为病暑。"即发生在夏至之前者称为温病，而暑病主要发生在夏至以后，立秋之前。暑邪纯属外感，而无内生。暑邪致病，有伤暑和中暑之别。起病缓、病情轻者，称伤暑；起病急、病情重者，称中暑。暑邪的性质和致病特点是：

（1）暑为阳邪，其性炎热　暑为夏季火热之气所化，其性炎热，故为阳邪。暑邪致病多表现为一系列阳热症状，如高热、多汗、烦渴、脉洪大等。

（2）暑性升散，易伤津耗气　升散，即上升和发散之意。暑性上升则易上犯头目，内扰心神，出现心胸烦闷不宁、头昏、目眩、面赤等症；暑性发散可致腠理开泄而多汗。汗出过多，伤津耗液，则见口渴喜饮、唇舌干燥、尿赤短少等。汗出过多，气随津泄，还可致气虚而见气短乏力，甚则突然昏倒，不省人事。

(3) 暑多夹湿　暑令气候炎热、多雨而潮湿，热蒸湿动，湿热充斥，故暑邪多夹湿邪侵犯人体。临床除见发热、烦渴等暑热症状外，还常兼四肢困重、胸闷呕恶、便溏不爽等湿阻之象。

4. 湿邪　湿为长夏主气，长夏乃夏秋之交，此时阳热下降，水气上腾，氤氲熏蒸，湿气充斥，为一年之中湿气最盛的季节，故长夏多湿病。此外，其他季节，长期阴雨、居处潮湿、淋雨涉水或汗后未及时更换湿衣等，都可感受湿邪为病。湿邪的性质和致病特点是：

(1) 湿为阴邪，易阻滞气机，损伤阳气　湿聚为水，水湿同类，水性属阴，故湿亦为阴邪。湿邪侵犯人体，留滞脏腑经络，最易阻滞气机，使气机升降失常，出现胸闷脘痞、腹胀、小便艰涩、大便不爽等症。阴盛则阳病，故湿邪易损伤阳气。脾主运化，性喜燥而恶湿，湿邪侵犯人体，常先困脾，使脾阳不振，运化无权，水湿内停，而见泄泻、水肿等病证。

(2) 湿性黏滞　黏，即黏腻；滞，即停滞。湿性黏滞，指湿邪致病具有黏腻停滞的特性，主要表现在两方面：一是症状的黏滞性，如见大便黏滞不爽、小便涩滞不畅、分泌物黏浊、口中黏腻和舌苔黏腻等；二是病程的缠绵性，湿邪致病，黏腻难解，缠绵难愈，病程较长或反复发作，如湿疹、湿痹等。

(3) 湿性重浊　重，即沉重、重着之意。湿邪致病，其临床表现常有沉重或酸困的感觉。如湿邪侵袭肌表，可见头身困重、四肢酸楚；湿邪留滞关节，则关节疼痛重着，肌肤麻木不仁。浊，即秽浊，多指分泌物、排泄物秽浊不清。如见大便溏泄、下痢脓血黏液、小便浑浊、妇女白带量多、湿疹流水等。

(4) 湿性趋下，易袭阴位　水湿同类，水性向下，故湿邪亦有下趋、下注的特性。湿邪为病多见下部症状，如水湿为盛的浮肿多以下肢为甚；淋浊、泄痢、妇女带下及下肢溃疡等，多由湿邪下注所致。故《素问·太阴阳明论》说："伤于湿者，下先受之。"

5. 燥邪　燥为秋季主气，故燥邪致病秋季多见，但他季久旱无雨亦可感受燥邪为病。燥邪致病，有温燥、凉燥之分。初秋有夏热之余气，热燥相合，致病多为温燥；深秋又有近冬之寒气，燥与寒合，致病多为凉燥。燥邪的性质和致病特点是：

(1) 燥性干涩，易伤津液　干，干燥；涩，涩滞。燥邪致病最易耗伤人体津液，导致各种津液亏损的病变，而见口、鼻、唇、咽干燥，皮肤干燥脱屑甚则皲裂，小便短少，大便干结等。

(2) 燥易伤肺　肺为娇脏，喜润恶燥，外合皮毛，开窍于鼻。燥邪伤人，多从口鼻而入，最易伤肺，导致肺宣降功能失常，出现干咳少痰或痰黏难咳、痰中带血，甚则喘息、胸痛等症。

6. 火（热）邪　火与热程度不同，但性质相同。热为火之渐，火为热之极。火热致病四季均有，没有明显的季节性。火（热）的性质和致病特点是：

(1) 火（热）为阳邪，其性炎上　阳主躁动而向上，火热具燔灼、升腾、上炎之性，故为阳邪。火热伤人具有明显热象，如高热、面赤、烦渴、汗出、脉洪数等。因火性炎上，故其致病易伤人体上部，见面红目赤、口舌生疮、齿龈肿痛等。

(2) 火（热）易扰心神 心在五行属火，故火（热）与心相通应，火（热）为阳邪，其性躁动，若火（热）之邪入于营血，尤易影响心神，轻者心神不宁而心烦、失眠，重者可扰乱心神，出现狂躁不安，或神昏、谵语等症。

(3) 火（热）易伤津耗气 火热为阳邪，阳盛则阴病，故可迫津外泄，而见口渴喜饮、咽干舌燥、小便短赤、大便秘结等症。由于火热之邪迫津外泄，使气随津脱，故见少气懒言、倦怠无力等气虚之象。

(4) 火（热）易生风动血 生风，指肝风内动；动血，指血液妄行。火热之邪侵袭人体，往往劫阴耗液，致使筋脉失养，而致肝风内动，称为热极生风，临床表现为高热、四肢抽搐、目睛上视、颈项强直、角弓反张等。火热之邪，可使血行加速，灼伤脉络，甚则迫血妄行，引起各种出血症，如吐血、衄血、皮肤发斑、便血及妇女月经过多等。

(5) 火（热）易致肿疡 肿疡，即痈肿疮疡。火热之邪入于血分，聚于局部，使气血壅聚不散，腐蚀血肉，而成疮痈。临床以局部有红、肿、热、痛表现为特征。

二、疠气

疠气是一种具有强烈传染性和致病性的外邪，又称疫毒、疫气、戾气、异气、毒气、时行疫气、乖戾之气等。疠气引起的疾病称为疫病、瘟病或瘟疫病。疠气多从口鼻、皮肤侵入人体，也可随饮食、蚊虫叮咬、虫兽咬伤、皮肤接触、血液或性接触等途径侵入人体致病。

疠气可引起多种疫病，如痄腮、猩红热、疫毒痢、白喉、天花、肠伤寒、霍乱、鼠疫、流行性出血热、艾滋病等，包括了现代临床许多一般传染病和烈性传染病。

（一）疠气的致病特点

1. 传染性强，易于流行 疠气致病，具有强烈的传染性和流行性。处于疠气流行地区的人群，无论男女老幼，体质强弱，只要接触疠气，均可能发病。

2. 发病急骤，病情险恶 疠气多属热毒之邪，致病具有发病急骤、来势凶猛、病情险恶、变化多端、传变较快的特点。发病过程中常出现高热、伤津、扰神、生风、动血等症。某些疫病预后不良，病死率高。

3. 特异性强，症状相似 疠气致病具有很强的特异性。一种疠气导致一种疫病，无论男女老幼，症状多相似。如痄腮，均表现为耳下腮部肿胀。

此外，疠气病后多有免疫性，有的可终生免疫，不再复发。

（二）疠气发生与流行的因素

1. 气候反常 自然气候的反常变化，如久旱、洪涝、应寒反暖、湿雾瘴气等，均可滋生疠气而导致疫病发生。

2. 环境污染和饮食不洁 环境污染是形成疠气的重要原因，如居处环境恶劣，空气水源严重污染均可滋生疠气。饮食不洁，食物污染等，亦可发生疫病，如疫黄多是疫毒通过饮食进入人体而发病。

3. 预防隔离工作不到位 疠气具有强烈的传染性。如预防隔离工作不到位，往往造成疠气传播，导致疫病流行。

4. 社会因素 社会因素对疠气的发生与流行影响很大。若战乱不断，社会动荡不安，灾荒等，均可导致疫病发生和流行。若社会安定，卫生防疫工作得力，疫病即可得到有效控制。

第二节 内伤病因

一、七情内伤

七情，指喜、怒、忧、思、悲、恐、惊七种正常的情志活动，是人体对客观事物的不同情感反应。正常情况下，七情一般不会导致疾病发生。只有突然、强烈或持久的情志刺激，超过了人体生理活动所能调节的范围，使人体脏腑气血失调，才会导致疾病发生。七情异常，是造成内伤病的主要致病因素之一，故又称为七情内伤 。

（一）七情内伤的致病特点

七情致病，直接影响相应的脏腑，使气机逆乱，气血阴阳失调，导致各种疾病的发生。其致病特点是：

1. 影响脏腑气机 七情致病常导致脏腑气机紊乱，功能活动失调。

（1）怒则气上 气上，又称气逆。愤怒过度，致肝失疏泄，肝气上逆，血随气逆而上冲。临床上可见头晕头痛、面红目赤、呕血，甚则卒然昏厥等。

（2）喜则气缓 气缓，有缓和、涣散之意。正常情况下，喜能缓和精神紧张，使心情舒畅，有利于身心健康。但暴喜可伤心神，使心气涣散，神不守舍，出现心神不宁、注意力不集中，甚至失神狂乱等。

（3）思则气结 气结，指脾气郁结。思虑过度伤脾，则脾气郁结，健运无权，从而出现纳呆、腹胀、便溏、肢倦等。思发于脾而成于心，思虑过度还可影响心神，出现失眠、多梦等症。

（4）悲则气消 气消，指肺气消耗。过度悲伤，致肺气耗伤，出现精神委靡、少气懒言、神疲乏力等。

（5）恐则气下 气下，指气机下陷。恐惧过度可伤肾，导致肾气不固，精气耗泄于下，出现二便失禁、遗精早泄等。

（6）惊则气乱 气乱，指心气紊乱。突然受惊，可导致气机紊乱，心无所倚，神无所归，而见心悸不安、惊慌失措等。

2. 直接伤及内脏 不同的情志变化，对内脏有不同的影响。如怒伤肝，喜伤心，思伤脾，忧伤肺，恐伤肾。心主神志，为五脏六腑之大主，七情虽与五脏都有关，但皆发于心。故七情太过首先伤及心神，然后影响其他脏腑，从而引起疾病。故《灵枢·口问》曰："心者，五脏六腑之主也。故悲哀愁忧则心动，心动则五脏六腑皆摇。"

人体是一个有机整体，七情致病，并不局限于单一脏腑，常可影响多个脏腑。从临床看，七情致病，以伤及心、肝、脾三脏多见。如惊喜伤心，心伤则心神不宁，出现心悸、健忘、失眠、多梦等；怒伤肝，肝失疏泄，可见烦躁易怒、两胁胀痛、善太息，或妇女月经不调等；思伤脾，脾失健运，可见食欲不振、脘腹胀满、大便溏薄等。

3. 诱发或加重病情 七情过激可诱发疾病，或使疾病病情加重，迅速恶化，甚至导致死亡。如有高血压病史的患者，若遇事恼怒，肝阳暴张，气血上冲，出现突然昏仆、半身不遂、口眼㖞斜等。

二、饮食失宜

饮食是人体摄取营养，维持生命活动必不可少的。但饮食失宜亦可导致疾病发生。饮食失宜包括饮食不节、不洁、偏嗜等。

（一）饮食不节

饮食不节是指饮食过饥、过饱和饮食规律失常。

1. 饥饱失常 饥饱失常，包括过饥和过饱。过饥指食物摄入不足，多见于食物匮乏、脾胃虚弱或主动限制饮食者。长期摄食不足，气血生化无源，久则脏腑失养，功能减退。同时由于正气不足，抗病力下降，还可引发他病。

过饱，指饮食超量。长期摄食过多，或暴饮暴食，若超过了脾胃的受纳运化能力，致饮食积滞，脾胃损伤，可出现脘腹胀满、厌食、嗳腐吞酸、呕吐、泄泻等症。故《素问·痹论》云："饮食自倍，肠胃乃伤。"另一方面饮食过量还可聚湿、生痰、化热，引起肥胖、消渴、心脉痹阻等多种病证。

2. 饮食无时 定时有规律的进餐，有利于脾胃腐熟运化功能的有序进行。若长期饮食无时，常可损伤脾胃，导致多种疾病发生。

此外，在疾病过程中，饮食不节还能导致旧病复发，称为食复。如在温热性疾病中，疾病初愈，脾胃功能尚未完全恢复，若饮食过量或吃不易消化的食物，常导致食积化热，与余热相合，使热邪久羁，引起疾病复发或迁延难愈。

（二）饮食不洁

饮食不洁指进食不清洁、腐败变质或有毒的食物。饮食不洁会引起多种肠胃疾病或肠道寄生虫病。临床常出现脘腹疼痛、呕吐、泄泻、痢疾或面黄肌瘦、嗜食异物、肛门瘙痒等症状。若进食腐败变质或有毒食物，则可见剧烈腹痛、呕吐、腹泻等中毒症状，重则昏迷或死亡。

（三）饮食偏嗜

饮食偏嗜指对饮食物的种类、温度及性味等方面的过度嗜好。正常饮食，饮食物的种类要齐全，五味应相宜，温凉应适度。否则会导致阴阳失调，或某些营养物质缺乏而发病。

1. 寒热偏嗜 一般来说，饮食应当寒温适中，否则易引起阴阳失调而发病。若偏嗜生冷寒凉之品，可损伤脾胃阳气，导致寒湿内生，出现腹痛、泄泻等症；若偏嗜辛温燥热之品，则可致火热内生，见口渴、口臭、口舌生疮、腹满胀痛、便秘等。

2. 五味偏嗜 饮食五味，各有其不同作用，且与五脏各有一定的亲和性。如《素问·至真要大论》说："夫五味入胃，各归所喜，故酸先入肝，苦先入心，甘先入脾，辛先入肺，咸先入肾。"如果长期嗜好某种食物就会造成与之相应的内脏功能偏盛，久之还可损伤其他脏腑，破坏五脏的平衡协调，导致疾病发生。如《素问·五脏生成》说："多食咸，则脉凝泣而变色；多食苦，则皮槁而毛拔；多食辛，则筋急而爪枯；多食酸，则肉胝而唇揭；多食甘，则骨痛而发落。"从临床实际看，偏嗜肥甘厚味，易内生痰热，阻滞气血，造成多种病证，如胸痹、肥胖病、痈肿疮疡等。脚气病、夜盲症、瘿瘤等也均是五味偏嗜所致。

3. 偏嗜烟酒 酒多为粮食和果品所酿，富有营养和一定的药用价值。适量饮酒可宣通血脉、舒筋活络，对人体有一定好处，但若饮酒无度则可造成多种疾病。若长期过量饮酒，则易损伤肝胆脾胃，聚湿生痰，内生湿热，变生他证。烟草含有多种毒性物质，吸烟有损健康，尤其是对心、肺、胃的损害最大。

三、劳逸失度

正常的劳作和运动，有助于气血流通，增强体质，延缓衰老；必要的休息，则可消除疲劳，恢复体力和脑力。劳逸适度，有利于健康。若长时间地劳作、过度劳累和过于安逸，均可导致脏腑气血失调而发病。

（一）过劳

过劳即过度劳累，包括劳力过度、劳神过度和房劳过度三方面。

1. 劳力过度 指长时间过度用力，劳伤形体，以致积劳成疾。其病变特点主要表现在两方面：一是过度劳力而耗气，导致内脏功能受损。《素问·举痛论》说："劳则气耗。"如劳力太过可出现喘息、少气懒言、体倦神疲、汗出等气虚表现。二是过度劳力，外损形体，内伤脏腑。体力劳动，主要是筋骨、肌肉的运动。由于脾主肌肉、四肢，肝主筋，肾主骨，劳力过度不仅损伤筋骨、肌肉，而且也会损伤脾、肝、肾等脏腑，引发疾病。

2. 劳神过度 劳神过度，指脑力劳动过度。由于心藏神，脾主思，长期思虑劳神，可损伤心脾，出现心神失养和脾失健运的一系列症状，如心悸、失眠、多梦、纳呆、腹胀、便溏等。

3. 房劳过度 房劳过度，主要指性生活过于频繁，或手淫过度，或妇女早婚多产等，耗伤精气而致病，临床可见腰膝酸软、眩晕耳鸣、毛发稀疏脱落、女子月经不调或不孕、男子遗精早泄、阳痿等症。

（二）过逸

过逸，指过度安逸，包括体力过逸和脑力过逸两方面。

1. 体力过逸 指长时间不参加劳作，又不从事体育运动，可使人体脏腑气血运行失调而发病。如可致脾胃功能呆滞，出现食欲减退、精神不振、肢困、肌肉软弱、发胖臃肿等，还可继发其他疾病。

2. 脑力过逸 适当的脑力劳动可以防止大脑功能的退化，若长期懒于动脑，就容易出现记忆力减退、反应迟钝、精神委靡等。

第三节 病理产物性病因

病理产物性病因，又称继发性病因，指在疾病过程中形成的病理产物又可成为引发继发病证的致病因素。常见的病理产物性病因有痰饮、瘀血和结石。

一、痰饮

（一）痰饮的概念

痰和饮都是体内水液代谢障碍所形成的病理产物，一般以质地较稠浊的称为痰，质地较清稀的称为饮。由于痰、饮均为津液在体内停滞而成，因而许多情况下痰、饮并不能截然分开，故常统称痰饮。

痰分有形和无形。有形之痰，指视之可见、触之可及、闻之有声的痰而言。如咳出之痰液，呕恶而出之痰涎。无形之痰，指视之不见、触之难及、闻之无声，只见其症，不见其形的痰而言。无形之痰虽隐伏难见，但通过辨证求因之法，仍可确定为痰证。

饮停留在不同的部位，可产生不同的病证，《金匮要略》把饮证分为支饮、悬饮、痰饮和溢饮 4 种。

（二）痰饮的形成

痰饮的形成多由外感六淫、饮食不节或七情内伤等因素，导致肺、脾、肾及三焦等脏腑气化功能失常，水液代谢障碍，以致水湿停聚而成。

（三）痰饮的致病特点

痰饮形成后，饮多留积于肠、胃、胸胁、腹腔及肌肤；痰则随气升降流行，内而脏腑，外至筋骨皮肉，无处不到，引起各种复杂病变。痰饮的致病特点有以下几方面：

1. 阻滞气机，阻碍气血 痰饮为有形之病理产物，一旦形成，既可阻滞气机，影响脏腑之气的升降，又可流注经络，阻碍气血运行。如痰饮停留于肺，使肺失宣降，可出现胸闷、咳嗽、喘促等症；水湿困阻中焦脾胃，则可见脘腹胀满、恶心呕吐、大便溏泄等；痰浊流注经络，易使经络阻滞，气血运行不畅，出现肢体麻木、屈伸不利，甚至半身不遂等；痰若结聚于局部，则可形成痰核、瘰疬或阴疽流注等。

2. 易影响水液代谢 痰饮本为水液代谢失常的病理产物，但形成之后停留体内，又进一步影响肺、脾、肾三脏的功能，使水液代谢障碍更为严重。如寒饮阻肺，肺失宣降，可致水道不通；痰湿阻脾，可致水湿不化；饮停下焦，阻遏肾阳，可致水液停蓄等。

3. 易于蒙蔽神明 心主神明，痰饮为浊物。若痰饮内停，尤易蒙蔽清窍，扰乱心神，致神志失常。如痰迷心窍可见胸闷、心悸、或呆或癫；痰火扰心则见失眠、易怒、喜笑不休，甚则发狂等。

（四）痰饮的病证特点

1. 病证广泛，变幻多端 痰饮随气升降流行，内而脏腑，外而筋骨皮肉，可停滞而引起许多病证。由于其致病面广，发病部位不一，且又易于兼邪致病，因而所致病证繁多、症状复杂，故有“百病皆由痰作祟”之说。痰饮停滞体内，随着病变的发展，可伤阳化寒，可郁而化火，可夹风、夹热，可化燥伤阴，可上犯清窍，还可下注足膝，故说痰饮为病变幻多端。

2. 病情缠绵，病程较长 痰饮乃水湿停聚而成，具有重浊黏滞的特性，故临床所见痰饮之证，多具病程较长、缠绵难愈的特点。

3. 舌象与脉象特点 痰饮病证，虽临床症状各异，但也有一些共同征象。如舌象的典型表现为腻苔和滑苔，脉象常见滑脉或弦脉。因此，舌象与脉象在痰饮的辨证中具有重要意义。

二、瘀血

（一）瘀血的概念

瘀血是体内血液凝滞所形成的病理产物。瘀血既指积于体内的离经之血，又包括阻滞于血脉及脏腑内运行不畅的血液。由于瘀血不再有正常血液的功能，因而又有恶血、败血、衃血、蓄血等名称。

（二）瘀血的形成

瘀血的形成，概括起来主要有两方面。一是因气虚、气滞、血寒、血热等原因，使血行不畅而瘀滞。二是由于内外伤及其他原因造成的体内出血，不能及时消散或排出而形成。瘀血形成的因素，主要有以下几方面：

1. 气虚 气为血之帅，气能行血、摄血。气虚无力推动血液，则血行迟缓涩滞；无力统摄血液，血溢脉外，则停积体内而成瘀血。

2. 气滞 气行则血行，气滞则血瘀。若气机运行受阻，可致血液运行迟滞不畅而成瘀血。

3. 血寒 寒性凝滞，血得寒则凝，得温则行。若外感寒邪，入于血脉，或阴寒内盛，温运无力，则血行不畅而成瘀血。寒性收引，血脉受寒拘急，也易加重瘀血。

4. 血热　热入营血，血热互结，煎熬血中津液，使血液黏滞而运行不畅；或热灼脉络，迫血妄行，以致血溢脉外，积存体内，形成瘀血。

5. 内外伤出血　各种外伤，如跌仆损伤、闪挫扭伤、金刃或负重过度等外伤皮肤，内伤脏腑，使血离经隧，不能及时消散、排出，从而形成瘀血。

（三）瘀血的致病特点

1. 易于阻滞气机　气能行血，血能载气。瘀血形成之后，不但失去濡养作用，反而阻滞于局部，影响气的运行。气机郁滞，又可导致血行不畅，常形成血瘀气滞、气滞血瘀的恶性循环。

2. 阻碍血脉运行　瘀血为有形实邪，无论是瘀滞于脉内，还是留积于脉外，均可导致局部和全身的血液运行失常，使脏腑功能发生障碍。如瘀阻心脉，可致胸痹心痛；瘀积于肝，可致胁痛癥积；瘀阻胞宫，可致痛经、闭经等。

3. 影响新血生成　瘀血阻滞体内，失去了对机体的濡养和滋润作用。若日久不散，就会严重影响气血的运行，并会使脏腑失于濡养，功能失常，影响新血的化生，故有“瘀血不去，新血不生”之说。久瘀之人，常可见肌肤甲错、毛发不荣等，即因瘀血内阻，血虚不荣皮毛所致。

（四）瘀血的病证特点

瘀血形成之后，久积体内不散，不仅失去正常血液的濡养作用，而且影响新血的生成，阻碍津液的代谢和血液的运行而出现各种临床症状。如瘀阻于心，可见心悸、心痛、胸闷、唇甲青紫；瘀阻于肝，可见胁痛痞块；瘀阻胞宫，可见少腹疼痛、月经不调、经色紫黯有块、痛经、闭经、崩漏等。瘀阻于肺，可见胸痛气喘，咳血色紫黑；瘀阻中焦，可见脘腹痛如针刺，痛处固定、拒按，或呕血、黑便；瘀阻经络，可见肢体疼痛，关节肿胀畸形，活动不利，或有半身不遂等。尽管瘀血见证繁多，但其临床表现归纳起来常有以下几方面共性：

1. 疼痛　多为刺痛，痛处固定不移而拒按，昼轻夜重。

2. 肿胀（块）　瘀在肌肤，可见青紫肿胀；瘀在脏腑，日久可形成癥积，固定不移，质地坚硬。

3. 出血　常反复不止出血，血色多紫暗，或伴有瘀块。

4. 望诊　可见面色黧黑，肌肤甲错，皮肤红点，口唇青紫，或红丝赤缕，或腹壁脉络怒张。舌质紫暗，或有瘀点、瘀斑，或舌下静脉曲张等。

5. 脉诊　多见细涩、沉弦或结代脉。

三、结石

（一）结石的概念

结石是指体内湿热浊邪蕴结不散，煎熬日久形成的砂石样病理产物。结石常产生于肝、胆、肾、膀胱、胃等部位。结石形成之后又可作为致病因素，导致新的病证产生，如石淋、黄疸等。

（二）结石的形成

1. 饮食不当　嗜食辛辣、肥甘、炙煿，酿生湿热，湿热蕴结，肝失疏泄，胆汁排泄不畅，郁积日久，发为肝胆结石。若湿热下注，煎熬尿液，结为砂石而成肾结石、膀胱结石及尿路结石。若空腹过量服用柿子，则可形成胃结石。若长期饮用水质异常之水，也易形成结石。

2. 情志内伤　由于郁怒伤肝，木失条达，肝气横逆，胆失疏泄，胆汁瘀滞胆道，郁而化热，煎熬日久而成结石。

3. 寄生虫感染　寄生虫的虫体或虫卵侵入胆道，胆汁疏泄不利，沉积于虫体，瘀积化热，日久形成胆结石。

4. 服药不当　长期过量服用碱性药物、磺胺药、钙镁铋类等药物，致使脏腑功能失调，或药物沉积于体内，诱发结石形成。

5. 体质差异　先天禀赋差异，或久病虚弱，对某些物质代谢异常，而形成易患结石病变的体质。

（三）结石的致病特点

1. 多发于空腔性脏腑　肝胆主胆汁的生成、排泄；胃主受纳、传导食物；肾的气化功能直接影响着尿液的生成与排泄。因此，胆汁、食物、尿液等壅滞不畅，日久可在肝、胆、胃、肾、膀胱处形成结石。

2. 易阻滞气机，损伤脉络　结石为有形实邪，停留脏腑器官内，易阻滞气机，影响气血津液的运行，甚则损伤脉络而出血。

3. 病程较长，轻重不一　结石主要由湿热蕴结，日久煎熬而成。由于结石形成的部位、形状大小、是否伴有梗阻等不同，其临床表现差异很大。一般来说，结石小，病情较轻，甚至无任何症状；结石过大或停留在狭窄部位，导致嵌顿或梗阻，则病情较重，症状明显，如胆结石出现黄疸、膀胱结石引起癃闭等。

4. 疼痛　疼痛是各种结石致病的共同症状，常见局部胀痛、隐痛、钝痛，甚则绞痛。疼痛多呈阵发性，发作时剧痛难忍，缓解时则如常人。疼痛部位多固定，亦可随结石的移动而有所变化。结石在移动中，常损伤脉络导致出血。

第四节　其他病因

一、外伤

外伤，主要是指因机械暴力导致的损伤，包括枪弹伤、金刃伤、跌仆损伤、持重努责、水火烫伤、冻伤、虫兽咬伤等。

（一）外力损伤

外力损伤指枪弹、金刃、跌打、持重、努责、坠落、撞击等引起的外伤。轻者可引起皮肤肌肉损伤，血脉瘀阻不畅，从而出现疼痛、出血、筋伤、关节脱臼、骨折、瘀血或血肿等；重则损伤内脏，或出血过多，导致气随血脱、亡阳虚脱，而出现昏迷、抽搐，甚至死亡。

（二）烧烫伤

指因高温所引起的灼伤，包括高温液体、高温蒸汽、高温物体、烈火、光电、化学物质等引起的烧灼伤。烧烫伤属于火毒为患，机体受到火毒侵害，受伤部位一般立即出现各种症状。轻则损伤肌肤，病处红、肿、热、痛，或起水疱，或皮肉溃烂；重则伤及肌肉筋骨，创面呈皮革样，或苍白、干燥，或蜡黄、焦黄，甚至炭化样改变；甚则伤及脏腑，出现烦躁不安、发热、口干而渴、昏迷、尿少尿闭等症状，甚至亡阳、亡阴、虚脱而亡。

（三）冻伤

冻伤是指低温所造成的全身或局部损伤。冻伤的程度与温度和受冻时间、部位等直接相关，温度越低，受冻时间越长，则冻伤程度越重。冻伤分局部性冻伤和全身性冻伤。

1. 局部性冻伤 多发于手、足、耳轮、鼻、面颊等裸露和末端部位，俗称冻疮。因寒性凝滞收引，初起受冻部位可见局部皮肤苍白、冷麻、作痛；继则肿胀青紫，痒痛，或起大小不等的水泡，甚或皮肉紫黑溃烂；日久则组织坏死而难愈。

2. 全身性冻伤 全身性冻伤又称冻僵。寒为阴邪，易伤阳气，阴寒过盛，阳气损伤，机体失于阳气的温煦和推动血行作用，初为寒战，继则体温逐渐下降，面色苍白，唇舌指甲青紫，感觉麻木，逐渐昏迷，呼吸减弱，脉迟细。如不救治，易致死亡。

（四）溺水

因意外原因导致沉溺水中，如不能及时获救，水入肺胃，可致气道窒塞，呼吸不通，气体交换障碍。轻者可经抢救复苏，重者常致溺死。

（五）化学伤

化学伤指某些化学物质对人体造成的直接损害。其中包括化学药物（如强酸、强碱）、农药、有毒气体、军用化学毒剂、煤气、沼气以及其他化学物品等。有的通过口鼻进入人体，有的通过皮肤而吸收。人体一旦受化学毒物的伤害，即可在相关部位，乃至全身出现相应病证，如局部皮肤黏膜的烧灼伤，或红肿、水泡，甚或糜烂。全身性症状可见头痛头晕、恶心呕吐、嗜睡、神昏谵语、抽搐痉挛等。严重者亦可导致死亡。

二、虫兽伤

虫兽伤主要是指毒蛇、猛兽、狂犬及其他家畜、动物咬伤，以及蝎、蜂、蜈蚣等虫兽咬伤或蜇伤。机体为虫兽所伤，轻则出现肿痛、出血等，常并发头晕、呕吐等轻度中毒症状；重者可损伤内脏，或出血过多而导致死亡。狂犬咬伤除局部破损肿痛出血外，经过一段时间，可发为狂犬病，出现烦躁、惶恐不安、牙关紧闭、苦笑面容、角弓反张、项背强直、恐水、恐风、恐声等，乃至死亡。毒蛇咬伤，蜂、蝎、蜈蚣等蜇伤，可致局部破损肿胀、出血，甚至出现全身中毒症状，如头晕、恶心、呕吐、昏迷，甚者可迅速导致死亡。

三、寄生虫

常见的寄生虫有蛔虫、蛲虫、绦虫、钩虫、血吸虫等。这类寄生虫寄居在人体内，不仅消耗人体的营养物质，而且能损伤脏腑，导致疾病发生。寄生虫病的发生，主要是两方面因素的相互作用：一是由于摄食不洁，或食未熟食物，或恣食生冷食物，或恣食肥甘厚腻食物，或接触粪毒、疫土、疫水等而致；二是由于脏腑功能失调，尤其脾胃功能减退，造成了寄生虫繁殖与致病的内环境。

（一）蛔虫

蛔虫，又称蚘虫、长虫。蛔虫致病较为普遍，尤以儿童多见。蛔虫病是由饮食不洁，虫卵随饮食入口所致。蛔虫病多见脐周腹痛，时作时止，常伴有面色萎黄、夜间磨牙，或大便排出蛔虫，或腹部触及索状虫块等症状。有时蛔虫钻入胆道，可见脘腹剧痛、吐蛔、四肢厥冷等症，中医称为蛔厥。若肠道蛔虫扭结成团，可引起肠道梗塞不通。蛔虫寄宿日久，可致脾胃虚弱，气血日亏，症见面黄肌瘦等。

（二）蛲虫

蛲虫为病，以肛门奇痒、夜间尤甚、睡眠不安为临床特征。夜间肛门痒时，肛周可见细小色白的小虫蠕动。若病久则可伤及气血，导致脾胃虚弱、形体消瘦等。

（三）绦虫

绦虫，又称白虫、寸白虫。多因食用生肉或未熟猪、牛肉所致。临床多见腹部隐痛、腹胀、腹泻、食欲亢进、面黄肌瘦等，且粪便中可见色白体扁的虫体节片。

（四）钩虫

隋代巢元方《诸病源候论》所说的伏虫与钩虫相近，多为手足皮肤直接接触了粪土，钩虫蚴从皮肤侵入人体，寄生于肠道所致。钩虫致病，初起可见手足皮肤瘙痒、喉痒、胸闷、咳嗽等症；继而可出现脾胃运化失常的症状，如腹胀、便溏以及嗜食生米、泥土、木炭等；后期气血亏虚可见面色萎黄或虚浮、体倦乏力、心悸气短、唇甲色淡，甚则周身浮肿等症。

（五）血吸虫

血吸虫，中医文献中称蛊或水蛊。因接触有血吸虫幼虫的疫水而得。感染初期邪在肺卫，可见发热恶寒、咳嗽、胸痛等症，继则可见腹泻、下痢脓血；日久则因肝失疏泄，脾失健运，气血郁滞，而见脘腹痞满、胁下癥块，甚或鼓胀腹水、面黄体瘦、神倦乏力等症，严重者可见吐血、便血，预后较差。

四、医源因素

医源因素指因医护人员医护不当，导致患者病情加重或致生他病的一类致病因素。医源因素包括医过和药邪两方面。

（一）医过

医过指由于医护人员在医疗过程中言行不当，造成患者病情加重或致生他病的一种致病因素。早在《素问·疏五过论》中就已列举了医生草率从事，贻误患者的五种过失。医过主要表现在以下方面：

1. 医过的形成

（1）语言行为不当 医护人员语言亲切，行为得体，态度和蔼，有辅助治疗和缓解病情的作用。反之，医护人员说话不注意场合，或语言粗鲁，态度生硬，则会加重患者痛苦，甚至引起严重后果。另外，医护人员举止粗鲁，行为不端，还会给患者带来不信任感，以致不愿诉说病情，甚或拒绝治疗和护理。

（2）处方草率马虎 诊治时漫不经心，处方时草率马虎，如字迹潦草，故意用偏名、别名，或处方药味难辨等，均可产生不良影响。有时使患者产生不信任感，影响疾病的治疗；甚或贻误治疗，或发错药物而致不测之祸。

（3）诊治护理失误 诊察辨证不准，或用药失误，或操作手法失宜，或护理不当等，都是很重要的医源性致病因素。如寒热不辨，补泻误投；针刺时伤及脏腑，或针断体内；推拿手法不当，损伤筋脉；护理时给患者服错药、打错针等。

2. 医过的致病特点

（1）影响情志，不利治疗 医护人员言行不当或诊治草率，极易引起患者的不信任感，甚或造成患者的情志异常波动，或导致气血紊乱，使病情更加复杂，不利于疾病的治疗与护理。

（2）加重病情，变生他病 医护人员言行不当，处方草率，或诊治失误等，均可影响疾病的治疗和护理，以致加重病情，或变生他病。

（二）药邪

药邪指医护人员用药不当导致疾病的一类致病因素。药物既可治病，又可致病。若医护人员因不熟悉药物的性味、功效、剂量、副反应、配伍禁忌等而使用不当，则不仅治不好病，反而会新生他病。

1. 药邪的形成

(1) 用药过量　用药过量，或用药时间过久，均属用药过量，而造成中毒，包括急性中毒和蓄积性中毒。如生川乌、生草乌、马钱子、细辛、巴豆等均含有毒成分，过量会引起中毒。

(2) 炮制不当　有些含有毒性的药物经过适当炮制后，可降低毒性。若炮制不规范，易导致中毒。如附片、川乌、半夏、马钱子等，炮制不规范，易导致中毒。

(3) 配伍不当　处方用药应遵循配伍原则。有些药物相合使用会使药物毒性增加，导致中毒。如配伍禁忌中的十八反、十九畏。

(4) 用法不当　用药要注意煎煮方法、服用禁忌、用药禁忌。用法不当，易导致不良反应，或加重病情，或变生他疾。如乌头若煎煮时间不够可致中毒。

(5) 滥用补药　补药能扶助正气，增强体质，主要适用于虚证。如滥用补药，不仅不能增强体质，反而可因补药性味之偏，引发疾病或加重旧疾。

2. 药邪的致病特点

(1) 药物中毒　误服或过量服用有毒药物，易致中毒。中毒症状的轻重与药物的毒性成分及用量等有关。轻者见头晕心悸、恶心呕吐、腹痛腹泻、口舌发麻等；重者可见肌肉震颤、烦躁、黄疸、紫绀、出血、昏迷，乃至死亡。

(2) 加重病情，变生他疾　药物使用不当，一方面可使原有病情加重，另一方面还可引起新的疾病发生。如药物中毒、药物过敏可导致脏腑损害，孕妇用药不当可致流产、畸胎、死胎等。

医过和药邪，多因医护人员工作马虎，医术粗劣所致。作为医务人员，必须对患者的生命高度负责，坚决防止和杜绝医源性致病因素的发生。

五、先天因素

先天因素是指人出生前，已经潜伏着的可以致病的因素。它包括源于父母的遗传性病因和在胎儿孕育期及分娩时所形成的病因。先天因素包括胎弱和胎毒两方面。

（一）胎弱

胎弱，又名胎怯，指胎儿禀受父母精气不足，先天禀赋薄弱，以致日后发育障碍、畸形或不良。其成因有二：一是父母之精本有异常，发生遗传性疾病；二是父母身体虚弱或疾病缠身，导致先天禀赋不足。

（二）胎毒

胎毒有广义和狭义之分。狭义胎毒指某些传染病，在胎儿期由亲代传给子代。如梅毒、乙型肝炎病毒等；广义胎毒指妊娠早期，感受邪气，或误用药物等，以致遗毒于胎儿，导致出生后渐发某些疾病。如小儿出生后易患疮疖、痘疹等多与胎传火毒有关。

另外，近亲婚配或怀孕时遭受重大精神刺激，或分娩时的种种意外等，也都可成为先天性致病因素。如先天性心脏病、唇腭裂、多指、癫痫等。父母个体的体质类型也可遗传给子女，形成特殊体质，以致对某些病变有易感性，易患相同或类似病证。

自我测试题

一、单项选择题

1. 六淫中最易导致疼痛的邪气是（　　）
   A. 寒邪　B. 火邪　C. 风邪
   D. 燥邪　E. 湿邪
2. 六淫中具有病程长，难以速愈的邪气是（　　）
   A. 寒邪　B. 火邪　C. 风邪
   D. 暑邪　E. 湿邪
3. 致病后可出现各种秽浊症状的邪气是（　　）
   A. 风邪　B. 寒邪　C. 火邪
   D. 湿邪　E. 燥邪
4. 燥邪致病最易损伤人体（　　）
   A. 津液　B. 气血　C. 肾精
   D. 肝血　E. 阳气
5. 下列哪项不属火邪的致病特点（　　）
   A. 易伤津耗气　B. 易生风动血　C. 易扰乱神明
   D. 易致肿疡　E. 易阻遏气机
6. 只有外感而无内生的邪气是（　　）
   A. 寒邪　B. 燥邪　C. 湿邪
   D. 暑邪　E. 热邪
7. 与痰饮成因关系较小的内脏是（　　）
   A. 脾　B. 心　C. 肺
   D. 肾　E. 三焦
8. 瘀血形成之后可致疼痛，其特点为（　　）
   A. 胀痛　B. 掣痛　C. 隐痛
   D. 灼痛　E. 刺痛
9. 瘀血引起出血的特点（　　）
   A. 出血量多　B. 出血颜色鲜红　C. 出血量少
   D. 出血伴有血块　E. 出血色淡质清稀
10. 最易耗气伤津的邪气是（　　）
    A. 风邪　B. 燥邪　C. 湿邪
    D. 暑邪　E. 以上皆非

11. 易使人出现各种血证的邪气是（　　）

A. 暑邪　B. 寒邪　C. 火邪
D. 风邪　E. 以上皆非

12. 七情致病首先影响（　　）

A. 气机　B. 六腑　C. 血液
D. 气血　E. 以上皆非

13. 属于病理产物的邪气是（　　）

A. 寄生虫　B. 寒邪　C. 风邪
D. 瘀血　E. 以上皆非

14. 六淫中具有明显季节性的邪气是（　　）

A. 暑邪　B. 火邪　C. 风邪
D. 湿邪　E. 以上皆非

二、问答题

1. 何谓六气、六淫？
2. 六淫致病的共同特点是什么？
3. 简述风邪、寒邪、火（热）邪的性质和致病特点。
4. 瘀血是如何形成的？其病证的共同特点是什么？
5. 痰饮是如何形成的？其致病特点是什么？
6. 七情的致病特点如何？

第七章 发病与病机

学习目标

学习目的：通过学习发病与病机的基本内容，熟悉疾病发生、发展变化的基本原理，为后续章节和课程的学习奠定基础。

知识要求：掌握邪正盛衰、阴阳失调、气血失常、津液失常、内生五邪等基本病机的主要内容；熟悉正邪与发病的关系；了解影响发病的因素和发病类型。

能力要求：初步具有运用病机学知识对常见病证进行病机分析的能力。

发病与病机，是研究疾病发生与发展变化机理的学说。发病与病机理论，对养生防病及诊治疾病具有重要意义。

第一节 发病原理

发病，指疾病的发生。发病学说是研究疾病发生的途径、类型、机制、规律以及影响发病诸因素的基础理论。疾病的发生和变化虽错综复杂，但概括起来，不外乎是邪气对人体的损害和正气抗损害之间的矛盾斗争过程。因此，中医学以正邪相搏来阐述发病的机理。

一、正邪与发病

正，即正气，指人体的功能活动及抗病、康复能力。邪，即邪气，泛指各种致病因素，包括六淫、疠气、七情内伤、饮食劳逸、外伤、虫兽伤，以及痰饮、瘀血、结石等。疾病的发生、发展过程，就是正邪斗争的过程，双方斗争的胜负决定着发病与否。

（一）正气不足是发病的内在因素

中医发病学认为，一般情况下，正气强盛，邪气不易侵入人体致病，所谓“正气存内，邪不可干”。若正气虚弱，抗邪能力下降，邪气就会乘虚而入，使人发病。如《素问·评热病论》云：“邪之所凑，其气必虚。”

（二）邪气是发病的重要条件

中医学虽然强调正气在发病中的主导地位，也并不排除邪气对疾病发生的重要作用。邪气入侵是导致疾病发生的直接因素，而且在一定条件下起主导作用。如疠气、雷电、刀枪伤、虫兽伤等，即使正气再强，也不免受其伤害。故中医学有“避其毒气”的预防措施，以防病邪侵害。

（三）正邪斗争的胜负决定发病与否

正气与邪气斗争的胜负，决定着疾病的发生与否，以及发病的轻重缓急。

1. 正胜邪退则不病 邪气侵袭人体时，正气即奋起抗邪。若正气旺盛，抗邪力强，则病邪难以侵入；即便侵入，正气亦能奋力驱邪外出，使疾病无从发生。

2. 邪胜正负则发病 在正邪斗争过程中，若邪气偏盛，正气相对不足，便可导致疾病发生。正邪双方力量对比还影响着病情的轻重，如感邪轻或正气强，病位多表浅，病变多轻；感邪重或正气弱，病位常较深，病变多重。

二、影响发病的因素

影响发病的因素很多，概括起来，主要有环境因素、体质因素和精神因素三方面。

（一）环境因素

1. 气候因素 四时气候的异常变化是滋生致病邪气的重要条件。不同季节可产生不同的病邪，导致季节性多发病。如春易伤风、夏易中暑、秋易伤燥、冬易感寒等。疫病的暴发或流行，也与自然界气候的变化密切相关，特别是反常的气候。如久旱酷暑、湿雾瘴气等，即易滋生疫疠之气，从而引起疫病的发生和流行。

2. 地域因素 不同的地域，由于自然条件、气候特点及水土性质的差异，均对疾病的发生有影响。如北方气候寒冷，易生寒邪而多寒病；东南沿海气候温暖潮湿，易见湿热为病；有些地区，由于食物、饮水中缺乏人体必需的某些物质，常导致地方性疾病的发生。如远离海洋的某些山区，人群中易患瘿瘤病等。此外，有些人易地而居或异域旅行，可因“水土不服”而患病，或使病情加重。

3. 社会因素 人们生活在一定的社会环境之中，因此，社会因素对疾病的发生亦有一定影响。一般而言，良好的工作、生活环境和公共卫生条件，能有效地减少疾病的发生。反之，动乱的社会环境、不良的工作和生活环境及脏乱差的卫生条件，则增加发病的机会。

（二）体质因素

人的体质有强弱的不同，不同的体质对病邪的易感性及耐受性各不相同，从而具有对某些疾病的易感性。一般来讲，体质强壮者，对邪气的耐受性较强，不易发病；体质虚弱者，对邪气的耐受性较差，容易发病。强壮者发病多为实证；虚弱者发病多为虚证。阳虚或阴盛之体，每易感受寒邪；阴虚或阳盛之质，常易感受热邪。又如肥人多痰湿，易患中风；瘦人多火，易得痨嗽；老年人肾气虚衰，多病痰饮咳喘；小儿脏腑娇嫩，形气未充，易感外邪等，均说明体质差异与发病有密切关系。

（三）精神因素

人的精神状态对正气盛衰有很大影响，也因此影响发病。一般来说，精神状态好，情志舒畅，气血调和，则正气充盛，邪气难以入侵，或虽受邪也易祛除。反之，精神忧郁，情志不畅，气血不调，则正气偏衰，易于发病。此外，精神状态还关系到发病缓急和病证类型。若情绪波动激烈，如大怒、大悲、大惊等，可引起人体脏腑气机逆乱，导致急性发病。长期持续的精神刺激，如忧愁、悲哀、思虑过度等，可逐渐影响脏腑气血，导致缓慢发病。《素问·上古天真论》说："恬惔虚无，真气从之，精神内守，病安从来。"说明调摄精神，可使气血和调，正气增强，从而减少和预防发病。

三、发病类型

由于病邪的性质、轻重和感邪途径不同，以及人的体质和正气强弱的差异，不同个体在发病形式上各不相同。概括起来主要有卒发、徐发、伏发、继发、合病与并病、复发6种。

1. 卒发　卒发，又称顿发，感邪即发，指感邪后立即发病。一般多见于以下情况：一是新感外邪。六淫之邪侵入，大多是感而即发引起外感病。二是情志剧变。剧烈的情志变化，如暴怒、过度悲伤等均可使气血逆乱，致即刻发病。三是毒物所伤。误服毒物，或毒虫、毒蛇咬伤，或吸入秽毒之气等，均可使人中毒而迅速发病。四是急性外伤。如金刃、枪弹、跌打、冻伤、烧烫伤、电击等，均可迅速致病。

2. 徐发　徐发，又称缓发，指发病徐缓。徐发可见于以下方面：一是多见于内伤杂病。如房事不节、忧思过度、烟酒成癖等，均会引起机体渐进性病理改变，而逐渐出现临床症状。二是见于外感湿病。因湿性黏滞，伤人后常缓慢致病。三是见于正气虚者。正虚之人，虽感外邪，但因机体反应能力低下，常徐缓发病。

3. 伏发　伏发，即伏而后发，指机体感受邪气后，病邪在体内潜伏一段时间，或在诱因作用下才发病。如破伤风、狂犬病等，均是经过一段潜伏期之后发病。有些外感病，也常伏而后发，如春温、伏暑等。

4. 继发　继发，指在原发疾病基础上继续发生新的病证。继发病以原发病为前提，二者之间有密切的病理联系。如肝病失治或久治不愈，日久可继发癥积、鼓胀；肝阳上亢而致的头晕头痛证，有的可继发中风，出现卒然昏倒、半身不遂等症。

5. 合病与并病　合病与并病之说，首见于《伤寒论》。合病，指两经或两个部位以上同时受邪所出现的病证。合病常由于病邪较盛，正气相对不足，以致邪气同时侵犯两经或两个部位。如太阳与阳明合病、太阳与少阳合病，以及卫气同病、气血两燔等。

并病，指感邪后某一部位的证候未了，又出现另一部位的病证。并病是在疾病过程中病变部位的传变，而原始病位依然存在，如少阳阳明并病、太阳阳明并病等。

合病与并病的区别主要在于发病时间上的差异，“合则一时并见，并则以次相乘”（《伤寒来苏集·伤寒论翼》）。

6. 复发 复发，指即将痊愈或已经痊愈的疾病再度发作。引起疾病复发的主要因素是余邪未尽、正气未复和诱因引动，三者交互作用，致旧病复发。常见的诱因主要有以下方面：一是劳复，即疾病初愈，劳神、劳力或房劳过度，而致旧病复发。无论是外感病还是内伤病，均可因过劳而使疾病复发。如内伤病中的慢性水肿、疝气、子宫脱垂、中风、胸痹等证。二是重感致复，多因疾病初愈，余邪未尽，复感外邪，而致旧病复发。三是食复，指疾病初愈，脾胃虚弱，因饮食不当，而致旧病复发。如饮食不节可致脾胃病复发；鱼虾海鲜可致隐疹和哮喘病复发；饮酒过度或过食辛辣炙煿之品可诱发痔疮、淋证等。四是药复，即病后药物调理不当或滥用补药致疾病复发。五是情志致复，过激的情志变化可直接伤及人体内脏，致气机紊乱，气血运行失常，引起疾病复发。此外，某些气候、地域因素也可成为疾病复发的诱因。

第二节 基本病机

基本病机指机体在致病因素作用下所产生的基本病理反应，是疾病发生后病变本质变化的一般规律。疾病种类繁多，临床表现错综复杂，各种病证都有各自的病机，但从总体来说，不外乎邪正盛衰、阴阳失调、气血失常、津液失常、内生五邪等基本病机变化。基本病机是病机变化的一般规律，是其他各种病机的基础。

一、邪正盛衰

邪正盛衰，是指在疾病过程中，正气与邪气相互斗争所发生的盛衰变化。邪气侵袭人体之后，人体的正气奋起与邪气斗争。正邪斗争的过程中，必然伴随着双方力量的消长变化。邪正斗争及其双方力量的变化，不仅关系到疾病的发生、发展与转归，同时还影响着疾病的虚实变化。

（一）邪正盛衰与疾病的虚实

疾病发展的过程，就是正邪斗争的过程。在斗争中双方的力量不是固定不变的，而是出现彼此消长的盛衰变化。正邪消长盛衰的变化，决定着病证的虚实变化。如《素问·通评虚实论》云：“邪气盛则实，精气夺则虚。”

1. 虚实病机 虚和实是一对相对的病机概念。实，主要指以邪气亢盛为主要矛盾的一种病理变化。邪气盛而正气未衰，邪正斗争剧烈，临床上可出现一系列亢盛有余、不通的病理表现，即所谓实证。多见于外感病的初期和中期，或由痰、食、血、水等有形实邪留滞体内而引起的痰涎壅盛、食积不化、水湿泛滥、瘀血内阻等病证。临床以精神亢奋、或壮热狂躁、或疼痛拒按、或声高气粗、二便不通、脉实有力等为典型表现。

虚，主要指以正气虚损为矛盾主要方面的一种病理变化。由于正气不足，导致脏腑经络生理功能减退，抗病能力下降，邪气也不亢盛，正邪不能激烈相争，难以表现较为剧烈的病理反应，临床上出现一系列虚弱、衰退和不足的病理表现，即所谓虚证。虚证多见于外感病后期，或素体虚弱、年老虚损者，或各种慢性消耗性疾病，或大汗、大吐、大泻、大失血之后。临床以神疲乏力、声低气微、心悸气短、自汗盗汗、或五心烦热、或畏寒肢冷、脉虚无力等为典型表现。

2. 虚实变化 邪正的消长盛衰变化，不仅可以产生比较单纯的虚或实的病理变化，在某些慢性、复杂的疾病发展过程中，还可出现虚实错杂、虚实转化和虚实真假等复杂的病理变化。

（1）虚实错杂 指在疾病过程中，邪盛和正衰同时存在的病理状态。多因邪气盛而损及正气，或正气本虚致实邪内生或复感外邪而成，主要有虚中夹实和实中夹虚两类。虚中夹实，指以正虚为主，兼有实邪留滞体内的病理变化。如脾阳虚弱，运化无权，致水湿内停，发为水肿实证。实中夹虚，指以邪实为主，兼有正气虚损的病理变化。如外感热邪，因邪热炽盛，煎灼津液，致津液耗损，临床既有高热、汗出、便秘、舌红、脉数之热邪炽盛的实象，又有口渴、尿短赤等伤津之征。

（2）虚实转化 虚实转化，指在疾病发展过程中，由于实邪久留而损伤正气，或因正气不足而致实邪积聚所导致的虚实病理转化过程。主要有由实转虚和因虚致实两种病机变化。

由实转虚：指疾病在发展过程中，本来以邪气盛为矛盾的主要方面的实性病理变化，由于误治、失治，病情迁延，转化为以正气虚损为矛盾主要方面的病理变化。例如，外感性疾患，疾病初期多属实证，由于治疗不当或不及时，护理失宜，或年高体弱，抗病能力较差等，使病情迁延不愈，正气日损，逐渐形成肌肉消瘦、纳呆食少、面色不华、气短乏力等肺脾虚衰之证。

因虚致实：指本来以正气亏损为矛盾主要方面的虚性病理变化，由于脏腑功能衰退，水湿、痰饮、瘀血等实邪留滞体内，转化为以邪实为矛盾主要方面的病理变化。其实质是虚实夹杂，以实象为主。如肾阳虚衰，不能主水，形成的阳虚水停证候，既有肾脏温化功能减退的虚象，又有水液停留体内的邪实之象，即属因虚致实。

（3）虚实真假 一般情况下，疾病的本质和现象是一致的。但在某些特殊情况下，会出现疾病现象与本质不完全一致的情况，即所谓“至虚有盛候”的真虚假实和“大实有羸状”的真实假虚。

真虚假实：指疾病的本质是虚，而表现出某些类似实的假象。多因正气虚弱，脏腑功能减退，激发、推动无力所致。如脾气不足，运化无力，既有纳少、神疲体倦、脉虚无力等脾虚之症，又有腹胀、腹痛等假实之状。

真实假虚：指疾病的本质是实，而表现出某些类似虚的假象。多因邪气内盛，阻滞经络，使气血不能外达所致。如热结肠胃的实证，症见大便秘结，痰食壅滞，既有腹满疼痛拒按、潮热、谵语等大积大聚之实象，又有面色苍白、身寒肢冷、精神委靡等似虚假象。

（三）邪正盛衰与疾病的转归

任何疾病的发展变化都有一定结局，邪正斗争的盛衰变化不仅关系到虚实的病理变化，还影响着疾病的转归。

1. 正胜邪退 指在疾病过程中，正气日趋强盛而邪气日益衰退，病情逐渐向着痊愈的方向发展。最后正气彻底战胜邪气，患者恢复健康。这是许多疾病常见的一种转归。如由六淫所致的外感疾病，若机体正气不虚，抗御病邪的能力较强，使病变局限在肌表和经络，在机体正气抗御病邪的作用下，驱邪外出，或经发汗解表，则邪去而营卫和调，疾病痊愈。

2. 邪去正虚 指邪气被驱除，病邪对机体的作用已消失，但正气亦被耗伤而虚弱，亟待恢复的病理过程。这种状态多见于重病的恢复期。多由邪盛伤正，正气严重被损；或过用大汗、大吐、大下之法，病邪虽祛而正气亦伤；或素体虚弱，病后正气更衰所致。此时体内虽无邪气，但正气已亏，仍属病态，容易再次受邪，应注意防护。

3. 正虚邪恋 指正邪经过激烈斗争，两败俱伤，正气大虚，而余邪未尽，致使疾病缠绵难愈的病理过程。多见于疾病后期，常是疾病由急性转为慢性，或慢性病久治不愈的主要原因。在积极治疗和调理下，若正气增强而恢复，则疾病趋向好转或痊愈。但若治疗调理不当，或正气难复，邪气留恋，则使病情迁延难愈或转为慢性，或遗留某些后遗症。

4. 邪盛正衰 指邪气亢盛，正气虚弱，机体抗邪无力，疾病向恶化甚至死亡方向转归的病理过程。多由正气虚衰，无力抗邪；或因邪气炽盛，毒力较强，或因失于治疗，或治疗不当，机体抗邪能力日趋低下，无力制止邪气损害所致。如在外感病过程中，亡阴、亡阳等证的出现，即是正不敌邪、邪盛正衰的典型表现。

5. 邪正相持 指在疾病过程中，机体正气不甚虚弱，而邪气亦不过强，邪正势均力敌，相持不下，病邪稽留，病势处于迁延状态的病理过程。多发于外感疾病中期，或慢性病之迁延期。

二、阴阳失调

阴阳失调，指阴阳之间失去平衡协调的病理状态。机体在疾病的发生、发展过程中，由于各种致病因素的影响及邪正之间的斗争，导致机体阴阳双方失去相对的协调平衡，形成阴阳的偏盛、偏衰、互损、格拒、亡失等病理状态。阴阳失调是对一切疾病病变机理的高度概括，是疾病发生发展的内在根据。

（一）阴阳偏盛

阴阳偏盛，指阴阳双方中的某一方过于亢盛，发生“邪气盛则实”的实性病理变化。阴阳偏盛，多因外感病邪侵袭引起。阳邪侵犯人体，可引起阳偏盛，发生实热证；阴邪侵犯人体，可引起阴偏盛，发生实寒证。正如《素问·阴阳应象大论》云：“阳胜则热，阴胜则寒。”由于阴阳是互相制约的，所以阳偏盛必然会制约阴，导致阴偏衰；阴偏盛必然会制约阳，导致阳偏衰，形成“阳胜则阴病”或“阴胜则阳病”的病理状态。

1. 阳偏盛 阳偏盛，即阳胜，指机体在疾病过程中出现的阳气偏盛、功能亢奋、热量过剩的病理状态。多因感受温热之邪，或感受寒、湿等阴邪从阳化热，或过食辛辣厚味，或情志所伤、五志过极化火，或因气滞、血瘀、食积、痰浊等郁而化热所致。其病机特点多表现为阳盛而阴未虚的实热证，以热、动、躁为其特点。临床多见热象及躁动之象，如壮热、烦躁、面赤、舌红、脉数等，所谓"阳胜则热"。

"阳胜则阴病"，阳热亢盛，久之势必耗伤机体阴液。故在出现热象的同时，还可出现口干舌燥、小便短少、大便燥结等阴津不足的症状，使病证由实热证转化为实热兼阴虚证。

2. 阴偏盛 阴偏盛，即阴胜，指机体在疾病过程中出现的阴气偏盛，脏腑功能障碍或减退，产热不足，以及病理性代谢产物积聚的病理变化。多由感受寒湿阴邪，或过食生冷，寒湿中阻，阳不制阴所致。阴偏盛的病机特点常表现为阴盛而阳未虚的实寒证，以寒、静、湿为其特点。临床上常见形寒肢冷、脘腹冷痛、身体蜷缩、痰液清稀、水肿、舌淡苔白、脉迟等症，所谓"阴胜则寒"。

"阴胜则阳病"，阴寒偏盛，久之必然会导致阳气不同程度的受损，出现面色苍白、小便清长、大便稀溏等寒盛伤阳表现，使病证从实寒证转化为实寒兼阳虚证。

（二）阴阳偏衰

阴阳偏衰，指阴阳双方中的某一方过于衰减，发生"精气夺则虚"的虚性病理变化。正常情况下，阴阳双方相互制约、相互为用，维持相对的平衡状态。若因某种病因影响，使阴阳中的某一方衰减，致另一方失去制约而相对亢盛，则出现"阴虚则热"或"阳虚则寒"的病理变化。

1. 阳偏衰 阳偏衰，即阳虚，指机体阳气虚损，功能活动减退，产热不足的病理状态。多因先天禀赋不足，或后天饮食失养，或久病损伤阳气，或劳倦内伤所致。其病机特点常表现为阳气不足，阳不制阴，阴相对亢盛的虚寒证。

阳气不足，以脾、肾阳虚多见，尤以肾阳虚衰为根本。阳虚则寒，阳偏衰时，临床上不仅可见到畏寒肢冷、面色㿠白、舌淡、脉迟等寒象，还可见精神委靡、少气懒言、喜静蜷卧、小便清长、下利清谷、脉虚弱无力等虚象。"阳虚则寒"与"阴盛则寒"不同，前者是虚而有寒，以虚为主；后者是以寒为主，虚象不明显，属实寒证。

2. 阴偏衰 阴偏衰，即阴虚，指人体精、血、津液等阴液亏耗，阴不制阳，阳相对偏盛，功能活动虚性亢奋的病理状态。多因阳邪伤阴，或五志化火伤阴，或久病伤阴所致。其病机特点为阴虚而阳相对亢盛的虚热证。

阴虚病变，五脏皆见，多为肝肾阴虚，尤以肾阴虚占重要地位。阴偏衰时，其制约阳热的功能、滋润与宁静的功能减退，而出现虚热、干燥及虚性兴奋等症。临床可见形体消瘦、五心烦热、潮热、颧红、盗汗、口燥咽干、大便干结等症。"阴虚则热"与"阳盛则热"不同，前者是以阴虚为主的虚热，后者是以阳盛为主的实热。

（三）阴阳互损

阴阳互损，指阴或阳任何一方虚损到一定程度时，会影响其相对的一方，形成阴阳两虚的病机。肾藏精，内寓真阴真阳，为全身阴液、阳气的根本。因此，无论是阴虚或阳虚，多在损及肾脏阴阳或肾脏本身阴阳失调的情况下，才易发生阴阳互损的病理变化。阴阳互损，包括阴损及阳和阳损及阴两种情况。

1. 阴损及阳 阴损及阳，指由于阴液严重亏损，累及阳气生化不足，或阳气无所依附而耗散，致使在阴虚的基础上又导致了阳虚，形成了以阴虚为主的阴阳两虚证候。如肝肾阴虚，不能制阳，致肝阳上亢，临床可见腰膝酸软、眩晕耳鸣、头目胀痛、头重脚轻、急躁易怒、脉细数等症。若病情进展，肾阴进一步亏损，继而损及肾阳，出现畏寒肢冷、夜尿清长、面色白而灰暗等阳虚症状，就发展成阴阳两虚证。

2. 阳损及阴 阳损及阴，指由于阳气严重虚损，使阴液生化不足，从而在阳虚的基础上又导致了阴虚，形成了以阳虚为主的阴阳两虚证候。如肾阳不足，蒸腾气化失司，津液停聚，水湿泛溢肌肤而成浮肿。若肾阳进一步亏损，必耗伤肾中精气，使肾阴亦伤而出现形瘦、五心烦热、潮热、盗汗，甚则抽搐等阴虚症状，从而形成阴阳两虚证。

（四）阴阳格拒

阴阳格拒，指在某些致病因素作用下，阴阳双方中的一方偏盛至极或极端虚弱，双方盛衰悬殊，盛者踞于内，将另一方格拒于外，迫使阴阳之间不相维系，出现真寒假热或真热假寒等复杂的病理现象。阴阳格拒，是阴阳失调病机中较特殊的一种类型，包括阴盛格阳和阳盛格阴两方面。

1. 阴盛格阳 阴盛格阳，指阴寒盛极于内，逼迫阳气浮越于外，出现内真寒而外假热的一种病理状态。疾病的本质是阴寒内盛，但由于格阳于外，因此，患者常在面色苍白、四肢逆冷、精神委靡不振、下利清谷、脉微欲绝等阴寒内盛表现的基础上，又出现面部浮红、烦热、口渴、脉大无根等假热之象。

2. 阳盛格阴 阳盛格阴，指体内阳热盛极，郁闭于内，不得外达四肢，而见内真热外假寒的一种病理状态。阳热内盛是疾病的本质，故常见烦渴饮冷、面红气粗、舌红、脉数大有力等阳热表现。但由于格阴于外，在临床上又出现四肢厥冷、脉象沉伏等假寒之象，且内热愈盛，四肢厥冷程度也愈重，所谓“热深厥亦深”。

（五）阴阳转化

阴阳转化，指在一定条件下，阴阳之间可相互转化，或由阳转阴，或由阴转阳。阴阳转化，一般都表现在事物变化的“物极”阶段，包括由阴转阳和由阳转阴两方面。

1. 由阳转阴 指疾病的性质本为阳气偏盛，在一定条件下，向阴转化的病理过程。如某些急性外感病，初期见高热、口渴、胸痛、咳嗽、舌红、苔黄等一派热邪亢盛的表现，属阳证。由于治疗不当或邪毒太盛等原因，可突然出现体温下降、四肢厥逆、冷汗淋漓、脉微欲绝等阴寒危象。此时疾病的本质即由阳转化为阴，疾病的性质由热转化为寒。

2. 由阴转阳 指原来证的病理性质属阴，在一定条件下，向阳转化的病理过程。如病始于寒饮停肺，表现为咳嗽、痰涎清稀、苔白滑等，但由于失治或误治，致寒饮郁久化热，而见发热、胸痛、咳痰黄稠、苔黄、脉数等痰热壅肺的症状。此种病理变化，即为由阴转阳，由寒证转化为热证。

（六）阴阳亡失

阴阳亡失，指人体的阴液或阳气突然大量亡失，导致功能严重衰竭，生命垂危的病理状态，包括亡阴和亡阳两种。

1. 亡阳 亡阳，指机体的阳气突然亡失，而致全身功能严重衰竭的一种病理状态。多由邪气亢盛，正不敌邪，阳气突然亡失所致。也可因素体阳虚，正气不足，疲劳过度，或汗出太多，吐泻过度，阳随阴泄，以致阳气脱失。慢性消耗性疾病的亡阳，多由阳气严重耗散，虚阳外越所致。临床多见大汗淋漓、肌肤手足逆冷、精神疲惫、表情淡漠，甚至昏迷、脉微欲绝等危重表现。

2. 亡阴 亡阴，指由于人体阴液大量消耗或丢失，而致全身功能严重衰竭的一种病理状态。多由热邪炽盛，迫津大量外泄，或热邪久留，煎灼阴液所致；也可因慢性消耗性疾病长期耗损津液所致。临床多见汗出不止、汗热而黏、四肢温和、肌体消瘦、喘渴烦躁，甚或昏迷、脉细数无力等危重表现。

由于阴阳相互依存，任何一方都不能脱离另一方而单独存在。阴亡，则阳无以生；阳亡，则阴无以化。所以，亡阴可迅速导致亡阳，亡阳也可很快导致亡阴，以致“阴阳离决”而亡。

三、气血失常

气血失常，指气和血不足、生理功能异常及气血关系失调等病理变化。人体气血运行全身，是脏腑经络等一切组织器官进行生理活动的物质基础。如若失常必然会影响机体的正常生理功能，导致疾病发生。故《素问·调经论》说：“血气不和，百病乃变化而生。”同时，气血又是脏腑功能活动的产物，因此，脏腑发生病变，又会引起全身气血的病理变化。所以，气血失常的病机，同邪正盛衰、阴阳失调一样，是脏腑经络等各种病变机理的基础，也是分析研究各种临床疾病病机的基础。

（一）气的失常

气的失常主要包括两方面：一是由于气的生成不足或耗损太多，形成气虚的病理状态；二是由于气的运动失常，形成气滞、气逆、气闭、气陷、气脱等气机失调的病理状态。

1. 气虚 指由于气的不足，致脏腑功能活动减退，抗病能力下降的病理状态。气虚的主要原因是由于先天禀赋不足，或后天失养、摄入不足，或脾肺肾功能失调而致气之生成不足；亦可因久病劳损、耗气过多引起。

气的功能各不相同，因而气虚的表现复杂多样。如卫气虚肌表失于温煦、固护可见怕冷、自汗，易于感冒；元气虚可致生殖功能低下，生长发育迟缓，人体生理活动减弱；各脏腑气虚则导致其功能减退或失调，出现一系列脏腑虚弱征象。气虚主要以倦怠乏力、少气懒言、脉虚无力为特点。此外，气虚病变进一步发展，还可导致精、血、津液的多种病变。

2. 气机失调 指气的升降出入失常而引起的气滞、气逆、气闭、气陷、气脱等病理变化。

（1）气滞 指气机郁滞，运行不畅的一种病理变化。多因情志抑郁，或痰、湿、食积、瘀血等有形之邪阻滞，影响到气的运行，形成局部或全身气机不畅，导致某些脏腑、经络功能障碍。气滞于某一局部，可出现胀满、疼痛，甚则产生瘀血、痰饮等病理产物。由于肝升肺降、脾升胃降在调整全身气机中起着极其重要的作用，故临床以肝郁气滞、肺气壅滞和脾胃气滞多见。

（2）气逆 指气上升太过，或下降不及，气逆于上的病理变化。多由于情志内伤，外邪侵犯，饮食不当，痰浊壅阻等所致；亦有因虚而致气机上逆者。气逆病变多见于肺、胃、肝等脏腑。如肺气上逆，可见咳逆、气喘；胃气上逆，发为恶心、呕吐，或呃逆、嗳气；肝气上逆，可见面红目赤、头痛而胀、急躁易怒，甚至血随气逆而见吐血、咯血、昏厥等症。

（3）气闭 指气机郁闭，不能外达，出现突然闭厥的病理状态。多因情志过极，或外邪、痰浊等阻滞气机出入所致。如突然遭受巨大精神创伤所致的气厥、触冒秽浊之气所致的闭厥、强烈疼痛刺激所致的痛厥等。气闭发生急骤，常以突然昏厥、不省人事、四肢逆冷为特点，多可自行缓解，也有闭而不复以致死亡者。

（4）气陷 是在气虚的基础上，表现以气的无力升举为主要特征的病理变化。多由气虚进一步发展所致，尤与脾气亏虚密切相关，故常称为中气下陷。如素体虚弱，或久病耗伤，以致脾气虚弱，升举无力，从而形成气虚下陷的病证。其主要表现为内脏下垂，如胃下垂、子宫下垂、脱肛等，症见脘腹坠胀、便意频频或久泻不止、少气懒言、疲乏无力、舌淡脉虚等。

（5）气脱 指气不内守，大量向外脱逸，从而导致全身性严重气虚，功能突然衰竭的病理状态。多因正不敌邪，正气骤伤，或慢性病，长期消耗，正气衰竭，以致气不内守而外散脱失；或因大汗、频繁吐下、大出血等，致使气随津泄或气随血脱所致。临床可见面色苍白、汗出不止、全身瘫软、目闭口开、手撒、二便失禁、脉微欲绝等危重征象。

（二）血的失常

血的失常主要包括血虚、血瘀、血热、血寒、出血等病理变化。

1. 血虚 指血液不足或血的营养和滋润功能减退的病理变化。引起血虚的病因可概括为4个方面：一是失血过多，如因各种急性或慢性出血病证，致使体内失血过多，新生之血来不及补充；二是久病、寄生虫、思虑过度等暗耗阴血；三是血液化生不足，如饮食营养摄取不足，或脾胃虚弱，运化无力，血液生化减少，或肾精亏损，精不化血等；四是瘀血阻滞，新血不生。临床常见全身性虚证，症见面色苍白或萎黄、唇舌甲色淡无华、头晕眼花、心悸失眠、手足发麻、两目干涩、视物昏花等。此外，血为气之母，血虚则气少，故血虚患者常伴气虚证候。

2. 血瘀　指血液运行迟缓不畅的一种病理变化。多因气滞而血行受阻；或气虚推动无力，血行迟缓；或寒邪侵入血分，使之凝涩不流；或痰浊阻于脉道，阻碍血行；或邪热入血，煎灼津血，血稠难流；或因外力挫伤脉络，局部气血流通受阻等所致。血液瘀滞于脏腑、经络等某一局部时，则发为疼痛，痛有定处，甚则形成肿块，称之为癥积。同时，可伴见皮肤、面、唇、舌青紫色暗等表现。

一般认为，血瘀与瘀血都属于血的病理变化，但含义不尽相同，却又有密切关系。血瘀指血液运行瘀滞不畅的状态，属于病机学概念；瘀血则指血液凝聚成血块或停滞于体内某些部位的血液，是一种病理产物，属于病因学概念。两者常互为因果，相互影响。血液运行迟缓发展下去可凝结成瘀血；局部瘀血阻滞脉道，又可影响血行，致血行迟缓而为血瘀。

3. 血寒　指寒邪入血，寒凝气滞，血行不畅的病理变化。多因外感寒邪，寒凝血脉，或阳虚生寒所致。血得寒则凝，故血寒临床表现以既有寒象，又有血瘀之象为特征。寒邪阻滞部位不同，临床表现各异，如手足冷痛，少腹冷痛，喜暖恶寒，得温痛减，肤色紫暗，月经延期，经色紫暗，夹有瘀块。

4. 血热　指热入血中，血行加速而异常的病理状态。血热多因外感邪热入血所致，或因情志郁结，五志过极化火而致。血分有热，则血液运行加速，或灼伤脉络，迫血妄行；热邪既可扰乱心神，又可煎熬阴血津液，故血热的病理变化，以既有热象，又有动血、扰神及伤阴之征为特点。临床常见发热、面赤舌红、心烦、脉数，甚则出血、神昏等症。

5. 出血　指血液不循常道，逸出脉外的一种病理变化。多因气虚不能摄血；或热入血分，灼伤脉络，迫血妄行；或瘀血阻滞脉道；或因外伤损伤脉络等使血逸脉外而致。导致出血的原因不同，表现亦异。如气虚所致出血，往往病程较长，且出血色淡、量少；火热迫血妄行，外伤破损脉络者，常出血较急，且颜色鲜红、血量较多；瘀血阻滞所致出血，大多血色紫暗或夹有血块等。

（三）气血关系失调

气与血之间生理上相互资生、相互依存、相互为用，故病理上也相互影响，而致气血关系失调为病。气血关系失调，主要表现为气滞血瘀、气虚血瘀、气不摄血、气随血脱及气血两虚等方面。

1. 气滞血瘀　指气滞和血瘀同时存在的病理状态。多因气行不畅，导致血行障碍而成。也可因闪挫外伤等因素，致气滞与血瘀同时形成。因肝主疏泄而藏血，肝的疏泄在气机调畅中起着关键作用，关系着全身气血的运行。所以，气滞血瘀多与肝的生理功能异常有关。临床多见胀满疼痛及癥瘕积聚、舌质紫暗或见瘀斑、脉涩等症。

2. 气虚血瘀　指气虚与血瘀同时存在的病理状态。多因气虚运血无力所致。气能行血，气虚无力推动则致血瘀。轻者，血行迟缓；重者，经脉失充、瘀阻，肢体失于气血濡养，可见瘫软不用，甚至痿废。临床以气虚和血瘀证候表现并见为特点，症见面色淡白或晦滞，体倦乏力，少气懒言，刺痛，痛处不移，拒按，舌淡暗或有紫斑，脉沉涩等。

3. 气不摄血 指气虚不能固摄血液，致血逸脉外，引起各种出血的病理状态。由于脾主统血，故气不摄血多与脾气亏虚有关。临床可表现为吐血、便血、尿血、紫斑、崩漏等症，同时兼见面色无华、神疲乏力、舌淡、脉虚等气虚表现。

4. 气随血脱 指在大量出血的同时，气也随血液的流失而脱散，从而形成气血两虚或气血并脱的病理变化。血能载气，各种大出血均可致气随血脱，如外伤失血、妇女崩漏、产后大出血等。

5. 气血两虚 指气虚和血虚同时存在的病理变化。或先有失血，气随血耗；或先因气虚，生血渐少；或因久病消耗，渐致气血两虚的病理状态。气血亏虚，脏腑组织器官失于濡养，可见面色淡白或萎黄、少气懒言、体倦乏力、自汗、形体消瘦、心悸失眠等症。

四、津液代谢失常

津液代谢失常，指津液的生成、输布与排泄出现紊乱或障碍的病理状态。主要表现为津液不足和输布排泄障碍。

（一）津液不足

津液不足，指体内津液亏虚，脏腑、组织、官窍等失于濡润、滋养而产生的一系列病理变化。引起津液不足的原因主要有三方面：一是津液丢失过多，如多汗、吐泻、多尿、失血、大面积烧伤，或慢性疾病耗伤津液等；二是热盛伤津，如外感燥热之邪，或五志化火，消灼津液等；三是生成不足，如体虚久病，脏腑功能减退，致津液生成不足。

根据津液亏损的程度不同，有伤津和脱液之分。伤津常见口、鼻、皮肤干燥，及小便短赤、大便干结等症；脱液常见形瘦肉脱、肌肤毛发枯槁，甚则肌肉瞤动、手足震颤等症。伤津和脱液，在病机和临床表现方面虽有区别，但津和液本为一体，两者生理上互化互用、病理上相互影响。一般说来，轻者为伤津，重者为脱液；伤津可致脱液，脱液必有津伤。

（二）津液输布、排泄障碍

津液输布障碍，指津液得不到正常输布，以致津液运行迟缓，或滞留于某一局部，形成水湿、痰饮等病变。津液的输布与肺的宣肃、脾的运化、肝的疏泄、肾的蒸腾气化及三焦的通利水道等多方面因素有关，尤以脾气健运最为关键。

津液排泄障碍，主要是指津液转化为汗液和尿液的功能减弱，以致水液潴留，外溢肌肤而为水肿。津液化为汗液，主要依赖肺的宣发功能；化为尿液，主要依赖肾的气化功能。故肺肾功能减弱，均可引起水液潴留而发为水肿，其中，尤以肾的气化失常为主导。

津液的输布和排泄，是津液代谢中的两个重要环节。两者虽有不同，但都可导致津液停滞，成为内生水湿、痰饮等病理产物的根本原因。

五、内生五邪

内生五邪，指在疾病发展过程中，由于脏腑气血津液等功能失常，产生的类似风、寒、湿、燥、火五种外邪致病特征的病理变化。因病起于内，为与外感六淫区别，故分别称为内风、内寒、内湿、内燥、内火，合称为内生五邪。

（一）内风

内风，也称风气内动，指体内阳气亢逆变动或筋脉失养而形成的具有眩晕、麻木、抽搐、震颤等“动摇”特征的一类病理状态。内风的产生与肝的阴阳气血失调密切相关，故又称肝风内动或肝风，临床有肝阳化风、热极生风、阴虚风动和血虚生风之不同。故《素问·至真要大论》云：“诸风掉眩，皆属于肝。”

内风与外风可互为因果。外风可引动内风，如感受风热，由表入里化火，高热伤津，筋脉失养，而见抽搐、惊厥等，此为热极生风。素有内风者也易感受外风，如老年血虚生风者，常易患外风证。

（二）内寒

内寒，指人体阳气虚衰，温煦功能减退，阳不制阴，虚寒内生，或阴寒之邪弥漫积滞的病理状态。多因先天禀赋不足，阳气素虚；或久病伤阳；或外感寒邪，过食生冷，损伤脾肾阳气所致。内寒以畏寒、喜暖为基本特点，并常导致痰饮、水湿等病理产物在体内积聚，表现为水肿、尿清、便溏、痰涎清稀等。内寒的病机主要与脾肾阳虚有关，而尤以肾阳虚衰为关键。

内寒与外寒虽有区别，又有联系。阳虚之体，抗御外邪能力低下，容易感受外寒；而外寒侵入机体，积久不散，必然会损伤人体阳气，最终导致虚寒内生。

（三）内湿

内湿，指由于脾的运化功能和津液输布、排泄障碍，导致水湿停滞的病理状态。内湿的形成，多与脾脏有关。如《素问·至真要大论》云：“诸湿肿满，皆属于脾。”脾主运化水液，其性喜燥恶湿，脾的运化失职是湿浊内生的关键。

内湿与外湿一样，也具有重浊、黏滞、易阻遏气机之性，其临床表现常因内湿阻滞部位不同而异。如壅阻上焦，则胸闷咳痰；阻滞中焦，则脘腹胀满、食欲不振、口腻或口甜、苔厚腻；阻于下焦，则腹胀便溏、小便不利；泛滥肌肤，则发为水肿。湿浊虽可阻滞于人体的任何部位，但以湿阻中焦脾胃为主，脾虚湿困最常见。

外湿与内湿在形成方面虽有区别，但发病过程中常互相影响。外湿入侵，湿邪困脾，健运失职，则易内生湿浊；而脾阳虚损，水湿不化，湿浊内生，又易招致外湿的侵袭。

（四）内燥

内燥，指体内津液不足，各脏腑组织器官失于濡润，出现的一系列干燥枯涩的病理变化。多因温热病热盛伤津，或大汗、大吐、大下，或亡血、失精等致阴津亏损所致。

内燥证的主要病位在肺、胃和大肠，临床常见肌肤干燥、口燥咽干、干咳无痰、尿少便结等一派干燥之象。故《素问·阴阳应象大论》曰："燥胜则干。"

内燥与外燥均有干涩之象，但病因病机各不相同。外燥是感受外界燥邪引起，主要发生在秋季，病位在肺、皮肤、口鼻等处。内燥则因人体阴液亏虚，或汗、吐、下太过耗伤阴液所致，无明显的季节性，病位主要在肺、胃、大肠等。

（五）内火

内火，又称"内热"，指由于阳盛有余，或阴虚阳亢，或气血郁结，或五志化火等产生的火热内扰、功能亢奋的病理状态。

内火，有虚实之分。阳盛所致者属实火，多见于心、肝、肺、胃等脏腑，临床可见目赤口苦、烦躁不安、口舌糜烂、渴喜冷饮、咳吐黄痰或脓血、便秘尿赤等症；阴虚致者属虚火，多见于肝、肾、心、肺等脏，常见五心烦热、骨蒸盗汗、两颧潮红、舌红少苔等症。

内火与外火常相互影响。内火可招致外火，如平素阴虚或阳盛者，感受六淫邪气之后，常致五气从阳化火。外火亦可引动内火，如外火灼伤津血，常引动肝阳而化火生风等。

自我测试题

一、单项选择题

1. 病证的虚实变化，主要取决于（　　）
   A. 气血的盛衰　B. 气机升降的失调　C. 正邪的盛衰
   D. 阴阳气血的盛衰　E. 脏腑功能的盛衰
2. 阳偏盛的病机主要是指（　　）
   A. 阳气充足，功能旺盛　B. 阴虚阳亢，功能虚性亢奋
   C. 素体阴虚阳盛　D. 阳气偏盛，功能亢奋，热量过剩
   E. 火热病邪，损伤阴液
3. 以下除哪一项之外，均属气机失调（　　）
   A. 气滞　B. 气虚　C. 气陷
   D. 气闭　E. 气逆

4. 以下哪一项不属于内生五邪（　　）

A. 风气内动　　B. 津伤化燥　　C. 寒邪直中

D. 湿浊内生　　E. 火热内生

5. 最易导致阴虚阳亢的脏是（　　）

A. 心、肝、肾　　B. 肺、脾、肾　　C. 脾、肝、肾

D. 心、脾、肾　　E. 肺、脾、肝

6. 患者先有阴虚内热的症状，后出现畏寒肢冷，大便溏泄等，证属（　　）

A. 阳损及阴　　B. 阴盛阳病　　C. 阳盛格阴

D. 阴损及阳　　E. 阴阳亡失

7. 患者曾发高热，热退而见口鼻、皮肤干燥，唇舌干燥，舌紫绛边有瘀斑、瘀点。其病机是（　　）

A. 津液不足　　B. 气阴两亏　　C. 津枯血燥

D. 津停气阻　　E. 津亏血瘀

8. 邪气对疾病的影响表现为（　　）

A. 病邪易感性　　B. 发病性质类型　　C. 影响病势进退

D. 影响病程长短　　E. 决定发病与否

9. 常为疾病慢性化、久治不愈或遗留后遗症的主要原因是（　　）

A. 正胜邪退　　B. 邪胜正退　　C. 邪正相搏

D. 邪去正虚　　E. 正虚邪恋

10. 形成寒热真假的病机是（　　）

A. 阴阳格拒　　B. 阴阳离决　　C. 阴阳互损

D. 阴阳偏衰　　E. 阴阳偏盛

二、问答题

1. 简述正气和邪气在疾病发生中的作用。
2. 影响发病的主要因素有哪些？
3. 发病类型有哪几种？
4. 如何理解“至虚有盛候”“大实有羸状”？试举例说明。
5. 阴阳失调的病理变化主要表现在哪儿方面？

第八章 防治与康复原则

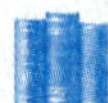

学习目标

学习目的：通过防治和康复原则相关知识的学习，进一步强化对整体观念和辨证论治等中医学理论体系特点的理解，为后续课程的学习及日常保健奠定基础。

知识要求：掌握治病求本、扶正祛邪、调整阴阳、三因制宜等治疗原则；熟悉未病先防及既病防变等中医治未病思想；了解康复的基本原则和常用疗法。

能力要求：初步具有运用中医治则的基本知识对常见典型病证确定治则的能力；初步具有运用中医预防和康复的基本知识指导疾病预防和康复的能力。

防治与康复原则，包括预防原则、治疗原则和康复原则。中医学在长期的医疗实践中，形成了一套比较完整的防病、治病和康复的理论，有效地指导着疾病的预防、治疗和康复。

第一节 预防原则

预防，就是采取一定的措施，防止疾病的发生与发展。预防医学的思想在我国源远流长，《黄帝内经》中所谓的“治未病”思想即有预防之意。如《素问·四气调神大论》中说：“圣人不治已病治未病，不治已乱治未乱……夫病已成而后药之，乱已成而后治之，譬犹渴而穿井，斗而铸锥，不亦晚乎。”治未病，包括未病先防和既病防变两方面。

一、未病先防

未病先防，就是在没生病之前采取各种预防措施，防止疾病的发生。疾病的发生主要关系到正气和邪气两方面，因此，要预防疾病的发生，首先要注重培养人体正气，提高抗病能力；其次应注意避免邪气，防其入侵。现将具体内容分述如下。

（一）增强体质，提高正气

体质的强弱，直接决定着正气的盛衰。正气强，则抗病力强；正气弱，抗病力则弱。体质主要与先天禀赋有关，但与后天的饮食劳逸、形体锻炼、精神情志等因素也有密切关系。故应从先、后天两方面采取措施，增强体质，提高机体抗病能力。

1. 重视先天，优生优育 肾藏精，为先天之本。肾中精气的盛衰与人体的生长发育有直接的关系。肾精充足，则小儿生长发育旺盛，体健少病；若先天禀赋不足，肾精亏虚，则生长发育迟缓，体弱多病等。因此，父母要重视护肾保精，优生优育。

护肾保精应重视节欲保精，使精气充盛，有利于身体健康。临床大量资料证明，性欲无节制，精血亏损太多，会造成身体虚弱，引发多种疾病；大病初愈，若不禁房事，也易导致病情复发。这就启示我们应重视肾的护养，使肾中精气充沛，以增强体质，达到防病、延年益寿的目的。护肾保精的方法很多，除节制房事外，尚有食疗保肾和药物调补等方法。

2. 注重后天，全面调护 后天是指出生以后。中医学非常强调整体观念，不仅重视优生优育护养先天，更注意后天的全面调护。所谓“先天不足，后天来补”，即是强调后天调护的重要性。

（1）调摄情志 中医学认为人的精神情志活动，与机体的生理功能、病理变化密切相关。精神乐观，情志畅达，脏气调和，能增强抗病能力，防止疾病发生；而突然、强烈，或反复、持续的精神刺激，可使人体气机逆乱，气血阴阳失调而发病。在疾病过程中，情绪波动能使疾病恶化；而心情舒畅，精神愉快，则气机调畅，气血平和，有利于恢复健康。因此，减少不良的精神刺激和过度的情绪波动，保持乐观的精神和愉快的心情，对防止疾病的发生和发展有十分重要的作用。

（2）锻炼形体 生命在于运动，经常锻炼身体，能增强体质，提高抗病能力，促进健康，延年益寿。我国传统的运动健身术丰富多彩，各具特色。如在古代导引术的基础上创立的五禽戏、八段锦、太极拳，及后世不断演变而成的呼吸操、广播操等多种健身方法，不仅能使气机调畅，血脉流通，关节滑利，筋骨强劲，脏腑强壮，体质增强，预防或减少疾病的发生，而且还对多种慢性病的治疗有一定的作用。锻炼身体时，应遵循一定的基本原则，即运动适度，因人而异，循序渐进，持之以恒；动静结合，动以养形，静以养神，形神兼备。

（3）饮食有节 有节，指适度而有节制，是要求饮食要有规律，即定时定量、不过饥过饱、不过冷过热、不暴饮暴食，以及食物种类与调配合理、不偏嗜等。如饮食不节，经常过饱，可导致消化不良，不仅影响脾胃化生气血的功能，还可导致过度肥胖等病证；经常多食肥甘厚味之品，可蓄积生热，嗜酒也会助湿生热，日久还可引发痈、疽、疮毒等病证。反之，若饮食不足，则可致气血生化乏源，抗病能力下降，而百病丛生。

（4）劳逸适度 正常的劳作和运动有助于气血流通，增强体质，延缓衰老；必要的休息，则可消除疲劳，恢复体力和脑力。劳逸适度，有利于保养精气神，使人体精力充沛，正气旺盛，身体健康。若长时间劳作、过度劳累和过于安逸，均可导致脏腑气血失调而发病。

（二）祛除邪气，避免伤害

邪气是发病的重要条件，有时甚至起主导作用。所以，未病先防除了要增强正气外，还应注意预防邪气的侵害。

1. 顺应四时，避邪防病 人生活在自然界中，由于四时气候有寒热温凉的变化，因此必须随之采取相应措施，以适应气候变化，防止病邪侵害。如冬天应注意防寒保暖，夏天要防暑降温，气候反常或传染病流行时，更要避之有时，有的传染病还应隔离治疗等。如时行感冒流行时，应尽量减少到公共场所活动，以免感邪发病；痄腮流行期间，应避免小儿与之接触，或接触时注意防护，以防病邪侵袭等，都是防止疾病发生的重要措施。对于体弱多病者，中医又常以针灸、推拿及中药的“冬病夏治”或“夏病冬治”等预防方法，提高机体对气候寒热变化的适应能力，避免外邪侵袭发病。

2. 药物预防，人工免疫 药物防病，最早见于《内经》。《素问·刺法论》中即有用“小金丹”预防疫病传染的记载，如：“小金丹……服十粒，无疫干也。”民间每逢端午节挂菖蒲剑、洒雄黄酒，以及用苍术、白芷烟熏等，都是具有悠久历史的祛邪防病的好方法。近年来应用中药预防疾病的方法也很多，如用板蓝根、大青叶等预防感冒，大蒜预防肠道疾病，茵陈、山栀预防肝炎等，都是简便易行、行之有效的方法。人工免疫法可增强机体抗病能力，防止病邪侵害。早在16世纪中期，我国就发明了人痘接种法预防天花，成为世界医学人工免疫法的先驱。

二、既病防变

既病防变，指疾病发生以后，应早期诊断、早期治疗，以防止疾病的发展和传变。当疾病发生之后，如能早期诊治，控制传变，争取早期治愈，也属于“治未病”的范畴。

（一）早期诊治

疾病的发展和演变，往往是由表入里，由浅入深，逐步加重。一般疾病初期，病情轻浅，正气未衰，较易治疗，倘若延误，病邪就会由表入里，病情由轻而重，以致病情危笃，难以治疗。因此，既病之后，就要争取及早诊治，防止疾病由浅入深、由轻到重、由局部到整体。

（二）控制传变

所谓传变，是指脏腑组织病变的传移变化，又称传化。在疾病过程中，只有掌握疾病发生发展规律及其传变途径，及时而适当地采取防治措施，才能制止疾病的传变。《金匮要略》说：“见肝之病，知肝传脾，当先实脾。”临床根据这一传变与防治规律，常在治肝病的同时，配合健脾胃的方法，使脾气旺盛而不受邪。又如在温热病的发展过程中，由于热为阳邪，最易伤阴，常先耗伤胃阴，继而影响肾阴。针对这一传变规律，见到胃阴受损时，可在甘寒养胃阴的方药中，适当加入一些咸寒滋肾阴之品，以防止温热病邪传变。

第二节 治疗原则

治疗原则，简称治则，是在中医基本理论指导下制定的用以指导临床立法、处方、用药的基本原则。

治则和治法应注意区别。治则是治疗疾病的准则，是确立治法的理论依据；而治法则是在治则指导下制定的治疗疾病的具体方法。如各种病证从邪正关系言，离不开邪正斗争及其消长盛衰变化，因而扶正与祛邪就成为基本的治则。在这一治则指导下，根据病证的不同，分别采取益气、养血、滋阴、助阳等方法，这是扶正的具体治法；若采取发汗、攻下、清热、消导等方法，则属于祛邪的具体治法。

一、治病求本

治病求本，是指在治疗疾病时，必须针对造成疾病的根本原因进行治疗。疾病的发生和发展，总是通过若干症状和体征显示出来。但这只是外在表现，而不是疾病本质。必须透过现象找出疾病发生的本质，并针对本质进行治疗，疾病的各种症状才会得以彻底消除。如头痛是个症状，可由外感、血虚、肝阳上亢、痰湿、瘀血等多种原因引起，治疗时不能简单地止痛，而要结合其临床表现，辨证求因，审因论治，分别采用解表、补血、平肝潜阳、燥湿化痰、活血化瘀等方法治疗。

治病求本，是治疗所有疾病时都必须遵循的原则，并对其他治则具有指导作用。临床运用这一治则时，必须正确掌握治标与治本、正治与反治两方面。

（一）治标与治本

“标”与“本”是一个相对的概念，可用以说明病变过程中各种矛盾的主次关系。标与本的含义是多方面的：就病因与症状来说，病因为本、症状为标；就正邪双方来说，正气为本、邪气为标；就疾病的先后来说，旧病、原发病为本，新病、继发病为标；就病位来说，脏腑病为本、肌表经络病为标等。标本不是绝对的，而是相对的、有条件的。一般而言，本代表着疾病过程中占主要地位和起主要作用的方面，而标代表疾病过程中居次要地位的方面。在特殊情况下，标也可以转化为主要方面。因此，临证时必须分清病证的标本主次、轻重缓急，以更好地施治。

1. 急则治标 一般情况下，治病求本是治疗疾病的根本原则。但在某些特殊情况下，标也可转化为矛盾的主要方面。如高热、昏迷、大出血、剧烈的疼痛，或在原有的疾病外，又发生了来势较急的新病等。这时标病很急，不及时解决就可能会危及患者的生命，或影响对本病的治疗，故应先治其标而后治其本。如大出血的患者，无论什么原因引起的出血，都应先止血，待血止后再治发病之本。由此可见，治标只是紧急情况下的权宜之计，其目的仍然是为了更好地治本。所以急则治标的原则，实质上是治病求本原则的补充。

2. 缓则治本 缓则治本的原则，一般适用于慢性疾病，病势迁延，暂无急重病状或病势向愈，正气已虚，邪尚未尽之际。如肺阴虚所致的咳嗽，肺阴虚为本，咳嗽为标，治用滋阴润肺之法，肺阴充足，则咳嗽自愈。

3. 标本兼治 在标病与本病并重的情况下，可采取既治标又治本的标本兼治法。此时单治本或单治标，都不能适宜治疗病证的要求，故必须标本兼治。如素体气虚的患者反复外感，病之本是正气虚弱，标为外感表邪。若单纯益气则表邪不去，仅用解表则更伤正气，此时可采用益气解表的方法以标本兼顾，可收相辅相成之功。

由此可见，标本先后的治疗原则，是高度原则性和灵活性的统一。临床上或先治本，或先治标，或标本兼治，应视病情变化适当掌握，但最终要抓住主要矛盾，做到治病求本。

（二）正治与反治

一般情况下，疾病的本质和表现出来的现象是一致的，但由于疾病的复杂性，有时疾病的本质与现象（假象）并不一致，如真热假寒、真寒假热、真实假虚、真虚假实等。因此针对疾病的表象（包括假象）而言，就有正治和反治之别。

1. 正治 正治是逆其证候性质而治的一种治则，又称逆治。适用于疾病的本质和现象相一致的病证，是临床上最常用的治则。正治包括寒者热之、热者寒之、虚则补之、实则泻之四方面内容。

（1）寒者热之 是指寒证出现寒象，用温热药治疗。如表寒证用辛温解表法、里寒证用辛热温里法等。

（2）热者寒之 是指热证见热象，用寒凉药治疗。如表热证用辛凉解表法、里热证用苦寒清里法等。

（3）虚则补之 是指虚证见虚象，用补益药治疗。如血虚用养血法、阴虚用滋阴法等。

（4）实则泻之 是指实证见实象，用祛邪泻实药物治疗。如瘀血用活血化瘀法、食积用消导法等。

2. 反治 反治是顺从疾病的征象（假象）而治的一种治则，又称从治。反治适用于疾病的征象与本质不完全一致的病证。究其实质，仍是在治病求本原则指导下，针对疾病的本质进行治疗。反治包括热因热用、寒因寒用、通因通用、塞因塞用四方面内容。

（1）热因热用 是指用热性药物治疗具有假热症状的病证，又称以热治热。适用于阴寒内盛，格阳于外，反见热象的真寒假热证。由于疾病的本质是寒盛，故用温热药物治其真寒，表现于外的假热也就随之消失。

（2）寒因寒用 是指用寒性药物治疗具有假寒症状的病证，又称以寒治寒。适用于里热盛极，阳盛格阴，反见寒象的真热假寒证。由于疾病的本质是热盛，故用寒凉药治其真热，表现于外的假寒也就随之消失。

(3) 通因通用　是指用通利的药物治疗具有通泻症状的实证。适用于因实而致通泻症状的真实假虚证。如食积腹泻治以消导泻下、膀胱湿热引起的小便频数用清热利尿法治疗等，都是针对邪盛致实的本质而治的。

(4) 塞因塞用　是指用补益的药物治疗具有闭塞不通症状的虚证。适用于因虚而致闭塞不通的真虚假实证。如脾虚失运引起的腹胀痞满用健脾益气法治疗，肾虚引起的尿闭用温补肾阳法治疗等，都是针对正虚的本质施治的。

二、扶正祛邪

扶正，即扶助正气；祛邪，即祛除病邪。疾病的发生、发展与正邪双方有密切关系，其中起主导作用的是人体的正气。如果正能胜邪，则病轻而逐渐向愈；正不胜邪，则病重而渐趋恶化。故扶助正气、祛除邪气成为治疗疾病的主要原则。

扶正与祛邪虽然是治疗疾病的两种不同法则，但二者相互为用、相辅相成。扶正增强了正气，有助于机体抗御和祛除病邪，即所谓“正复邪自去”；祛邪能排除病邪对机体的侵害与干扰，达到保护正气、恢复健康的目的，即所谓“邪去正自安”。临证应根据邪正双方在病证中所处的地位灵活掌握，或扶正，或祛邪，或扶正祛邪兼用。

（一）扶正

扶正，适用于正虚而邪不盛，以正虚为主要矛盾的病证。临床上可根据患者的具体情况，运用益气、养血、滋阴、助阳等治法。

（二）祛邪

祛邪，适用于邪盛而正未衰，以邪实为主要矛盾的病证。临床上可根据患者的具体情况，运用发汗、清热、泻下、消导、祛湿、化瘀等治法。

（三）扶正与祛邪兼用

扶正与祛邪兼用，也叫攻补兼施，适用于正虚邪实、虚实夹杂，但二者均不甚重的病证。若单纯扶正则容易留邪，若单纯祛邪又易伤正，此时就应扶正与祛邪同时兼用。但这并不等于扶正与祛邪各半，仍应分清主次，根据邪正消长的实际情况灵活运用。如果正虚较重，应以扶正为主兼顾祛邪。如气虚感冒，则应以补气为主兼以解表。倘若邪实较重，则以祛邪为主兼顾扶正。如温热病过程中，邪势亢盛，阴液被耗，表现为壮热、汗多、心烦口渴、咽干舌燥，可用清热为主，兼以养阴液之法治疗。总之，临证应分清正虚与邪实的主次、先后、轻重、缓急，以正确处理好扶正与祛邪的辩证关系，达到“扶正不留邪，祛邪不伤正”。

三、调整阴阳

中医学认为，一切疾病的根本原因都是阴阳失调所致。因此，治疗疾病就应调整阴阳，损其有余，补其不足，使阴阳恢复到相对平衡的状态，从而达到治愈疾病的目的。

（一）损其有余

损其有余，适用于阴阳偏盛的情况。指阴或阳的一方偏盛有余的病证，应当用“实则泻之”的方法来治疗。阴盛则寒的实寒证，根据“寒者热之”的原则，用温热的药物来温散阴寒。阳盛则热的实热证，根据“热者寒之”的原则，用寒凉的药物来清泻阳热。

由于阴阳是对立制约的，“阴胜则阳病，阳胜则阴病”。因此，在阴阳偏盛的病变中，应注意有无另一方偏衰的情况存在。若有相对一方偏衰时，则当兼顾其不足，配以滋阴或助阳之品。

（二）补其不足

补其不足，适用于阴阳偏衰的情况。指对于阴阳偏衰的病证，应当采用“虚则补之”的方法予以治疗。对阴虚则热的虚热证，采用阳病治阴的原则，用补阴的方法治疗。对阳虚则寒的虚寒证，采用阴病治阳的原则，用补阳的方法治疗。

知识链接

阳病治阴的原则，又称为“壮水之主，以制阳光”，是指用滋阴的药物来制约阳盛。阴病治阳的原则，又称为“益火之源，以消阴翳”，是指用补阳的药物来消除阴盛。

由于阴阳互根，所以阴虚可累及阳、阳虚可累及阴，从而出现阴阳两虚的病证，治疗上则应阴阳双补。其中，阴虚为主者以补阴为主，兼以补阳；阳虚为主者以补阳为主，兼以补阴。

此外，在治疗阴阳偏衰的病证时，还应注意阳中求阴、阴中求阳。阳中求阴，即治疗阴虚证时，在滋阴剂中适当佐以补阳药，使“阴得阳升而泉源不绝”。阴中求阳，即治疗阳虚证时，在温阳方药中佐以滋阴药，使“阳得阴助而生化无穷”。

四、三因制宜

三因制宜，指治疗疾病时，要根据季节气候、地理环境，以及患者体质强弱、年龄大小等不同情况，制定适宜的治疗方法。

（一）因时制宜

因时制宜，就是要根据不同季节的气候特点，来制定适宜的治法与用药。四时气候的变化对人体的生理、病理都有一定影响。冬季严寒，人体腠理致密；夏季炎热，人体腠理疏松。若同是外感风寒，冬季则应重用辛温解表，使邪从汗解；夏季则用药不宜过于辛温，以防发散太过而伤津耗气。又如长夏湿气当令，病多夹湿，治疗时则应适当加入一些化湿、利湿药物。

（二）因地制宜

因地制宜，就是要根据不同地区的地理环境特点，制定适宜的治法与用药。不同地区由于气候条件及生活习惯不同，人的生理和病理也不尽相同，所以治疗与用药亦应有所差异。如我国西北高原地区气候干燥寒冷，所以病多燥寒，治疗时宜偏于辛润；东南沿海地区气候潮湿而温热，所以病多湿热，治疗时宜偏于清化。即使相同的病证，治疗用药亦当考虑不同地区的特点。例如同一风寒表证，需用辛温解表药，西北干寒地区往往要用麻黄、桂枝等药性较强的药物，而在东南湿热地区常常只用荆芥、防风等药性和缓的药物。

（三）因人制宜

因人制宜，指要根据患者的年龄、性别、体质、生活习惯等方面的特点，制定适宜的治法与用药。

1. 年龄 老年人气血衰少，脏腑功能多已减退，患病多虚证或正虚邪实。治疗时要在顾护正气，即便邪实当攻者，用药亦应慎重，以防损伤正气。小儿生机旺盛，但脏腑娇嫩，形气未充，多病饥饱不匀，寒温失调，当慎用峻剂和补剂。

2. 性别 男女性别不同，各有其生理病理特点，治疗用药亦当有别。如女性在生理和病理上有经、带、胎、产等特点，治疗时应注意到这些方面。对妊娠患者要慎用攻下，不宜使用峻剂、破血及有毒药物，以防堕胎。

3. 体质 人的体质各不相同，故用药也应有别。形体魁梧者，药量宜大；形体瘦小者，药量宜轻。素体阳虚者，药宜偏温；素体阴虚者，药宜偏凉。

4. 职业 不同的职业和工作环境，对人体的生理和病理均有影响，治疗用药也应考虑其特点。一般脑力劳动者，体质虚弱，易患虚证，治疗应偏重扶正；体力劳动者，体质强壮，易患实证，治疗当偏重攻邪。

因时、因地、因人制宜的治疗原则，充分体现了中医治病的整体观念和辨证论治精神。说明治病必须全面地看待问题，具体情况具体分析。

第三节 康复原则

康复，即恢复平安或健康之意。中医康复学历史悠久，是一门以中医理论为指导，研究各种有利于疾病康复的方法和手段，使伤残者、慢性病者、老年病患者及急性病缓解期患者的身体功能和精神状态最大限度地恢复健康的综合性学科。它有着完整而独特的理论和许多行之有效的康复方法，对帮助伤残者消除或减轻功能缺陷，帮助慢性病、老年病等患者祛除病邪，恢复身心健康，均有极其重要的作用。康复的基本原则包括形神结合、内外结合、药食结合以及自然康复与治疗康复结合等。

一、形神结合

形神结合，指形体治疗与精神调摄相结合。中医康复理论认为，人体错综复杂的疾患，都是形神失调的结果。因此，康复医疗必须从形、神两方面进行调理。养形，一是重在补益精血，以滋养形体；二是注意适当运动，以促进周身气血运行，增强抗御病邪的能力。调神主要是通过语言疏导、以情制情和娱乐等方法，使患者摒除一切有害的情绪，创造良好的心境，保持乐观开朗、心气平和的精神状态，避免沮丧、焦急、烦恼、郁闷、不满等有害情绪。这样以形体健康减轻精神负担，以精神和谐促进形体恢复，使形体安康、精神健旺，便能达到形与神俱、身心康复的目的。

二、内外结合

内外结合，即内治法与外治法相结合。内治法，主要指药物、饮食等内服的方法；外治法，则包括针灸、推拿、气功、传统体育、外用药物等多种方法。人体是一个有机的整体，通过经络系统的联系，气血的运行贯通，上下内外各部分之间有着密切的关系。因此在康复治疗的过程中，应掌握并利用这种关系，将内治与外治诸法灵活地结合运用。内治法可调整脏腑阴阳气血，恢复和改善脏腑组织的功能活动。外治法能通过经络的调节作用，疏通体内阴阳气血的运行，故内外结合，综合调治，能促进患者的整体康复。一般来说，病在脏腑者，以内治为主，配合外治；病在经络者，以外治为主，配合内治；若脏腑经络同病者，则内治与外治并重。如高血压病常以药物内治为主，配合针灸、推拿、磁疗等外治之法；颈椎病则多以牵引、针灸、推拿等外治法为主，再配合药物进行内治。

三、药食结合

药食结合，即药物治疗与饮食调养相结合。由于药物治疗具有康复作用强、见效快的特点，因此是康复医疗的主要措施。但恢复期的患者大多病情复杂，病程较长，长时间服药既难以坚持，又可能会损伤脾胃功能。饮食虽不能直接祛邪，但能通过调节脏腑功能以补偏救弊，达到调整阴阳、促进疾病康复的目的。而且饮食与日常生活相融合，优点颇多，如制作简单、味道鲜美、易被患者接受、便于长期服用等。因此以辨证论治为基础，有选择地服用某些食物，做到药物治疗与饮食调养相结合，不仅能增强疗效，相辅相成，发挥协同作用，也可减少药量，预防药物的副反应，缩短康复所需时间。

四、自然康复与治疗康复结合

自然康复，指借助自然因素促进患者康复的方法。大自然中存在着许多有利于机体康复的因素，如日光、空气、泉水、花草、高山、岩洞、森林等。人是依赖自然界而生存的，不同的自然因素必然会对人体产生不同的影响，例如空气疗法可使人头脑清新、心胸开阔，增强神经系统的调节功能；日光疗法可温养体内的阳气，改善血液循环，加速新陈代谢；热砂疗法有温经祛湿之功，适宜于风寒湿痹证；花卉疗法可美化环境，使人心情愉悦等。因此在运用药物、针灸、气功等治疗康复方法的同时，可以有选择性和针对性地结合自然康复方法，利用这些自然因素对人体不同的作用，以提高康复的效果。

自我测试题

一、单项选择题

1. “见肝之病，知肝传脾，当先实脾”的治疗原则属于（　　）
   A. 未病先防　B. 既病防变　C. 治病求本
   D. 扶正祛邪　E. 调整阴阳
2. “塞因塞用”的治疗原则，适用于（　　）
   A. 表实里虚证　B. 虚实夹杂证　C. 真虚假实证
   D. 真实假虚证　E. 真寒假热证
3. 属于治则的是（　　）
   A. 发汗　B. 益气　C. 扶正
   D. 催吐　E. 化痰
4. “寒因寒用”的治疗原则是（　　）
   A. 虚寒证用寒药　B. 假寒证用寒药　C. 实寒证用寒药
   D. 假热证用寒药　E. 假寒证用热药
5. 中医治疗疾病的最根本原则是（　　）
   A. 调整阴阳　B. 扶正祛邪　C. 标本缓急
   D. 治病求本　E. 三因制宜
6. “通因通用”适用于下列哪种病证（　　）
   A. 脾虚泄泻　B. 肾虚泄泻　C. 寒湿泄泻
   D. 食积泄泻　E. 以上皆非
7. “寒者热之”和“热者寒之”属于（　　）
   A. 阴中求阳　B. 阳中求阴　C. 正治
   D. 反治　E. 阴病治阳
8. 正虚邪实而不耐攻伐的患者，一般采用（　　）
   A. 扶正为主　B. 祛邪为主　C. 先扶正后祛邪
   D. 扶正与祛邪兼用　E. 先祛邪后扶正
9. 素体阳虚感受寒邪用助阳解表法治疗属于（　　）
   A. 急则治其标　B. 缓则治其本　C. 因时制宜
   D. 标本兼治　E. 因地制宜
10. 下列属于既病防变方法的是（　　）
    A. 人工免疫　B. 早期诊断　C. 药物预防

D. 调摄精神　　E. 加强锻炼，增强体质

11. 下列何项属正治法则（　　）

A. 标本兼治　　B. 塞因塞用　　C. 寒者热之

D. 因人制宜　　E. 因地制宜

12. 下列何项不属从治法则（　　）

A. 寒因寒用　　B. 热因热用　　C. 通因通用

D. 热者寒之　　E. 塞因塞用

13. 下列何项不属于中医康复原则（　　）

A. 形神结合　　B. 内外结合　　C. 扶正祛邪

D. 药食结合　　E. 自然康复与治疗康复结合

二、问答题

1. 中医治疗疾病的基本原则主要有哪些？
2. 何谓正治，包括哪些内容？
3. 治未病包括哪几方面？
4. 中医的康复原则有哪些？

第九章 诊 法

学习目标

学习目的：通过学习四诊的基本内容及其临床意义，为后续章节和课程的学习奠定基础。

知识要求：掌握四诊的概念；望神、望色、望舌、问现在症状及脉诊的基本内容和临床意义。熟悉闻诊的方法和基本内容。了解诊法的基本原理及望形态、局部望诊及望排出物、望小儿指纹的基本方法和内容。

能力要求：初步具有运用四诊方法收集并分析病情资料的能力。

诊法，即中医诊察、收集病情资料的基本方法。主要包括望诊、闻诊、问诊、切诊四种诊察手段，简称四诊。

人体是一个有机整体，局部的病变可以影响到全身，内脏的病变也可从五官、四肢、体表等方面反映出来。因此，通过望、闻、问、切四诊可以了解疾病的原因、性质、部位及内部联系，从而为辨证论治提供依据。

望、闻、问、切四诊分别从不同的侧面了解病情，它们相互补充而不能互相取代。临床上只有四诊合参，才能全面了解病情，为正确诊断疾病提供依据。

知识链接

诊法属于中医诊断学的重要内容之一，另外还包括辨证、辨病和病历书写三方面内容。中医诊断疾病的基本原理是司外揣内、见微知著、以常衡变，基本原则包括整体审察、诊法合参、病证结合三方面。

中医诊断学的发展，历史悠久，源远流长。春秋战国时期名医扁鹊即以“切脉、望色、听声、写形”言病之所在。西汉名医淳于意创“诊籍”，详细记录患者的姓名、居址、病状以及方药、就诊日期，作为复诊参考。西晋名医王叔和所著的《脉经》，集汉以前脉学之大成，分述三部九候、寸口、二十四脉等脉法，为我国现存最早的脉学专著。《敖氏伤寒金镜录》是我国现存最早的论舌专著。明·李时珍所撰的《濒湖脉学》，取诸家脉学之精华，论述27种脉的脉体、主病和同类脉的鉴别，言简意深，便于习诵，为后世推崇。

第一节　望　诊

望诊，是医生运用视觉，有目的地观察患者的神色形态、局部表现、排出物及舌象等，以了解疾病情况的一种诊察方法。

中医学认为，人是一个有机整体。人体外部，尤其是面部、舌体等与脏腑密切相关。局部的病变可以影响到全身，而体内的气血、脏腑、经络等的病理变化，也必然会在体表相应部位反映出来。因此，观察人体外部征象，即可了解内脏病变。正如《灵枢·本脏》所言："视其外应，以知其内脏，则知所病矣。"

望诊的内容主要包括全身望诊、局部望诊、望排出物、望舌及望小儿指纹五部分。

一、全身望诊

全身望诊，又称整体望诊，是医生对患者的神、色、形、态等进行观察，以获得对患者健康或疾病的总体印象。

（一）望神

神，是指整个人体生命活动的外在表现，具体反映于人体的目光、面色、表情、体态言语、意识、呼吸等方面。由于目为五脏六腑精气之所注，目系通于脑，为肝之窍，心之使，"神藏于心，外候在目"。因而望眼神是察神的重点。

神的产生与人体精气血津液和脏腑功能的关系非常密切。所以，观察患者神的旺衰，可以了解其精气的盛衰，推断病情的轻重、预后。故《素问·移精变气论》说："得神者昌，失神者亡。"

临床根据神的盛衰和病情的轻重，一般可分为得神、少神、失神、假神及神乱五种情况。

1. 得神　又称有神，表现为神志清楚、语言清晰、目光明亮、呼吸均匀、面色荣润、表情自然、反应灵敏、动作灵活、体态自如等。提示正气充足，脏腑功能旺盛。若见于患者，则说明正气未伤，脏腑功能未衰，病情较轻，预后良好。

2. 少神　又称神气不足，是精气不足、神气不旺的反映，介于得神与失神之间。表现为精神不振、两目乏神、面色少华、肌肉松软、少气懒言、倦怠乏力、动作迟缓等。提示精气轻度损伤，脏腑功能较弱，正气不足。常见于虚证患者，或疾病恢复期，正气尚未复原者。

3. 失神　又称无神，是精亏神衰或邪盛神乱的表现，见于久病虚证或邪实患者。临床若表现为精神萎靡、意识模糊、反应迟钝、目无光彩、眼球呆滞、面色无华或晦暗、呼吸微弱或喘促无力、手撒遗尿、肉削著骨、动作艰难，或神昏郑声者，提示精气大伤，功能衰减，多见于慢性久病之人，预后不良。若表现为神昏谵语、躁扰不宁、循衣摸床、撮空理线，或壮热神昏、呼吸气粗、喉中痰鸣，或卒然昏倒、两手握固、牙关紧闭者，提示邪气亢盛，内陷心包，热扰神明；或肝风夹痰，上蒙清窍，阻闭经络，多见于危重患者，属病重。

4. 假神 病情危重患者，由于精气极度衰竭，突然出现某些似乎暂时“好转”的症状，称之为假神。如患者本已失神，突然神识似清，想见亲人，或原本目光晦滞，突然目似有光却浮光外露，或原本面色晦暗，却突然两颧泛红如妆，或原本毫无食欲，却突然索食且食量大增等，提示脏腑精气极度衰竭，正气将脱，阴不敛阳，虚阳外越，阴阳即将离决，常是危重患者临终前的预兆，古人将其喻为“回光返照”或“残灯复明”。

知识链接

假神应与病情好转加以区别。一般假神见于垂危患者，患者局部症状的突然“好转”，与整体病情的恶化不相符合，且短时之后，病情很快恶化，甚至死亡。重病好转时，其身体各方面的好转是逐渐的，并与整体状况好转一致，如饮食渐增、面色渐润、身体功能渐复等。

5. 神乱 是指神志错乱或神志异常，属狭义之神的异常表现，多见于癫、狂、痫等患者。癫证表现为表情冷漠，寡言少语，闷闷不乐，甚则精神痴呆，哭笑无常等；狂证表现为烦躁不宁，登高而歌，弃衣而行，呼号怒骂，打人毁物，不识亲疏等；痫证表现为突然昏倒，不省人事，口吐涎沫，四肢抽搐，伴有怪叫声（多如羊叫声），醒后如常人。

（二）望色

望色，又称色诊，是指通过观察患者全身皮肤的色泽变化来诊察疾病的方法。皮肤的色泽是脏腑气血的外荣，包括颜色和光泽两方面。皮肤的颜色分为青、赤、黄、白、黑五种，简称五色，其变化可反映疾病的不同性质和不同脏腑的病证。皮肤的光泽，即皮肤之荣润或枯槁，可反映脏腑精气的盛衰。

面部血脉丰富，皮肤薄嫩，色泽变化易显露于外，且面部皮肤多外露，故望色主要是观察面部的色泽。

1. 常色 即正常人的面色。我国正常人面色的特点是红黄隐隐，明润含蓄，是人体精充神旺、气血津液充足、脏腑功能正常的表现。但是由于体质不同，以及受季节、气候等因素的影响，面色可有偏红、偏黑、偏白等差异。但只要是明润光泽而不特别显露，都属于正常面色范围。

知识链接

常色又有主色和客色之分。主色是人之种族皮肤的正常色泽，又称正色。主色为人生来就有的基本面色，终生基本不变。但由于种族、禀赋等原因，主色也有偏赤、白、青、黄、黑的差异。古人按五行理论将人的肤色分为金、木、水、火、土五种类型，并认为金行人肤色稍白、木行人肤色稍青、水行人肤色稍黑、火行人肤色稍红、土行人肤色稍黄。客色是指因外界环境因素（季节、昼夜等）的影响，或生活条件的差异，而发生正常变化的面色。如春季面稍青、夏季面稍赤、长夏面稍黄、秋季面稍白、冬季面稍黑，白昼面红润、黑夜面暗淡等。

2. 病色 指不正常的面部色泽。病色的特点是：晦暗、暴露。面部病色的显露程度与光泽的有无受疾病的新久、轻重、病性等多种因素影响。一般而言，新病、轻病、阳证，面色鲜明、显露，但有光泽；而久病、重病、阴证，则面色显露与晦暗并见。

古人根据大量临床经验，将病色归纳为青、赤、黄、白、黑五种，分别提示不同脏腑和不同性质的疾病。这种根据患者面部五色变化进行诊察疾病的方法，称五色诊，或称五色主病。

（1）青色 色青由寒凝气滞、经脉阻滞而成。主寒证、痛证、瘀血证、惊风证。面色淡青，多为虚寒证。面色青黑，多为实寒证、剧痛。面色青灰、口唇青紫，伴心胸憋闷疼痛者，多属心阳虚衰兼心血瘀阻的胸痹。若心悸、胸痛反复发作，突发剧烈胸痛，面色青灰，口唇青紫，冷汗不止，肢凉脉微，属心阳暴脱。小儿高热，若见眉间、鼻柱、唇周色青者，多属惊风或惊风先兆。

（2）赤色 赤色多因热盛而脉络扩张，面部气血充盈或虚阳浮越所致。主热证，亦可见于戴阳证。满面通红者，多属外感发热或脏腑火热炽盛的实热证。两颧潮红者，多属阴虚阳亢的虚热证。久病、重病面色苍白，却颧红如妆，游移不定者，为戴阳证，多因久病脏腑精气衰竭，阴不敛阳，虚阳浮越所致，属病危。

（3）黄色 黄色多由脾虚不运，气血不足，面部失荣，或湿邪内蕴所致。主脾虚、湿证。面色淡黄而晦暗不泽者，称萎黄，多属脾胃气虚，运化无力，气血不足；面色淡黄而兼虚浮者，称黄胖，属脾气虚衰，湿邪内盛。面目一身俱黄者，称黄疸，其中黄色鲜明如橘皮色者，属阳黄，乃湿热熏蒸而成；黄色晦暗如烟熏者，为阴黄，为寒湿郁滞所致。

（4）白色 白色多由气虚血少，或阳气虚弱，无力行血上充于面所致。主虚证、寒证、失血证。面色淡白无华，伴唇舌色淡者，多属气血不足。面色㿠白者，为阳虚或阳虚水泛。面色苍白者，多属阳气暴脱之亡阳证，或阴寒凝滞、血行不畅之实寒证，或大失血之人。

（5）黑色 黑色多因肾阳虚衰，血失温养，脉络拘急，血行不畅，或肾精亏虚，面部失荣所致。主肾虚、寒证、水饮、瘀血证。面黑暗淡者，多属肾阳虚，水寒不化，血失温养所致。面黑干焦者，多属肾阴虚，阴虚火旺，机体失养所致。眼眶周围色黑者，多属肾虚水饮或寒湿带下。面色黧黑，肌肤甲错者，多为瘀血日久所致。

知识链接

病色又有善色和恶色之分。善色指患者面色虽有异常，但仍光明润泽。提示病变尚轻，脏腑精气未衰，胃气尚能上荣于面。如阳黄患者面色黄而鲜明如橘皮色，即为善色。恶色：指患者面色异常，且枯槁晦暗。提示病变深重，脏腑精气已衰，胃气不能上荣于面。如鼓胀患者面色黄黑晦暗枯槁，即为恶色。

以赤色为例，面色如以缟（白绢，半透明而有光泽）裹朱砂，红色隐约内含而有光泽，具有明润含蓄的特点，为常色；面色赤如鸡冠，色鲜红显露但有光泽，属病色，但脏腑精气未衰，故为善色；面色赤如衃血（凝聚之死血），色紫红暴露而晦暗、枯槁，表明脏腑精气衰败而病重，故为恶色。

（三）望形

望形，又称望形体，是通过观察患者形体的强弱胖瘦、体质形态和异常表现等，来诊察病情的方法。

人体以五脏为中心，通过经络气血外连筋、脉、肉、皮、骨五种基本组织（五体），从而构成躯体。五体赖五脏精气的充养，五脏精气的盛衰和功能的强弱也可通过五体反映于外。形体的强弱与内脏功能的盛衰是统一的，一般内盛则外强，内衰则外弱。故观察患者形体的强弱胖瘦情况，可以了解脏腑的虚实和气血的盛衰。

1. 形体强弱

（1）强壮　表现为骨骼粗大、胸廓宽厚、肌肉结实、筋强力壮、皮肤润泽、精力充沛、食欲旺盛等，提示内脏坚实，气血旺盛，抗病力强，不易患病，即使患病也易治，预后较好。

（2）羸弱　表现为骨骼细小、胸廓狭窄、肌肉瘦削、筋弱无力、皮肤枯燥、精力不足、食欲不振等，提示内脏虚弱，气血不足，抗病力弱，容易患病，且病后迁延难愈，预后较差。

2. 形体胖瘦

（1）肥胖　体形特点是头圆形，颈短粗，肩宽平，胸厚短圆，大腹便便，体形肥胖。若形体肥胖，但肌肉结实、食欲旺盛、神旺有力，为形健气充，不属病态。若形体肥胖、肉松皮缓、食少懒动、动则气喘乏力，属形盛气虚。多见于阳虚脾弱，痰湿内盛之人，易患哮喘、眩晕、中风等，故有“肥人多痰湿”之说。

（2）消瘦　体形特点是头长形，颈细长，肩狭窄，胸狭平坦，大腹瘦瘪，体形瘦长。若形体较瘦，但精力充沛、神旺有力，属健康之人。若形瘦乏力、气短懒言，多属后天不足，气血亏虚；形瘦多食，多为阴虚火旺，可见于消渴、瘿瘤等病；形瘦颧红，皮肤干枯者，多属阴血不足，形体失养，多见于温病后期、肺痨等。故有“瘦人多虚火，多痨嗽”之说。若久病卧床不起，骨瘦如柴者，是脏腑精气衰竭，属病危之象。

知识链接

体重指数，是目前国际上常用的衡量人体胖瘦程度及是否健康的一个标准。体重指数（BMI）= 体重（kg）/身高（m）^{2}。2000 年国际肥胖特别工作组提出了亚洲成年人 BMI 正常范围是 18.5～22.9；<18.5 为体重过轻；≥23 为超重；23～24.9 为肥胖前期；25～29.9 为Ⅰ度肥胖；≥30 为Ⅱ度肥胖。

（四）望态

望态，又称望姿态。姿，即姿势、体位；态，即形体动态。望姿态是通过观察患者的动静姿态及与疾病有关的体位变化来诊察病情的方法。

患者的动静姿态和体位变化都是疾病的外在表现。阳主动，阴主静。阳、热、实证患者，多表现为躁动不安；阴、寒、虚证患者，多表现为喜静懒动。肢体运动受心神支配，望姿态还可判断心神状况。心神正常，肢体运动自如，动作协调；心神失常，则肢体动静失调，可见被动体位、强迫体位、无意识动作等异常动态。此外，不同的疾病常常可迫使患者采取不同的体位和动态，以减轻疾病痛苦。

1. 姿态异常

（1）坐姿　坐而仰首、胸胀气粗者，多属肺实气逆；坐而喜俯、少气懒言者，多属肺虚体弱。但坐而不得平卧或只能半卧，卧则气逆咳喘，呼吸困难者，多属肺胀咳喘或水饮停于胸腹。

（2）卧姿　卧时面常向里、喜静懒动、身重不能转侧者，多属阴证、寒证、虚证；卧时面常向外、躁动不安、身轻自能转侧者，多属阳证、热证、实证。仰卧伸足、掀去衣被者，多属实热证；蜷卧缩足、喜加衣被者，多属虚寒证。

（3）立姿　站立不稳、其态似醉，伴眩晕者，多属肝风内动或脑有病变；不耐久立、站立时常欲依靠他物支撑，多属气血虚衰。站立（或坐）时常以手扪心、闭目不语，多见于心虚怔忡；若以手护腹、俯身前倾，多为腹痛之征。

（4）行态　以手护腰、弯腰曲背、行动艰难，多为腰腿病；行走时突然止步不前、以手护心，多为脘腹痛或心痛；行走时身体动摇不定，是肝风内动，或筋骨受损，或脑有病变。

2. 动态异常　患者唇、睑、指、趾颤动者，若见于外感热病，多为动风先兆；若见于内伤虚证，多为气血不足，筋脉失养，虚风内动。颈项强直、两目上视、四肢抽搐、角弓反张，常见于小儿惊风、破伤风、痫病、子痫、马钱子中毒等。卒然昏倒、不省人事、口眼㖞斜、半身不遂者，属中风。若卒然昏倒、不省人事，口吐涎沫、四肢抽搐、醒后如常者，属痫病。肢体软弱、行动不便，多属痿证。关节拘挛、屈伸不利，多属痹证。儿童手足伸屈扭转、挤眉眨眼、努嘴伸舌、状似舞蹈而不能自制，多由气血不足、风湿内侵所致。

二、局部望诊

局部望诊是在全身望诊的基础上，根据病情和诊断的需要，对患者的某些局部进行有目的的观察，以测知相应脏腑病变的诊察方法。

（一）望头面

1. 望头部 头为精明之府，内藏脑髓，脑为髓海，由肾所主；头又为诸阳之会，手足三阳经及督脉皆上行于头，足厥阴经及任脉亦上行于头，脏腑精气可通过经脉上行于头。故望头部情况，主要可以诊察肾、脑的病变和脏腑精气的盛衰。

小儿头形过大或过小，伴有智力低下，多为先天不足，肾精亏损。囟门突起，称囟填，多属热证。囟门凹陷，称囟陷，多属虚证。囟门迟闭，称解颅，是先天肾气不足或后天脾胃虚弱，骨骼发育不良所致。头颈软弱不能竖立者，多为肾精不足，发育不良。头摇不能自主，不论成人或小儿，多为肝风内动之兆，或为年老气血虚衰，脑神失养所致。

2. 望面部 面部是脏腑精气上荣的部位，又为心之华。面部浮肿，多见于水肿病，常是全身水肿的一部分。面红肿甚、灼热疼痛、压之退色、目不能睁者，称抱头火丹；重者头肿如斗，称大头瘟，多因热毒内结，血热壅盛，或感染时疫，火毒上攻所致。一侧或两侧腮部以耳垂为中心肿起、边缘不清、按之有柔韧感及压痛者，为痄腮，为外感温毒所致，属传染病，多见于儿童。突发一侧口眼㖞斜，患侧面肌弛缓，额纹消失，眼不能闭合，鼻唇沟变浅，口角下垂、向健侧㖞斜，若无半身偏瘫者，为面瘫，多因风邪中络所致；若兼半身不遂者，多为中风，为肝阳化风，风痰阻闭经络所致。患者面部呈恐惧状，称惊恐貌，多见于小儿惊风、狂犬病及瘿瘤等。患者面部呈无可奈何的苦笑状，称苦笑貌，是由于面部肌肉痉挛所致，乃破伤风的特殊征象。

3. 望头发 发为血之余、肾之华，故望头发可了解肾气强弱和精血盛衰。发黄干枯、稀疏易落，多属精血不足，可见于大病后或慢性虚损患者。小儿头发稀疏黄软、生长迟缓，甚或久不生发，多因先天不足，肾精亏损，或喂养不当，气血亏虚所致。小儿发结如穗、枯黄无泽，伴面黄肌瘦，多属疳积。青年发白，伴耳鸣、腰酸者，属肾虚；伴失眠、健忘者，为劳神伤血所致。突然片状脱发，脱落处显露圆形或椭圆形光亮头皮者，称为斑秃，多为血虚受风，或长期精神紧张、焦虑惊恐，损伤精血，发失所养所致。青壮年头发稀疏易落，伴眩晕、耳鸣、腰膝酸软者，为肾虚；头发易落，头皮瘙痒，多屑、多脂者，为血热化燥或兼痰湿所致。

（二）望五官

五官，是指目、舌、口、鼻、耳，内与五脏关联。望五官的异常变化，可以了解脏腑的病变。望舌将另作论述，本处主要介绍目、耳、鼻、口唇、齿龈和咽喉等内容。

1. 望目 目为肝之窍，心之使，五脏六腑之精气皆上注于目，故目与五脏六腑皆有联系。古人将目的不同部位分属五脏，总结归纳出了“五轮学说”：即瞳仁属肾，称水轮；黑睛属肝，称风轮；两眦血络属心，称血轮；白睛属肺，称气轮；眼睑属脾，称肉轮（图9-1）。观察五轮的形色变化，可以诊察相应脏腑的病变。

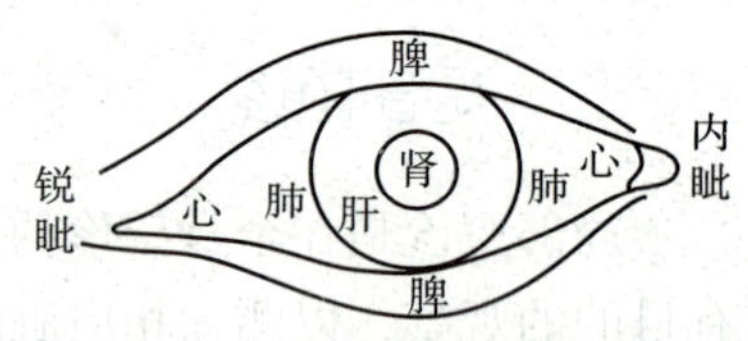

图9-1 目部配属脏腑图

望目包括察目神、目色、目形、目态等内容，其中目神的变化及其临床意义已在望神中介绍，此处重点介绍目色、目形、目态的变化及其临床意义。

（1）目色 目赤肿痛，多属实热；白睛发红，为肺火或外感风热；两眦赤痛，为心火上炎；睑缘赤烂，为脾有湿热；全目赤肿，为肝经风热上攻；白睛发黄，是黄疸的主要标志，为湿热或寒湿内蕴，肝胆疏泄失职，胆汁外溢；目眦淡白，为血少不能上荣于目；目胞色黑晦暗，多属肾虚；目眶周围色黑，常为肾虚水泛或寒湿下注。

（2）目形 目胞浮肿，多为水肿。但健康人低枕睡眠后一时性胞睑微肿不属病态。老年人下睑浮肿，多为肾气虚衰。眼窝凹陷，多见于吐泻伤津或气血虚衰的患者。久病重病，眼眶深陷，甚则视不见人，则为阴阳竭绝之候，属病危。眼球突出，兼咳喘气短者，属肺胀；兼颈前肿块，急躁易怒者，为瘿瘤。胞睑红肿，若睑缘肿起结节如麦粒，红肿不甚者，为针眼；若胞睑漫肿，红肿较重者，为眼丹。二者皆为风热邪毒或脾胃蕴热上攻所致。

（3）目态 目睛凝视、瞪目直视、戴眼反折、横目斜视等，多属肝风内动之征，属病重，或脏腑精气耗竭，或痰热内闭证。小儿昏睡露睛，多为脾胃虚衰，或吐泻伤津所致。胞睑无力张开而上睑下垂，称眼睑下垂，又称睑废。双睑下垂者，多属先天不足，脾肾亏虚；单睑下垂者，多因脾气亏虚或外伤所致。

2. 望耳 肾开窍于耳，心寄窍于耳，手足少阳经脉布于耳，耳为“宗脉之所聚”。所以耳与全身均有联系，尤与肾、胆关系密切。望耳主要注意耳之色泽及耳内情况。

耳轮淡白，多属气血亏虚；耳轮红肿或耳内流脓水，多为肝胆湿热所致；耳轮青黑，多见于阴寒内盛或剧痛患者；耳轮干枯焦黑，可见于温病后期肾阴耗伤及下消证，多属肾精亏虚，精不上荣，为病重；小儿耳背有红络，耳根发凉，多为麻疹先兆。耳道之内赘生小肉团，称为耳痔，因湿热痰火上逆，气血瘀滞耳道所致。耳道局部红肿疼痛，称为耳疖，多因邪热搏结耳窍所致。

3. 望鼻 鼻为肺窍而属脾经，足阳明胃经分布于鼻旁。所以，望鼻可以诊察肺和脾胃等脏腑的病变。望鼻主要审察鼻之形态及鼻内分泌物。

鼻头红肿生疮，多属胃热或血热；鼻端生红色粉刺，称为酒皶鼻，多因肺胃蕴热，侵入血络所致；鼻柱溃陷，多见于梅毒；鼻柱塌陷，且眉毛脱落，多为麻风恶候。鼻翼扇动，是肺失宣降、呼吸困难的表现，多因痰热阻肺，见于哮病、喘病等。鼻流清涕，为外感风寒或阳气虚弱；鼻流浊涕，属外感风热或肺胃蕴热；鼻流腥臭脓涕，日久不愈者，为鼻渊，乃外感风热或肝胆湿热上逆于鼻所致。

4. 望口与唇 脾开窍于口，其华在唇，手足阳明经环绕口唇，故望口与唇的异常变化，主要可以诊察脾胃病变。望口唇主要诊察其色泽、润燥及形态变化。

唇色淡白，为血虚或失血；唇色紫黯或黯黑，为血瘀；唇色深红，多属热盛；嘴唇红肿而干者，多属热极；嘴唇呈樱桃红色，多见于煤气中毒。口唇干燥，说明津液已伤；口唇糜烂，多为脾胃积热上蒸所致；口角流涎，见于小儿多属脾气虚弱，见于成人多为风中络脉或中风后遗症；口腔糜烂，为口疮，多由心脾积热上蒸所致；小儿口腔黏膜、舌上满布片状白屑，状如鹅口，称鹅口疮，多因湿热秽浊之气上蒸于口所致。口喎斜，多为风痰阻络所致。口唇频繁开阖，不能自禁或口角掣动不止，多为热极生风或脾虚生风所致。

5. 望齿与龈 齿为骨之余，骨为肾所主；龈护于齿，为手足阳明经分布之处，故望齿与龈主要可以诊察肾、胃的病变，以及津液的盈亏。望齿、龈应注意其色泽、形态和润燥的变化。

牙齿干燥，为胃阴已伤；牙齿光燥如石，为阳明热盛，津液大伤；牙齿燥如枯骨，多为肾阴枯竭、精不上荣所致。牙关紧咬难开者，多属风痰阻络或热极生风；咬牙龂齿，多为热盛动风；睡中龂齿，多为胃热或虫积所致，亦可见于常人。

牙龈淡白，多属血虚或失血；牙龈红肿疼痛，多为胃火亢盛。牙缝出血，为齿衄，兼齿龈红肿疼痛者，属胃火亢盛；若齿龈不红不痛而微肿者，多为虚火上炎或脾不统血所致。龈肉萎缩，牙根暴露，牙齿松动，称为牙宣，多属肾虚或胃阴不足，虚火燔灼，龈肉失养所致。牙龈溃烂，流腐臭血水，称为牙疳，多因外感疫疠之邪，积毒上攻所致。

6. 望咽喉 咽喉为肺、胃之门户，足少阴肾经循喉咙，挟舌本，亦与咽喉关系密切。故望咽喉主要可以诊察肺、胃、肾的病变。望咽喉应注意其色泽和形态的变化。

若咽部红肿灼痛明显，多由肺胃热毒壅盛所致；咽部嫩红，肿痛不著，多由肾阴亏虚，虚火上炎所致。咽喉一侧或两侧红肿疼痛，形如乳头或状似蚕蛾，称为乳蛾，属肺胃热盛；若红肿溃烂，有黄白色脓点，则称烂乳蛾，为肺胃热毒壅盛所致。咽部溃烂处表面所覆盖的一层黄白或灰白色膜，称为假（伪）膜。若假膜松厚，容易拭去者，病情较轻，是肺胃热浊之邪上壅于咽所致；若假膜坚韧，不易拭去，重剥出血，很快复生者，为白喉，多见于儿童，因外感疫邪所致。

（三）望皮肤

皮肤为一身之表，内合于肺，卫气循行其间，有保护机体的作用。脏腑气血亦通过经络而外荣于皮肤。望皮肤主要诊察其色泽、形态的变化及表现于皮肤的某些病证，如斑、疹、疔、疖等。

1. 色泽 皮肤发赤，色如涂丹者，称丹毒。多由风热或湿热化火所致，亦可因外伤染毒所致。面、目、皮肤、小便俱黄者，为黄疸。皮肤色黑而晦暗，多由肾阳虚衰，温运无力，血行不畅所致。若色黑干枯不荣，多由劳伤肾精，肌肤失养所致。四肢、面部等处皮肤出现白斑，大小不等，界限清楚，病程缓慢，且无异常感觉者，为白癜风。

2. 形态 皮肤干枯无华，甚至皲裂、脱屑，多因阴津已伤，营血亏虚，肌肤失养，或因外邪侵袭，气血瘀滞所致。皮肤干枯粗糙，状若鱼鳞，称肌肤甲错，属瘀血日久，肌肤失养。

3. 皮肤病证

（1）斑疹　斑疹均为全身性疾病表现于皮肤的症状，两者常并称，但实质有别。

斑，指皮肤黏膜出现深红色或青紫色片状斑块，平铺于皮肤，抚之不碍手，压之不退色，有阳斑和阴斑之分。色深红或紫红，伴实热症状者为阳斑，多由热邪亢盛，内迫营血而发；色青或淡紫，隐隐稀少伴气虚症状者为阴斑，多由脾气虚衰，血失统摄所致。

疹，指皮肤出现红色或紫红色粟粒状疹点，高出皮肤，抚之碍手，压之退色，常见于麻疹和风疹等病，多因外感风热时邪等所致。

无论斑或疹，在外感病中见之，若色红身热，先见于胸腹，后延及四肢，斑疹透发后热退神清者，是邪去正安，为顺；若斑疹布点稠密成团，色深红或紫暗，先见于四肢，后延及胸腹，壮热不退，神识不清者，是邪气内陷，为逆。

（2）白㾦、水痘、湿疹　三者均为皮肤上出现成簇或散在性小水泡。

白㾦，又名白疹，是皮肤上出现的一种白色小疱疹，晶莹如粟，高出皮肤，擦破流水，颈胸多发，四肢偶见，面部不发。白㾦晶莹饱满者为顺，称为晶㾦，乃湿热外达之候。若色枯白，空窍无液者为逆，称为枯㾦，是津液枯竭的表现。

水痘，小儿皮肤出现粉红色斑丘疹，很快变成椭圆形的小水疱，晶莹透亮，大小不等，分批出现，皮薄易破，浆液稀薄，常兼有轻度恶寒发热症状。多因外感时邪，内蕴湿热所致。

湿疹，是指全身或局部皮肤出现红斑、瘙痒，迅速形成丘疹、水泡，破后渗液，形成红色湿润之糜烂面。多因湿热蕴结，复感风邪，郁于肌肤而发。

（3）痈、疽、疔、疖　指发于皮肉筋骨之间的化脓性外科疾患。

痈，是一种发于皮肉之间的急性化脓性疾患。患部红肿高起，根盘紧束，焮热疼痛，易于成脓。多为湿热火毒蕴结，气血壅滞所致。特点是未脓易消，已脓易溃，脓液黏稠，疮口易敛，属阳证。

疽，指气血为毒邪所阻滞，而发于肌肉筋骨间的疮肿，一般分有头疽和无头疽两类。有头疽是发于皮肤肌肉间的急性化脓性疾病，局部皮肤初起即有粟粒状脓头，红肿热痛，易向深部及周围扩散，脓头渐多，溃破后状如莲蓬、蜂窝，属阳证，如脑疽、发背等。无头疽是多种发于骨骼与关节间的化脓性疾病的统称。多发于儿童，初起无头，发无定处，病位较深，漫肿，皮色不变，难消，难溃，难敛，属阴证，如附骨疽、环跳疽等。

疔，是一种发病迅速，易于变化而危险性较大的急性化脓性疾病。多发于颜面和手足，疮形小，根脚深，坚硬如钉，肿痛灼热，来势急剧，毒邪易于扩散。

疖，指肌肤浅表部位、范围较小的急性化脓性疾病，多因外感热毒或湿热蕴结所致。特点是：病位表浅，症状轻微，红肿热痛不甚，脓出则愈。

三、望排出物

望排出物是观察患者的分泌物、排泄物和某些排出体外的病理产物的形、色、质、量的变化，以诊断疾病的一种方法。一般来说，排出物色白、质稀者，多属虚证、寒证；色黄、质稠者，多属实证、热证。

（一）望痰涎

1. 望痰 痰是机体水液代谢障碍所形成的病理产物，望痰应注意痰之色、质、量，据此判断脏腑的病变和病邪的性质。痰白清稀者，属寒痰；痰黄稠有块，属热痰；痰少而黏，难于咳出者，属燥痰；痰白滑量多，易于咳出者，属湿痰；痰中带血，色鲜红者，称为咯血，多因肺阴亏虚、肝火犯肺或痰热壅肺，肺络受损所致；咳吐脓血痰，气味腥臭者，为肺痈，因热毒壅肺，化腐成脓所致。

2. 望涎 口流清涎量多者，多属脾胃虚寒。口中时吐黏涎者，多属脾胃湿热。小儿口角流涎，滞渍颐下，称为滞颐。睡中流涎者，多属胃中有热或宿食内停。

（二）望呕吐物

呕吐物清稀无酸臭味，或呕吐清水痰涎者，多因胃阳不足，腐熟无力，或寒邪犯胃，损伤胃阳，导致水饮停于胃，胃失和降所致。呕吐物秽浊酸臭，多因热邪犯胃，胃失和降所致。呕吐不消化食物，味道酸腐，多属伤食。呕吐黄绿色苦水，多属肝胆郁热或湿热。吐血暗红或紫暗有块，夹有食物残渣者，属胃火伤络，或肝火犯胃，或胃腑血瘀所致。

（三）望大便

正常大便色黄，呈软圆柱状或条状。大便清稀水样，多属寒湿泄泻；大便黄褐如糜而臭，多属湿热泄泻；大便夹有黏冻、脓血，为湿热蕴结大肠，肠络受损所致，多见于痢疾或肠癌；大便灰白呈陶土色，多见于黄疸；大便燥结如羊屎，排出困难，多因热盛伤津或阴血亏虚，肠失濡润所致。大便带血，称为便血。若色鲜红，附在大便表面或排便前后滴血者称近血，多见于肠风下血或肛裂、痔疮出血；若色紫暗，或如柏油状，与大便混合者称远血，多因胃肠热盛迫血妄行或脾不统血所致。

（四）望小便

正常小便颜色淡黄，清净而不浑浊。冬天汗少尿多，色较清；夏日汗多尿少，色较黄。小便清长量多，多属虚寒证；小便黄赤而短，多属热证。尿中带血，多因热伤血络，或脾肾不固，或湿热蕴结膀胱所致。尿中有砂石，见于石淋患者，多因湿热蕴结下焦，煎熬尿中杂质，久而结为砂石。小便浑浊如米泔水，或滑腻如脂膏，见于尿浊或膏淋等证，多因脾肾亏虚，固摄无力，脂液下流，或湿热下注，气化不利，清浊不分，并趋于下所致。

四、望舌

望舌，又称舌诊，是通过观察患者舌质和舌苔的变化，以诊察疾病的一种方法。望舌是望诊的重要内容，也是中医诊法的特色之一。

（一）舌诊概述

1. 舌诊原理 舌与脏腑经络密切相关，五脏六腑都直接或间接地通过经络、经筋与舌相联系，但心、脾胃与舌的关系尤为密切。

舌为心之苗，手少阴心经之别系舌本。舌的脉络丰富，赖气血以充盈，而心主血脉，故人体气血运行情况，可以反映在舌质的颜色上；心主神明，舌体的运动受心神支配，舌体运动是否灵活，语言是否清晰，皆与心神密切相关。

舌为脾之外候，足太阴脾经连舌本、散舌下。舌苔禀胃气而生，舌体赖气血充养，舌辨别滋味与消化功能有关。而脾主运化，胃为水谷之海，脾胃为后天之本，气血生化之源。因此，舌象的形成和变化与脾胃功能密切相关。

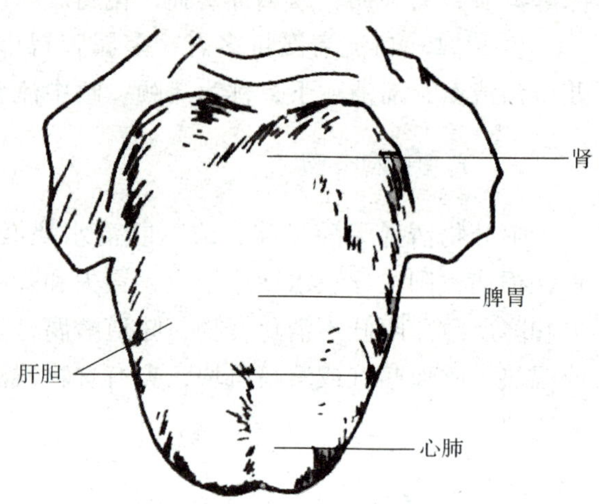

图 9–2 舌诊脏腑部位分属示意图

肝藏血主筋，足厥阴肝经络舌本；肾藏精，足少阴肾经循喉咙，夹舌本；足太阳膀胱之经筋结于舌本；肺系上达咽喉，与舌根相连。其他脏腑也都能通过经络直接或间接地与舌产生联系。因而体内脏腑一旦发生病变，舌象就会出现相应的变化，所以察舌象的变化，可以测知内在脏腑的病变。

前人把舌划分为舌尖、舌中、舌根、舌边四部分，分属于心肺、脾胃、肾、肝胆等脏腑（图 9–2）。这种以舌的分部来诊察脏腑病变的方法，在临床上具有一定的参考价值。

2. 舌诊的方法与注意事项 望舌时，患者应面向自然光线，或坐位或仰卧位，头略扬起，自然地将舌伸出口外。望舌的顺序是先看舌尖，再看舌中、舌边，最后看舌根。由于舌质颜色易变，伸舌时间过长可使舌色失真，而舌苔受观察时间的影响较小，因而望舌应先看舌质，再看舌苔。为保障舌诊的真实性和可靠性，应尽量减少或避免各种非疾病因素对舌象的影响，主要注意以下几点：

（1）光线的影响 光线的强弱与色调，对颜色影响极大。如光线过暗，可使舌色暗滞；日光灯下，舌色多偏紫；白炽灯下，舌苔多偏黄；周围有色物体的反射光，可使舌色发生相应的改变。因此，望舌应以白天充足而柔和的自然光线为佳，如在夜间或暗处，用日光灯为好，光线要直接照射到舌面。

(2) 伸舌姿势 要求患者自然地将舌伸出口外，舌体放松，舌面平展，舌尖略向下，尽量张口使舌体充分暴露。如伸舌过分用力、舌体紧张蜷曲或伸舌时间过长等，都会影响舌体的血液循环而引起舌色改变，或舌苔紧凑变样，或干湿度发生变化。

(3) 饮食或药物的影响 饮食及药物可使舌象发生变化。如进食后，由于食物的反复摩擦，可使舌苔由厚变薄；饮水后，可使干燥的舌苔变得湿润。刚进辛热食物，可使舌质偏红。另外，某些饮食物或药物，可使舌苔染色，称染苔。如饮用牛奶、豆浆、钡剂、椰汁等可使舌苔变白、变厚；进食蛋黄、橘子、柿子、核黄素等，可使舌苔变黄。一般染苔多在短时间内自然退去，或可经揩舌除去。若发现舌象与病情不符，应注意询问饮食、服药等情况予以鉴别。

(4) 口腔对舌象的影响 牙齿残缺，可造成同侧舌苔偏厚；义齿可使舌边留有齿痕；张口呼吸者，往往舌苔干燥。

3. 正常舌象 望舌主要观察舌质和舌苔两方面。舌质，又称舌体，是指舌的肌肉脉络组织。舌苔，是舌体上附着的一层苔状物。舌质和舌苔的综合，统称舌象。望舌时，必须全面观察舌质与舌苔，并进行综合分析，才能对病情做出正确判断。

正常舌象的特征：舌体柔软灵活，大小适中，舌色淡红明润，舌苔薄白均匀，苔质干湿适中，简称“淡红舌，薄白苔”。

(二) 望舌质

望舌质对于诊察脏腑精气的盛衰存亡、判断疾病的预后转归，具有重要意义。望舌质，主要观察舌的色泽、形态以及舌下络脉等方面。

1. 望舌色 舌色，一般分为淡白舌，红舌，绛舌，青、紫舌五种。

(1) 淡白舌 较正常舌色浅淡，白多红少。主气血两虚、阳虚。气血亏虚，血不上荣，或阳气不足，运血无力，均可导致舌肌脉络空虚而不充盈，致舌色浅淡。其中，淡白光莹，舌体瘦薄，为气血两虚；淡白湿润，舌体胖嫩，为阳虚水湿内停之征。

(2) 红舌 较正常舌色红，甚至呈鲜红色。红舌可见于整个舌体，亦可见于舌尖、舌边。主热证，有虚、实之分。全舌老红，苔黄者，为实热证；舌体略小，鲜红少苔，或光红无苔，或有裂纹者，为虚热证。舌尖红赤破溃，多为心火上炎；舌两边红赤，多为肝胆热盛。

(3) 绛舌 较红舌颜色更深，或略带暗红色。主热入营血、阴虚火旺。绛舌多由红舌发展而来，多因热入营血，耗伤营阴，血行瘀滞；或阴虚水涸，虚火上炎所致。其中，舌绛有苔，多属热入营血。绛色愈深，热邪愈甚。舌绛而少苔或无苔，或有裂纹，则为阴虚火旺。

(4) 青、紫舌 全舌呈均匀青色或紫色，或舌上局部出现青紫色斑点者，为青紫舌。主血瘀、热极、寒极、酒毒。全舌青紫，多为全身性血行瘀滞；舌有紫色斑点者，是瘀血阻滞于局部。舌色紫红或紫绛，干枯少津，舌苔黄而干，多为热毒壅盛，内入营血，营阴受灼，气血壅滞所致。舌色淡紫或紫暗而湿润，多为阳气虚衰，运血无力，或阴寒内盛，血脉瘀滞所致。舌色青紫为寒凝血瘀之重症，提示阴寒极盛，阳气受遏，血行凝滞。酒毒内蕴也可见肿胀之紫舌，多见于酒癖患者。

2. 望舌形 舌形是指舌的形状，包括老嫩、胖瘦、芒刺、裂纹、齿痕等方面。

(1) *老嫩舌* 舌质纹理粗糙或皱缩，坚敛而不柔软，舌色较暗者，为苍老舌，多属实证、热证；舌质纹理细腻，浮胖娇嫩，舌色浅淡者，为娇嫩舌，多属虚证、寒证。

(2) *胖瘦舌* 舌体较正常胖大、肥厚，伸舌满口者，称胖大舌。舌体肿大满嘴，甚至不能闭口，舌体不能缩回，称肿胀舌。舌体比正常舌瘦小而薄者，称为瘦薄舌。胖大舌多主水湿内停、痰湿热毒上泛。舌淡胖大者，多为脾肾阳虚，津液输布障碍，水湿之邪停于体内的表现。舌红胖大者，多属脾胃湿热或痰热内蕴，或平素嗜酒，湿热酒毒上泛所致。舌肿胀色红绛，多见于心脾热盛，热毒上壅。某些药物、食物中毒，致血液凝涩，络脉瘀滞，亦可引起舌肿胀而青紫晦暗。瘦薄舌总由气血阴液不足，不能充养舌体所致。其中舌体瘦薄而淡者，为气血两虚；舌体瘦薄而色红绛干燥者，为阴虚火旺。

(3) *芒刺舌* 舌乳头增生、肥大，高起如刺，摸之棘手，称为芒刺。若芒刺干燥，多属热邪亢盛，且热愈盛则芒刺愈多。根据芒刺所生部位，可分辨邪热所在脏腑，如舌尖有芒刺，多属心火亢盛；舌边有芒刺，多属肝胆火盛；舌中有芒刺，多属胃肠热盛。

(4) *裂纹舌* 舌面上出现各种形状的裂纹、裂沟，深浅不一，而裂沟中并无舌苔覆盖。裂纹舌多由精血亏虚或阴津耗损所致。若舌色淡白而有裂纹者，多为气血不足，舌体失养；舌色红绛而有裂纹者，多为邪热炽盛或阴虚火旺。在健康人中，约0.5%的人舌面上有纵、横裂纹，称先天性裂纹舌，不属病态。

(5) *齿痕舌* 舌体边缘有被牙齿压迫的痕迹。主脾虚、水湿内盛证。舌边有齿痕，多因舌体胖大而受牙齿挤压所致，故多与胖大舌同见。舌淡胖大而润，舌边有齿痕者，多属寒湿壅盛或阳虚水湿内停；舌质淡红而舌边有齿痕者，多为脾虚或气虚；舌红而肿胀满口，舌有齿痕者，为内有湿热痰浊壅滞。

3. 望舌态 舌态，即舌体的动态，包括痿软、强硬、歪斜、颤动、吐弄、短缩等。

(1) *痿软舌* 舌体软弱，伸缩无力，转动不便。主阴液亏损，或气血俱虚。舌痿软而淡白无华者，多属气血虚衰，舌体失养所致；舌红干而渐痿者，为肝肾阴亏，舌肌筋脉失养所致。

(2) *强硬舌* 舌体板硬强直，伸缩不便或运动不灵，伴语言謇涩。主热入心包、高热伤津或风痰阻络。舌体强硬，色红绛而少津者，多因邪热炽盛，热陷心包，或热盛伤津；舌体强硬，胖大兼厚腻苔者，多因风痰阻络所致；舌强语言謇涩，伴肢体麻木、眩晕者，多为中风先兆。

(3) *歪斜舌* 伸舌时舌体偏向于一侧。多见于中风或中风先兆。肝风夹痰或夹瘀，痰瘀阻滞一侧经络，使受阻侧舌肌弛缓，收缩无力，而健侧舌肌正常，所以伸舌时向健侧歪斜。

(4) *颤动舌* 舌体震颤、抖动，不能自主。轻者仅伸舌时颤动，重者不伸舌时亦颤抖难宁。主肝风内动。若舌质红绛而颤动，多为热极生风；舌质淡白而颤动，多为血虚生风；舌绛少苔而颤动，多为阴虚动风；舌红绛而颤动不已，伴眩晕肢麻者，为肝阳化风。另外，酒毒内蕴，亦可致舌体颤动。

(5) 吐弄舌 舌伸出口外，不回缩者，称为吐舌；舌微露口外，立即收回，或舐口唇四周者，称为弄舌。主心脾有热。舌质红而吐弄，为心脾有热；舌色紫绛而吐弄，多见于疫毒攻心或正气已绝。小儿智力发育不全，亦可见吐弄舌。

(6) 短缩舌 舌体卷短、紧缩，不能伸长，甚至舌不抵齿。主病情危重。舌短缩，色淡白或青紫而湿润者，多属寒凝筋脉；舌短缩而舌质淡嫩，为气血俱虚，舌失充养；舌短缩而胖、苔滑腻者，多属脾虚痰浊内蕴；舌短缩而红绛干燥者，多属热盛伤津。短缩舌常与痿软舌并见。总之，病中出现短缩舌，是病情危重的表现。此外，先天性舌系带过短，亦可致舌短缩，无辨证意义。

4. 望舌下络脉 正常人舌系带两侧各有一条纵行的大络脉，称为舌下络脉。正常的舌下络脉，管径不超过2.7mm，长度不超过舌尖至舌下肉阜连线的3/5，颜色淡紫。脉络无怒张、紧束、弯曲、增生，排列有序。绝大多数为单支，极少有双支出现。

望舌下络脉，主要观察其长度、形态、色泽、粗细、舌下小血络等变化。方法是：先让患者张口，将舌体向上腭方向翘起，舌尖可轻抵上腭，勿用力太过，使舌体保持自然松弛，舌下络脉充分显露。首先观察舌系带两侧大络脉的长短、粗细、颜色，有无怒张、弯曲等异常改变，然后观察周围细小络脉的颜色、形态有无异常。

舌下脉络异常及其临床意义：舌下络脉细而短，色淡红，周围小络脉不明显，舌色和舌下黏膜色偏淡者，多属气血不足。舌下络脉粗胀，或舌下络脉呈青紫、紫红、绛紫、紫黑色，或舌下细小络脉呈暗红色或紫色网状，或舌下络脉曲张如紫色珠子状大小不等的瘀血结节等改变，都是血瘀的征象。

（三）望舌苔

舌苔是附着于舌面的一层苔状物，由胃气上蒸于舌而成。异常舌苔多由外邪侵袭或脏腑功能失调，致脾胃浊气上升而成。望舌苔主要观察苔色和苔质两方面的变化，以判断病位深浅、病邪性质、津液存亡、病情进退和胃气的有无等。

1. 望苔色 常见的苔色可分为白苔、黄苔和灰黑苔三类。既可单独出现，也可相兼出现。

(1) 白苔 指舌面上附着的苔状物呈白色。多主表证、寒证。表寒证苔多薄白；里寒证苔多白厚；湿浊内停或食积，则苔白厚腻。特殊情况下，白苔也主热证。如苔白厚如积粉，扪之不燥者，称为积粉苔，乃秽浊湿邪与热毒相结而成，常见于瘟疫或内痈。苔白而燥裂，粗糙如砂石，提示邪热炽盛，津液大亏。

(2) 黄苔 黄苔有淡黄、深黄、焦黄之分。多主里证、热证。淡黄苔为热轻，深黄苔为热甚，焦黄苔为热极。舌苔由白转黄，或黄白相间，为外感表邪化热入里。舌苔薄黄，多见于风热表证，或风寒化热入里初期。黄滑苔，多为阳虚寒湿之体，痰饮聚久化热，或为气血亏虚，复感湿热之邪。黄腻苔，为湿热或痰热内蕴，或食积化热。深黄燥苔，主热甚伤津；焦黄苔，为热盛伤津，燥结腑实之证。

(3) 灰黑苔 苔色浅黑，称为灰苔；苔色深灰，称为黑苔。灰苔与黑苔只是颜色浅深不同，临床意义相同，故常合称为灰黑苔。主热盛或寒盛。灰黑苔多由白苔或黄苔转化而成，多在疾病持续一定时日、发展到相当程度后出现。苔灰黑而燥，为热盛伤阴、阴虚火旺；苔灰黑而润，为阴盛阳虚，痰湿久郁。舌边尖呈白腻苔，而舌中舌根部出现灰黑苔，舌面湿滑，多为阳虚寒湿内盛，或痰饮内蕴。舌边尖为黄腻苔，而舌中为灰黑苔，多为湿热内蕴，日久不化所致。舌苔焦黑干燥，舌质干裂起刺，为热盛津枯之征。

2. 望苔质 苔质的变化包括厚薄、润燥、腐腻、剥落等。

（1）厚薄 主要反映邪正盛衰和邪气浅深情况。苔质的厚薄，以“见底”和“不见底”为标准。所谓见底，即透过舌苔能隐隐见到舌体，能见底的为薄苔，不能见底的为厚苔。舌苔薄白，可见于正常人，亦主表证或病轻之里证。厚苔，是胃气夹邪气熏蒸所致，主邪盛入里，或内有痰、饮、水、湿、食积等。舌苔由薄变厚，提示邪气渐盛或表邪入里，为病进；舌苔由厚变薄，舌上复生薄白新苔，提示邪去正复，为病退。

（2）润燥 主要反映体内津液的盈亏和输布情况。舌苔润泽，干湿适中，称润苔；舌面水分过多，伸舌欲滴，扪之湿滑，称滑苔。苔面干燥，望之枯涸，扪之无津，称燥苔；苔质粗糙，扪之碍手，称为糙苔。润苔可见于常人，病中见润苔，提示津液未伤。滑苔为水湿内停的表现，主痰饮、主湿。燥苔主津液已伤，常见于高热、大汗、吐泻后，或过服温燥药物所致；亦有因痰饮、瘀血内阻，阳气被遏，津液不能上承而见燥苔者，属津液输布障碍。糙苔多由燥苔加重而成。舌苔粗糙，津液极少，多见于热盛伤津之重症；苔质粗糙而不干者，多为秽浊之邪盘踞中焦。舌苔由润变燥，表示热盛津伤，或津失输布；舌苔由燥转润，为热退津复，或饮邪始化。

（3）腐腻 主痰浊、食积。苔质颗粒致密而细腻，融合成片，如涂有油腻之物，中厚边薄，紧贴舌面，揩之不去，刮之不脱，为腻苔。苔薄腻，或腻而不板滞者，主食积，或脾虚湿困；苔白腻而滑，主痰浊、寒湿内阻；苔黏腻而厚，口中发甜，主脾胃湿热；苔黄腻而厚，主痰热、湿热、暑湿。苔质颗粒粗大，质地疏松，状如豆腐渣堆铺舌面，边中皆厚，揩之易去，为腐苔。腐苔为胃气衰败，湿浊上泛所致，多见于食积胃肠，或痰浊内蕴。若舌上黏厚一层，有如疮脓，则称脓腐苔，多见于内痈或邪毒内结，属邪盛病重。

（4）剥落 舌苔剥落不全，剥脱处光滑无苔，界限明显，称为花剥苔；若为不规则地大片脱落，边缘苔厚，周界清楚，形似地图，则称地图舌。若舌苔骤然全部退去，以致舌面光洁如镜，称为光剥苔，又称镜面舌。花剥苔是胃腑气阴两伤所致，光剥苔是胃阴枯竭、胃气大伤的征象。

（四）舌象分析

舌质与舌苔的变化，所反映的生理、病理意义各有侧重。舌质主要反映脏腑气血津液的盛衰，舌苔则主要反映病邪的性质和胃气的盛衰。一般情况下，舌质与舌苔的变化是统一的，主病一致。如舌质红、舌苔黄燥，两者都主热，综合判断也为热证。但在临床实践中，舌质与舌苔的变化也有不统一的情况。如舌淡白、苔黄腻，淡白舌多主虚寒，黄腻苔常为湿热之征，舌色与舌苔所反映的病性相反。因舌质主要反映正气，舌苔主要反映病邪，所以平素脾胃虚寒者，复感湿热之邪，便可见上述舌象。当舌质和舌苔所反映的病性不一致时，往往提示体内存在两种或两种以上的病理变化，舌象的辨证意义亦是二者的结合，临床应注意分析病变的标本缓急。

（五）舌诊的临床意义

舌象的变化能较客观地反映病情，对临床辨证立法、处方用药及判断疾病转归、分析病情预后，都有非常重要的意义。

1. 判断正气盛衰　如舌质红润，主气血旺盛；舌色淡白，为气血两虚；舌色暗滞，运动失灵，为失神，提示脏气衰败，正气大伤，预后不良。舌苔有根，是胃气充足；舌苔无根或光剥无苔，是胃气衰败。

2. 区别病邪性质　如黄苔常主热，白苔多主寒，白腻苔为寒湿，黄腻苔为湿热，腐腻苔多是痰浊食积，舌有瘀斑则是瘀血之征。

3. 辨别病位浅深　如苔薄说明病位尚浅，主病邪在表；苔厚提示病位已深，主病邪入里。舌红则邪尚在气分；舌绛紫则邪已深入营血。

4. 推断病势进退　一般说来，苔色由白转黄，由黄转灰黑，苔质由薄转厚，由润转燥，多为病邪由表入里，由轻变重，由寒化热，邪热内盛，津液耗伤，为病进。反之，若舌苔由厚变薄，由黄转白，由燥变润，为病邪渐退，津液复生，病情向愈。

5. 估计病情预后　如舌荣有神、舌面有苔、舌态正常者，为邪气未盛，正气未伤，胃气未败，预后较好；舌质枯晦、舌苔无根、舌态异常者，为正气亏虚，胃气衰败，病情多凶险。

五、望小儿指纹

望小儿指纹是通过观察3岁以下小儿两手食指掌侧前缘部浅表络脉的形色变化来诊察疾病的一种方法，又称望小儿食指络脉。

食指掌侧前缘络脉，为寸口脉的分支，两者同属手太阴肺经，其形色变化，在一定程度上可反映寸口脉的变化，故望小儿指纹与诊寸口脉意义相同。由于3岁以下小儿寸口脉位短小，切脉时只能用一指诊脉，诊脉时又常哭闹，使脉象失真，而小儿皮肤薄嫩，食指络脉易于观察，故常以望指纹代替脉诊。

（一）望指纹方法

观察小儿指纹时，让家长抱小儿面向光亮，医生用左手拇指和食指握住小儿食指末端，再用右手拇指侧缘，在小儿食指掌侧前缘从指尖向指根部推擦几次，用力适中，使指纹显露，易于观察。

（二）指纹三关分布

小儿食指按指节可分为三关：食指第一节为风关，第二节为气关，第三节为命关（图9-3）。正常小儿指纹隐现于风关之内，纹色浅红略紫，呈单枝且粗细适中。

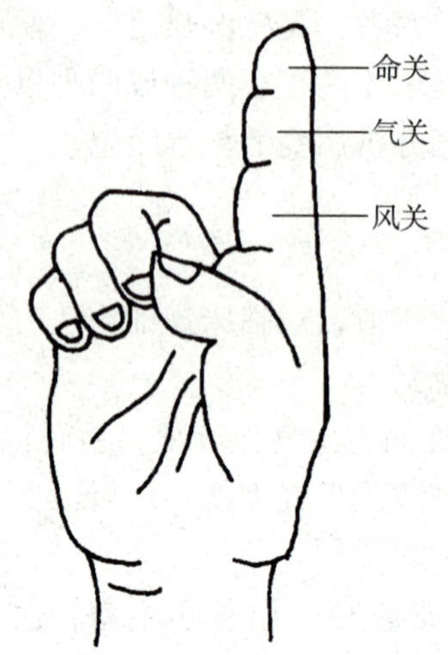

图 9-3　小儿食指脉络三关示意图

（三）望指纹内容及意义

对小儿异常指纹的观察，应注意其纹位、纹色、纹形、纹态等方面的变化。其要点可归纳为：三关测轻重，浮沉分表里，红紫辨寒热，淡滞定虚实。

1. 纹位变化　三关测轻重。根据指纹在食指三关显现的部位，可以推测邪气的浅深和病情的轻重。指纹显于风关者，是邪气入络，邪浅病轻，可见于外感初起；指纹达于气关者，是邪气入经，邪深病重；指纹达于命关者，是邪入脏腑，病情严重；若指纹透过风、气、命三关，一直延伸到指甲端者，称透关射甲，提示病情危重。

2. 纹色变化　红紫辨寒热。纹色鲜红多属外感风寒。纹色紫红，多主热证。纹色青，主风证或痛证；纹色青紫或紫黑色，是血络闭郁；纹色淡白，多属脾虚。

3. 纹形变化　浮沉分表里，淡滞定虚实。指纹浮而明显的，主病在表；沉隐不显的，主病在里。纹细而色浅淡的，多属虚证；纹粗而色浓滞的，多属实证。

第二节　闻　诊

闻诊是通过听声音和嗅气味，以判断正气盛衰、病性寒热和病情轻重的一种诊断方法。听声音，包括诊察患者的声音、语言、呼吸、咳嗽、呕吐、呃逆、嗳气、太息等各种声响。嗅气味，包括嗅病体发出的异常气味、排出物的气味及病室的气味。

一、听声音

声音的发出，不仅是口鼻诸器官直接作用的结果，而且与肺、心、肾等脏腑的虚实盛衰有密切的关系。因此，听声音不仅能诊察发声器官的病变，而且根据声音的变化，可进一步推断脏腑和整体的变化。

（一）正常声音

正常声音具有发声自然、音调和谐、言语清楚、言与意符、应答自如等特征，表示人体气血充盈，发声器官和脏腑功能正常。但是，由于年龄、性别和禀赋等个体差异，正常人的声音也有不同，如男性多声低而浊、女性多声高而清、儿童多声尖清脆、老人多声低浑厚。此外，语声的变化与情志变化亦有关，如喜时发声多欢悦、怒时发声多急厉、悲时发声多悲惨而断续、乐时发声多舒畅而缓和、敬则发声多正直而严肃、爱则发声多温柔等。这些因一时感情触动而发出的声音，都属于正常范围。

（二）异常声音

异常声音是指人在病理状态下发出的声音，又称病变声音。病变声音是疾病反映于声音上的变化。

1. 语声 听语声主要是了解患者语声的有无和语调的高低、强弱、清浊、钝锐，以及有无异常声响等。患者语声强弱，一方面反映正气的盛衰，同时也与邪气的性质有关。一般说来，语声高亢洪亮有力，重浊而粗，多属阳证、实证、热证，常见于外感病证；语声低微细弱，懒言，多属阴证、虚证、寒证，常见于久病、内伤病证。

语声嘶哑者，称为音哑；语而无声者，称为失音，古称喑。新病声哑者，为暴哑，多因外感风寒、风热，或痰浊壅肺，使肺失清肃，清窍壅塞所致，多属实证；久病声哑者，多因精气内伤，肺肾阴虚，虚火灼肺，使肺失宣降，清窍失荣所致，多属虚证。妊娠后出现音哑或失音者，称为子喑，多因胞胎阻碍经脉，肾精不能上荣所致，一般分娩后即愈，不需治疗。病痛难忍所发出的痛苦哼哼声，称呻吟，多为身有痛楚或胀满。新病呻吟，声音高亢有力者，多为实证、剧痛所致；久病而呻吟低微无力，多为虚证。患者突然发出的惊叫声，称为惊呼。声音尖锐，表情惊恐，多为剧痛或惊恐所致；小儿阵发惊呼，多是惊风。

2. 语言 “言为心声”，言语是神明活动的一种表现。语言错乱多属于心的病变。

神识不清，语无伦次，声高有力者，称为谵语，多为热扰心神之实证。神识不清、语言重复、时断时续、声音低弱模糊者，称为郑声，是心气大伤，精神散乱的虚证。自言自语、喃喃不休、见人语止、首尾不续者，称为独语，多因心气虚弱，神气不足，或气郁痰阻，蒙蔽心神所致，属阴证，常见于癫病、郁病。精神错乱、语无伦次、狂躁妄言、骂詈而不避亲疏者，称为狂言，多因情志不遂，气郁化火，痰火扰心所致，属阳证、热证、实证。神志清楚、思维正常而吐字困难或吐字不清者，称为语言謇涩。言謇与舌强并见者，多因风痰阻络所致，为中风之先兆或中风后遗症；因语言习惯而成，或因先天舌系带过短所致者，称为口吃，不属病态。

3. 呼吸 听呼吸主要是了解患者呼吸频率的快慢，气息的强弱粗细，呼吸音的清浊等。正常呼吸为16～20次/分，均匀通畅，不疾不徐，深浅适中。肺主呼吸，肾主纳气，呼吸异常，每责于肺肾两脏。一般而言，呼吸气粗而快，多因外感邪盛所致，属热证、实证；呼吸气微而慢，多因内伤正虚所致，属虚证、寒证。常见的病态呼吸有以下几种：

知识链接

《医宗金鉴·伤寒心法要诀》云："言语心主之也，心气实热而神有余，则发为谵语，谵语为实，故声长而壮，乱言无次数更端也。心气虚热而神不足，则发为郑声，郑声为虚，故音短而细，只将一言重复呢喃也。盖神有余，则能机变而乱言，神不足，则无机变而只守一声也。"

（1）**喘与哮** 呼吸困难，短促急迫，甚则鼻翼扇动，张口抬肩，不能平卧者，称为喘。喘有虚实之分。若喘发急骤，气粗声高息涌，胸中胀闷，唯以呼出为快者，属实喘，多因风寒（热）袭肺、痰热壅肺或痰饮阻肺，肺失肃降，肺气上逆所致；喘发徐缓，气怯声低息微，呼多吸少，气不得续，唯以深吸为快者，属虚喘，多因肺肾亏虚，摄纳无权所致。呼吸急促似喘，且喉中有哮鸣声者，称为哮。哮分寒热，多因痰饮内伏，复感外邪而诱发，或因久居寒湿之地，或过食酸咸生冷而诱发。哮必兼喘，而喘未必兼哮。

知识链接

喉中哮鸣是指痰阻气道，肺气不利而呼吸鸣响有声，是痰涎壅盛的指征。因痰涎稀稠、多少及气机壅塞之状而鸣声不同，故有如"吹管声""鼾声""水鸡声""痰声辘辘""哮鸣"等不同名称。一般而言，痰多而稠黏，滞于气道，则音低如鼾声；痰多而稀薄，呼吸冲击，则多辘辘之声；气机壅塞，肺管不利，则哮鸣如哨笛。咳吐痰去，则鸣声稍息。喉中哮鸣不仅可见于哮病，亦可见于痰喘、中风、痫病及其他疾病垂危之时，故需辨别清楚。

（2）**少气与短气** 呼吸微弱，短而声低，气少不足以息者，称为少气，又称气微，多因久病体虚或肺肾气虚所致。若呼吸较常人急而短促，似喘而不抬肩，息快而不相接续，气急而并无痰鸣声者，称为短气。短气分虚实，多因肺气不足，或元气大虚，或痰饮、气滞、瘀血、胃肠积滞所致。

4. 咳嗽 咳嗽是肺失清肃，肺气上逆的表现。咳嗽病位在肺，但不为肺所独主，他脏病变亦可累及于肺而致咳嗽。故《素问·咳论》说："五脏六腑皆令人咳，非独肺也。"临床上可根据咳声的高低清浊，结合痰的色、质、量等情况，来判断病证的寒热虚实。一般来说，咳声重浊有力，多属实证；咳声轻清低微，多属虚证；咳声不扬，痰稠色黄，不易咳出，多属热证。咳声沉闷，痰多易咳，多因痰湿阻肺所致；干咳无痰或少痰，多因燥邪犯肺，或阴虚肺燥所致。咳声短促，呈阵发性、痉挛性，连声不断，咳声终止时似鹭鸶叫声者，称为顿咳，因其病程较长，缠绵难愈，又称百日咳，常见于小儿，多因风邪与伏痰搏结所致。咳声如犬吠，伴声音嘶哑，呼吸困难，常见于白喉，多因肺肾阴虚，火毒攻喉所致。

5. 呕吐 呕吐是指饮食物、痰涎从胃上涌，由口中吐出的症状，是胃失和降，胃气上逆的表现。临床上可根据呕吐的声音、吐势、呕吐物的性状和气味，来判断病证的寒热虚实。若呕声微弱，吐势徐缓，呕吐物清稀者，多属虚证、寒证。呕声壮厉，吐势较猛，呕吐物呈黏痰黄水，或酸或苦者，多属实证、热证。呕吐呈喷射状者，多因热扰神明或头颅外伤等所致。呕吐酸腐食糜，多因食滞胃脘，胃气上逆所致。朝食暮吐或暮食朝吐，称为反胃，多因胃寒脾弱，不磨水谷所致；口干欲饮，饮后即吐，称水逆证，多因痰饮内停所致。多人共同进餐后皆发呕吐，很可能是食物中毒。

6. 呃逆 呃逆，古称哕，俗称打呃，是胃气上逆，气冲咽喉而发出的一种声短而频，呃呃作响的声音。临床根据呃声的高低、间歇的时间来推测病情的虚实寒热。一般说来，呃声高亢、短而有力者，多属实热证；呃声低沉、气弱无力者，多属虚寒证。如久病胃气衰败，出现呃逆，呃声低而无力者，是病情危重之征。

7. 嗳气 嗳气，古称噫气，俗称打饱嗝，也是胃气上逆的一种表现。是胃中气体上出咽喉所发出的声响，其声多长而缓。嗳气声重浊有酸腐臭气，兼脘腹胀满，多为宿食内停所致；嗳气频作而响亮，嗳后胁脘宽舒，并随情志变化而增减，多为肝气犯胃所致；嗳声低沉断续，兼纳呆食少，多为胃虚气逆所致；嗳气频作，兼脘腹冷痛，得温痛减，多为寒邪客胃或胃阳亏虚所致。

8. 太息 太息又名叹息，俗称叹气，是指情志抑郁，胸闷不畅时发出的长吁或短叹声。太息之后自觉稍宽舒，是情志不遂，肝气郁结之象。

二、嗅气味

嗅气味，是指通过嗅辨与疾病有关的气味，以判断病证寒热虚实的诊察方法。包括嗅辨病体气味和病室气味两方面。

（一）病体之气

病体气味，是指由病体所散发出的各种气味，包括口气、汗、痰、涕、呕吐物、二便、经、带、恶露等的异常气味。

1. 口气 口气，是从口中散发出的异常气味。正常人呼吸或讲话时，口中无异常气味。口中散发臭气者，称为口臭，多与口腔不洁、龋齿、便秘及消化不良等有关；口气酸臭，伴食欲不振、脘腹胀满，多为食积胃肠所致；口气臭秽，多为胃热所致；口气腐臭或兼咳吐脓血，多为脏腑溃腐脓疡所致；口气臭秽难闻、牙龈腐烂者，为牙疳。

2. 汗气 汗气，是汗液散发出的气味。患者身有汗气味，可知曾有汗出。汗气腥膻，多为湿热久蕴肌肤，熏蒸津液所致；汗气臭秽，多为瘟疫病热毒内盛之征；腋下汗气阵阵，臊臭难闻，称为狐臭，多因湿热郁蒸所致。

3. 痰涕之气 正常情况下，人体可排出少量无异常气味的痰和涕。若咳痰黄稠臭秽者，多为肺热壅盛所致；咳吐脓血腥臭痰者，为肺痈，多为痰热壅肺，血腐化脓所致；咳吐痰涎清稀味咸，无异常气味者，多因寒饮停肺所致。鼻流清涕，无异常气味者，多为外感风寒所致；鼻流浊涕腥秽如鱼脑者，为鼻渊，多为湿热熏蒸所致。

4. 呕吐物之气 呕吐物清稀无臭味者，多为胃寒所致；呕吐物气味酸腐臭秽者，多为胃热所致；呕吐未消化食物，气味酸腐者，多为食滞胃脘所致；呕吐脓血而腥臭者，多因脏腑痈疡所致。

5. 排泄物之气 排泄物之气，包括二便及妇人经、带、恶露等的异常气味。若大便臭秽难闻者，多属热结肠道；大便溏泄而腥者，多属脾胃虚寒；大便泄泻臭如败卵，或夹有未消化食物，矢气酸臭者，是宿食停滞，消化不良之故。小便臊臭，黄赤混浊者，多属膀胱湿热；尿甜并散发烂苹果气味者，为消渴病。妇女经血臭秽者，多属热证；经血气腥者，多属寒证。带下黄稠臭秽者，多属湿热；带下清稀而腥者，多属寒湿；带下奇臭色杂，常见于癌肿，病多危重。产后恶露臭秽者，多因湿热或湿毒下注所致。

（二）病室之气

病室之气，是指由病体及其排出物散发而充斥病室的气味。气味从病体发展到充斥病室，说明病情危重。

病室有血腥味者，多见于失血证或术后患者；病室有腐臭味者，多见于疮疡溃腐患者；病室有尿臊气（氨气味），多见于水肿病晚期患者；病室有烂苹果样气味，多见于消渴病晚期患者。病室有蒜臭气味者，多见于有机磷中毒。病室臭气触人，多见于瘟疫病患者；病室有尸臭，多为脏腑败坏，病属危重。

第三节 问 诊

问诊是医生通过对患者或陪诊者进行有目的的询问，以了解疾病的起始、发展、治疗经过、现在症状和其他与疾病有关的情况，以诊察疾病的方法。

一、问诊的意义

问诊在四诊中占有重要地位，因为有关疾病发生的时间、原因、经过、既往病史、患者的病痛所在，以及生活习惯、饮食爱好等情况，都要通过询问才能了解。故明代张景岳称问诊是“诊病之要领，临证之首务”。

二、问诊的方法及注意事项

医生询问患者，了解病情，需要有一定的方法。医生能否通过询问，及时、准确、全面地获得有关疾病的临床资料，与询问方法有密切关系。因此，临床上要运用好问诊，除须熟练地掌握问诊内容、具有扎实的理论基础和较丰富的临床经验之外，还应注意以下事项：

1. 态度严肃和蔼 医生对患者的疾苦要关心体贴，视患者如亲人。在问诊时，切忌审讯式的询问。对患者的态度，既要严肃认真，又要和蔼可亲。细心询问，耐心听取患者的陈述，使患者感到温暖亲切，愿意主动陈述病情。如遇病情较重，或较难治愈的患者，要鼓励患者树立战胜疾病的信心。医生切忌有悲观、惊讶的语言或表情，以免给患者带来不良刺激，增加思想负担，加重病情。

2. 语言通俗易懂 医生询问病情，切忌使用患者听不懂的医学术语。应使用通俗易懂的语言进行询问，以便让患者听懂，能够准确地叙述病情。

3. 主诉重点询问 医生在问诊时，应重视患者的主诉。因为主诉是患者最感痛苦的症状或体征，也往往是疾病的症结所在，所以要善于围绕主诉进行深入询问。对危急患者应扼要询问，不必面面俱到，以便迅速抢救，待病情缓解后，再详细询问。

4. 资料全面准确 医生在问诊时，既要重视主症，又要注意了解一般情况，全面收集有关临床资料，以免遗漏病情。如发现患者叙述病情不够清楚，可对患者进行必要的、有目的的询问或做某些提示，但决不可凭个人主观臆测去暗示、套问患者，以避免所获临床资料片面或失真，影响诊断的正确性。若因病重意识不清等原因而不能自述者，可向知情人或陪诊者询问。但当患者能陈述时，应及时加以核实或补充，以使资料准确、可靠。

5. 环境安静适宜 问诊应在较安静适宜的环境中进行，以免受到干扰。尤其对某些病情不便当众表述者，应单独询问，以使其能毫无拘束地叙述病情。

三、问诊的内容

问诊的内容主要包括一般情况、主诉、现病史、既往史、个人生活史、家族史等。问诊时，应根据就诊对象，如初诊或复诊、门诊或住院等实际情况，有针对性地进行询问。

（一）问一般情况

问一般情况，包括姓名、性别、年龄、民族、职业、婚否、籍贯、现单位、现住址等。

询问和记录一般情况，可以加强医患联系，追访患者，对患者诊治负责，同时也可作为诊断疾病的参考。性别不同，则疾病不一。男性可有遗精、早泄、阳痿等病；女性则有经、带、胎、产等疾。年龄不同，发病亦多有不同，如麻疹、水痘、百日咳等病多见于小儿。同一疾病，也会因年龄不同而有虚实之异。一般来说，青壮年气血充足，患病多实证；老年人气血亏虚，患病多虚证。问职业可帮助了解某些病的病因，如水中作业，易中湿邪，还可了解某些职业病，如铅中毒、矽肺等。问其婚否，在女性可了解有无妊娠、妊娠病及生产史，在男性可了解有无性功能衰退与过亢等疾病。问籍贯、住址可以了解有无地方病。

（二）问主诉

主诉是患者就诊时所陈述的最感痛苦的症状、体征及其持续时间。如“发热咳嗽 3 天，加重 1 天”。

主诉通常是患者的主要痛苦，是就诊的主要原因，往往也是疾病的主要矛盾所在。通过主诉可以初步估计疾病的范畴和类别（如外感病或内伤病，阳证或阴证等），病势的轻重（如急性病、危重病、慢性病等）。因此，主诉具有重要的诊断价值，是调查、认识、分析、处理疾病的重要线索。

对于主诉的询问与描述，要注意三点：一是要把主诉抓准，主症一般只有一两个，所以主诉的描述文字要精炼。二是要将主诉所述症状或体征的部位、性质、程度、时间等询问详尽，不能笼统、含糊。三是主诉为患者最痛苦的症状与体征，而不等于疾病的病名，描述时亦应引起注意。

知识链接

主诉与主症的鉴别：主诉与主症，二者既有相同点又有区别。主诉是患者就诊时陈述的最感痛苦的症状、体征及其持续时间。何谓主症？一般以全身症状，或特别严重的症状，或患者最感痛苦的症状为标准，这就是主症。显然主诉与主症有一定的联系，二者所反映的都是疾病的主要症状，主症往往被包含在主诉之中。但二者的不同点是：主症仅反映了症状表现，而主诉则不仅是症状表现，还包含持续的时间，甚至还包括了疾病的病势。因此，临床上勿把主诉和主症混为一谈。

（三）问病史

1. 问现病史 现病史是指围绕主诉从起病到此次就诊时，疾病的发生、发展和变化，以及诊治经过。问现病史一般包括以下内容：

（1）发病情况 主要包括发病的时间，是突然发作，还是缓慢发生；发病的原因或诱因；最初的症状及其性质、部位，当时曾做何处理等。一般凡起病急、时间短者，多属实证；凡患病已久、反复发作、经久不愈者，多属虚证或虚实夹杂证。如因情志不舒而致胁肋胀痛、急躁易怒者，多属肝气郁结；因暴饮暴食而致胃脘胀满疼痛者，多属食滞胃脘等。

（2）病变过程 指从起病到就诊时病情的变化。询问病变过程，可按时间先后顺序进行，主要询问某一阶段发病的原因或诱因、出现何症状、症状的性质及程度如何、何时好转或加重、何时出现新的病情，以及病情变化有何规律等。通过询问病变过程，对了解疾病邪正斗争情况及病情发展趋势有重要临床意义。

（3）诊治经过 指疾病的诊断和治疗情况。询问诊治经过，要重点询问以下内容：曾做过哪些检查，结果怎样；何医院做过何诊断，诊断依据为何；经过哪些治疗，使用过何药物，药物剂量如何，治疗效果及反应怎样等。了解既往诊断和治疗的情况，对当前诊断与治疗有重要参考意义。

此外，问现在症状，也属问现病史范畴，但因其内容较多，是问诊的主要内容，将另列详述。

2. 问既往史 既往史，又称过去病史，主要包括患者平素身体健康状况，以及过去患病情况。

(1) 既往健康状况 患者平素健康状况，可能与其现患疾病有一定关系，故对分析判断现发疾病的病情具有重要参考价值。如素体健壮，现患疾病多为实证；素体虚弱，现患疾病多为虚证或虚实夹杂证；素体阴虚，易感温燥之邪，多为热证；素体阳虚，易感寒湿之邪，多为寒证或寒湿病证。

(2) 既往患病情况 患者过去曾患过何种疾病，如痢疾、疟疾、白喉、麻疹、肝病、痹病等。是否接受过预防接种、有无药物或其他物品过敏史、做过何种手术治疗等，都应加以询问。

患者既往所患某些疾病，可能与现患病证有密切关系。如哮病、痫病、中风等病，经治疗之后，症状虽已消失，但尚未根除，某些诱因常可导致旧病复发。由此可见，问诊时不能忽视对既往史的询问。

3. 问个人生活史 个人生活史，主要包括生活经历、精神情志、生活起居、饮食嗜好、婚姻生育等。询问患者个人生活史，在诊断上具有很重要的意义。

(1) 生活经历 包括出生地、居住地及经历地。询问生活经历，应注意某些地方病或传染病的流行区域，这有助于排除某些地方病及传染病的诊断。

(2) 精神情志 人生活在社会环境之中，不可避免要受外界因素的刺激，使精神情志发生变化，以致脏腑气血功能紊乱而引发疾病。同时，人的精神情志变化，对某些疾病的发生与发展亦有重要影响。因此，通过询问了解患者的性格特征、情绪倾向和精神状况及其与疾病的关系等，有助于疾病的诊断，并可提示医生对因精神情志刺激所导致的疾病，在药物治疗的同时，辅以心理疏导，将有助于治疗。

(3) 饮食起居 了解饮食嗜好、生活起居情况，对分析判断病情有一定意义。饮食嗜好、生活起居如有不当，不仅影响健康，甚至导致疾病。如素嗜肥甘者，多病痰湿；偏食辛辣者，易患热证；贪食生冷者，易患寒证。平素喜热饮者，多为阳虚体质；喜凉饮者，多为阴虚或实热。不爱运动，脾失健运，易生痰湿；劳倦过度，耗伤精气，易患诸虚劳损；起居无常，饮食无节，易患胃病等。同时，还应了解患者有无烟、酒、茶等嗜好。

(4) 婚姻生育 对成年男女患者，应注意询问是否结婚及结婚年龄、配偶健康状况、有无传染病或遗传病等。育龄期女性应询问初潮年龄、绝经年龄、月经周期、行经天数和带下的量、色、质等变化；已婚女性还应询问妊娠次数、生产胎数，以及有无流产、早产、难产等。

4. 问家族史 家族史，包括父母、兄弟姐妹、子女等直系亲属和配偶的健康和患病情况。询问患者的家族病史，对现患疾病具有重要的诊断意义。询问家族史，必要时还应注意询问直系亲属的死亡原因。因为某些遗传性疾病，如癫狂、痫病等，常与血缘有关；某些传染性疾病，如肺痨等，与生活接触有关。

(四) 问现在症状

问现在症状是询问患者就诊时所感受到的痛苦和不适，以及与病情相关的全身情况。

现在症状是疾病现阶段病理变化的客观反映，是医生诊病、辨证的主要依据。因此，询问现在症状是问诊的主要内容，为历代医家所重视。由于现在症状的内容涉及范围广泛，明代医学家张景岳在总结前人问诊经验的基础上，编成《十问篇》。清代陈修园将其略作修改而成《十问歌》。《十问歌》的内容言简意赅，目前仍具有一定的指导意义，但是在临床实际运用时，要根据患者的具体病情，灵活而有主次地进行询问，不能千篇一律地机械套问。

知识链接

十问歌：一问寒热二问汗，三问头身四问便，五问饮食六胸腹，七聋八渴俱当辨，九问旧病十问因，再兼服药参机变，妇女尤必问经期，迟速闭崩皆可见，再添片语告儿科，天花麻疹全占验。

1. 问寒热 寒热，即恶寒、发热。寒热的产生，主要决定于病邪的性质和机体的阴阳盛衰两方面。外邪致病时，寒邪多致恶寒，热邪多致恶热；阴阳失调时，阳盛则发热，阴盛则恶寒；阴衰阳盛亦发热，阳衰阴盛亦恶寒。

问寒热，必须问清恶寒与发热是同时出现，还是单独出现，问清寒热的轻重、出现的时间、持续的长短、寒热的特点等。临床常见有恶寒发热、但寒不热、但热不寒、寒热往来四种类型。

（1）恶寒发热 指患者恶寒与发热同时出现，是表证的特征性症状。其机理是外邪侵袭肌表，正气与邪气相互斗争，卫气宣发失常所致。外邪袭表，卫阳被遏，肌腠失于温煦则恶寒；邪气外束，正邪交争，卫阳失于宣发则郁而发热。

由于感受外邪的性质不同，寒热症状可有轻重的区别。临床上常见以下三种类型：恶寒重发热轻，兼头身疼痛、无汗、脉浮紧等，为外感风寒表证；发热重恶寒轻，兼口渴、汗出、脉浮数等，为外感风热表证；发热恶风轻者，为伤风表证。

知识链接

外感病初期的表证阶段，有的患者虽然只有恶寒的感觉，并不觉得发热，但实际体温多有升高，随着病情的发展，患者很快就会出现同时发热的感觉，因此，恶寒与发热并见是诊断表证的重要依据。特别是恶寒一症，尤为诊断表证所必须，如《伤寒论》第3条说："太阳病，或已发热，或未发热，必恶寒……"就是说，恶寒是发热的前奏，外邪侵袭肌表，无论自觉发热与否，恶寒为必有之症，因而古人有"有一分恶寒，便有一分表证"的说法。

应当指出，尽管恶寒发热是表证的特征性症状，但某些里热证亦可表现为寒热并见。如肠痈、疮疡、瘟疫及邪毒内陷等，常表现为自觉恶寒严重，甚至寒战，而又有发热、体温升高的症状，这是正气与邪气剧烈斗争的反映。

（2）但寒不热 在通常情况下，患者只有怕冷的感觉而无发热者，即为但寒不热。

新病恶寒，四肢不温，或腹部冷痛，或咳喘痰鸣者，为里实寒证。久病畏寒肢冷，得温可缓，舌淡嫩，脉沉迟无力等，为里虚寒证。

(3) 但热不寒　患者只觉发热而无怕冷的感觉者，称为但热不寒，可见于里热证。由于热势轻重、时间长短及其变化规律的不同，临床上有壮热、潮热和微热之分。

壮热：指患者身发高热（体温超过39℃），持续不退，属里实热证。此为风寒之邪入里化热或温热之邪内传于里，邪盛正实，交争剧烈，里热炽盛，蒸达于外所致。

潮热：指患者定时发热或定时热甚，有一定规律，如潮汐之有定时。外感与内伤疾病中皆可见有潮热。由于潮热的热势高低、持续时间不同，临床常有三种情况（表9-1）。

表9-1　三种潮热比较表

类型	发热时间	发热特点	兼见症状	病因病机
阴虚潮热	午后或夜间	低热，五心烦热，骨蒸发热	盗汗，颧赤，口咽干燥，舌红，少苔	阴虚内热
湿温潮热	午后	身热不扬（初扪之不觉很热，扪之稍久则觉灼手）	胸闷呕恶，头身困重，大便溏薄，苔腻	湿遏热伏
阳明潮热	日晡（下午3~5时）	热势较高	腹胀，便秘，舌苔黄燥	胃肠燥热

微热：指患者发热时间较长，热势较轻微，体温一般不超过38℃，又称长期低热。可见于温病后期内伤气虚、阴虚、小儿夏季热等病证中。①气虚发热：即由气虚而引起的长期微热。其特点是长期发热不止，热势较低，劳累后发热明显加重。其主要病机是因脾气虚，中气不足，无力升发敷布阳气，阳气不能宣泄而郁于肌表，故发热。劳则气耗，中气益虚，阳气更不得敷布，故郁热加重。②小儿夏季热：小儿在气候炎热时发热不已，至秋凉时不治自愈。是小儿气阴不足（体温调节功能尚不完善），不能适应夏令炎热气候所致。

(4) 寒热往来　指患者自觉恶寒与发热交替发作的症状。是正邪相争，互为进退的病理反应，为半表半里证寒热的特征，见于少阳病或疟疾。

2. 问汗　汗是阳气蒸化津液经玄府达于体表而成。故《素问·阴阳别论》说："阳加于阴谓之汗。"正常汗出有调和营卫、滋润皮肤、调节体温的作用。询问患者汗出的异常情况，对于判断病邪的性质和机体阴阳的盛衰有重要意义。问汗时，应首先询问患者汗出与否。若有汗，则应进一步询问汗出的时间、多少、部位及其主要兼症。

(1) 汗出有无　在疾病过程中，尤其对于外感患者，询问汗的有无，是判断感受外邪的性质和卫气盛衰的重要依据。表证有汗，主风寒表虚证、风热表证。兼发热恶风、脉浮缓等症者，多属风寒表虚证；兼发热重、恶寒轻、咽痛、脉浮数等症者，多属风热表证。表证无汗，主风寒表实证，多兼恶寒重、发热轻、头身痛、脉浮紧等症。

(2) 特殊汗出　是指具有某些特征（出汗的时间、出汗的状况等）的病理性汗出。主要有下列四种：

自汗：指经常日间汗出不止，活动后更甚，多主气虚证、阳虚证，常伴神疲倦怠、气短乏力等症。多因阳气不足，肌表失固所致。

盗汗：指熟睡之后汗出，醒则汗止，多主阴虚内热证，常伴潮热、颧红等症。因熟睡之时，卫阳入里，肌表不固，虚热蒸津外泄，故睡时汗出，醒后卫阳复归于表而汗止。

绝汗：指在疾病危重阶段，突见大汗不止，又称脱汗，主亡阴证、亡阳证。如病势危重，汗出如油，热而黏手，伴高热烦渴、脉细数疾，属亡阴之汗；若病势危重，大汗淋漓，汗稀而凉，伴身凉肢厥、脉微欲绝，属亡阳之汗。

战汗：指病势深重阶段，先见寒战不能自已，持续一段时间，而后大汗出。战汗是邪正相争，病变发展的转折点。如汗出热退、脉静身凉，是邪去正复之佳象；若汗出而身热不减，仍烦躁不安、脉来疾急，为邪胜正衰之危候。

（3）局部汗出　指出汗局限于身体某一部位。局部汗出异常主要有以下几种：

头汗：又称但头汗出，指汗出仅见于头部。多因上焦热盛或中焦湿热上蒸，或病危虚阳上越所致。

半身汗出：指身体一半出汗，另一半无汗，汗出或左侧或右侧，或上半身或下半身。多见于中风、痿证、截瘫患者，多因风痰瘀阻滞经脉，营卫不周，半身气血失和所致。

手足心汗：指汗出局限于手足心。天热或情绪变化时，手足心微汗出，一般为生理现象。若汗出过多，则属病理现象，多因阳气内郁、阴虚阳亢或中焦湿热郁蒸所致。

3. 问疼痛　疼痛是临床上最常见的一种自觉症状。患病机体的各个部位皆可发生。疼痛有虚实之分。实性疼痛多因感受外邪、气滞血瘀、痰浊凝滞，或食积、虫积、结石等阻滞脏腑经脉，气血运行不畅所致，即所谓“不通则痛”。虚性疼痛多因阳气亏虚，精血不足，脏腑经脉失养所致，即所谓“不荣则痛”。

问疼痛，应注意询问疼痛的部位、性质、程度、时间及喜恶等。

（1）问疼痛的部位　由于机体的各部位与一定的脏腑经络相联系，所以通过询问疼痛的部位，可了解病变所在的脏腑经络，对诊断有重要意义。

①头痛：无论外感或内伤皆可引起头痛。凡头痛较剧，痛无休止，并伴有外感表现者，为外感头痛。凡头痛较轻，病程较长，时痛时止者，多为内伤头痛。《伤寒论》把头痛分为以下几种：头后疼痛连项，为太阳头痛；头前疼痛连额，为阳明头痛；头两侧疼痛，为少阳头痛；颠顶头痛，为厥阴头痛。

②胸痛：胸居上焦，内藏心肺，所以胸痛以心肺病变居多。胸痛彻背，背痛彻胸，或胸痛憋闷，痛引肩臂者，多属心阳不振，痰瘀阻滞的胸痹。胸闷痛而痞满者，多为痰饮；胸部灼痛而伴发热、舌红等症者，多属火热炽盛；胸痛而咳吐脓血者，多属肺痈。

③胁痛：胁痛是指胁一侧或两侧疼痛。因胁为肝胆所居，又是肝胆经脉循行分布之处。故胁痛多属肝胆及其经脉的病变。胁胀痛，太息易怒者，多为肝气郁结所致。胁肋灼痛，多为肝火郁滞。胁肋胀痛，身目发黄，多为肝胆湿热蕴结，可见于黄疸病。胁部

刺痛，固定不移，为瘀血阻滞，经络不畅所致。胁痛，患侧肋间饱满，咳唾引痛，是饮邪停留于胸胁所致，可见于悬饮病。

④脘痛：脘痛指上腹部、剑突下，胃之所在部位疼痛的症状。胃失和降，气机不畅，即会导致胃脘痛。因寒、热、气滞、瘀血和食积所致者，属实证；因胃阴虚或胃阳不足，胃失所养引起者，属虚证。实证多在进食后疼痛加剧，虚证多在进食后疼痛缓解。胃脘突然剧痛暴作，出现压痛及反跳痛者，多因胃脘穿孔所致。

⑤腹痛：腹有大腹、小腹和少腹之分。脐以上为大腹，属脾胃；脐以下至耻骨毛际以上为小腹，属膀胱、大小肠及胞宫；小腹两侧为少腹，是足厥阴肝经循行的部位。根据疼痛的不同部位，可测知疾病所在脏腑。根据疼痛的不同性质可以确定病因病性的不同。如大腹隐痛、喜温喜按，便溏，属脾胃虚寒。小腹刺痛，小便不利，为膀胱蓄血。小腹胀痛，小便不利多为癃闭，病在膀胱。少腹冷痛，牵引阴部，为寒凝肝脉。绕脐痛，起包块，按之可移者，为虫积腹痛。

⑥背痛：背部中央为脊骨，脊骨内有髓，督脉贯脊行于正中，足太阳膀胱经分行夹于腰背两侧，其上有五脏六腑腧穴，两肩背部又是手三阳经分布之处。脊痛不可俯仰者，多因督脉损伤所致；背痛连项者，多因风寒客于太阳经腧所致；肩背痛，多因寒湿阻滞，经脉不利所致。

⑦腰痛：腰痛指腰部两侧或腰脊正中疼痛。腰部冷痛沉重，阴雨天加重，多因寒湿所致；腰部经常酸软而痛，多因肾虚所致；腰部刺痛，或痛连下肢者，多因瘀血阻络或腰椎病变所致；腰部突然剧痛，向少腹部放射，尿血者，多因结石阻滞所致。

⑧四肢痛：四肢痛，多由风寒湿邪侵犯经络、肌肉、关节，阻碍气血运行所致，亦有因脾虚、肾虚者。如四肢关节痛、窜痛，多为风痹；四肢关节疼痛剧烈，得热痛减，为寒痹；四肢关节痛，周身困重，多为湿痹；四肢关节灼痛，喜冷，或有红肿，多为热痹；如足跟或胫膝隐隐而痛，多为肾气不足。

⑨周身疼痛：头身、腰背、四肢等部均觉疼痛者，称为周身疼痛。一般说来，新病周身疼痛，多属实证，以感受风寒湿邪居多；若久病卧床不起而周身作痛，则属虚证，乃气血亏虚，失其荣养所致。

（2）问疼痛的性质　由于导致疼痛的病因、病机不同，因而疼痛的性质特点各异，询问疼痛的性质特点，可辨疼痛的病因与病机。

①胀痛：指疼痛伴胀满的感觉，属气滞作痛的特征。其特点是，时发时止，排气稍舒，多发于胸胁脘腹、四肢等处。但头目胀痛，多因肝阳上亢，或肝火上炎所致。

②刺痛：指痛如针刺的感觉，属瘀血作痛的特征。其特点是范围小，夜间为甚，部位多固定不移，按之痛甚或拒按，以胸胁脘腹、头部等处为多见。

③走窜痛：指痛处游走不定，或走窜攻痛。其特点是痛处不固定，时此时彼，甚则感觉不到确切的疼痛部位。胸胁脘腹疼痛且走窜不定，常称窜痛，多因气滞所致；肢体关节疼痛而游走不定，称游走痛，多属风痹。

④绞痛：指痛势剧烈如刀绞的症状。多因有形实邪阻闭气机，或寒邪凝滞气机所致。如心脉痹阻所引起的真心痛、结石阻滞胆管所引起的上腹痛、寒邪犯胃所引起的胃

脘痛等，皆具有绞痛的特点。

⑤掣痛：指痛处抽掣或牵引他处而痛，又称彻痛。掣痛常呈放射状，或有起止点，有牵扯感，多因经脉失养或经脉阻滞所致。如太阳头痛连项、心痹胸痛彻背等。

⑥灼痛：指疼痛有灼热感而喜冷，属热邪致痛的特征。多因火邪窜络或阴虚火旺，机体组织被灼所致，以两胁、胃脘、肌表处为多见。

⑦冷痛：指疼痛有寒冷感而喜暖，属寒邪致痛的特征。因寒邪阻络而致者，属实证；因阳气不足，脏腑肢体失于温煦所致者，属虚证。以腰脊、脘腹、四肢关节等处多见。

⑧隐痛：指疼痛不甚剧烈，尚可忍耐，但绵绵不休。多因精血亏损或阳气不足，肌体失养所致，以头、脘、腹部多见。

⑨重痛：指疼痛兼有沉重感的症状，多因湿邪困阻气机所致。由于湿性重浊黏滞，故湿邪阻滞经脉，气机不畅，使人有沉重而痛的感觉。但头重痛亦可因肝阳上亢，气血上壅所致。重痛常见于头部、四肢、腰部及全身。

⑩空痛：指疼痛伴空虚感，属因虚致痛的特征。多因气血精髓亏虚，组织器官失养所致，以头部和小腹部多见。

总之，凡新病疼痛，痛势较剧，持续不解，痛而拒按，多属实证；久病疼痛，痛势较轻，时痛时止，痛而喜按，多属虚证。

知识链接

在身体器官没有任何器质性病变的情况下，疼痛可能是一种由于生活或工作过度紧张，或精神创伤等心理、社会因素所引起的躯体症状，它也是解决心理矛盾和缓解恐惧、焦虑的一种心理防御机制。这种情况常发生在患有癔病性神经症、抑郁症的患者身上。一个对病痛顾虑重重，精神高度紧张的患者，往往会加重疼痛；而一个面对疾病，充满治愈信心的人，往往可减轻疼痛，使病情向好的方向转化。此外，亲人的安慰、鼓励、抚摸等行为，可使患者得到慰藉，降低对疼痛的感受，从而减轻疼痛。

4. 问头身胸腹 指问头身、问胸腹部分除疼痛以外的其他不适，如头晕、胸闷、心悸、胁胀、脘痞、腹胀等。应注意询问不适的特点、性质及程度，以了解病证的寒热虚实。

（1）头晕 是自觉头脑有晕旋之感，闭目即止，重者视物旋转，站立不稳，如坐舟船。头晕而胀、烦躁易怒、舌红、脉弦数者，多为肝火上炎；头晕胀痛、耳鸣、腰膝酸软、舌红少苔、脉弦细者，多为肝阳上亢；头晕面白、神疲体倦、舌淡脉细，每因劳累而加重者，多为气血亏虚；头晕且重如物裹缠、胸闷呕恶、舌苔白腻者，多为痰湿内阻，清阳不升。

（2）胸闷 指患者自觉胸部痞塞满闷的症状。胸闷与心、肺等脏气机不畅有密切关系。胸闷，心悸气短者，多因心气虚或心阳不足所致。胸闷，咳喘痰多者，多系痰饮停肺所致。胸闷，壮热，鼻翼扇动者，多因热邪或痰热壅肺所致。胸闷气喘，畏寒肢冷者，多因寒邪客肺所致。胸闷气喘，少气不足以息者，多因肺气虚或肺肾气虚所致。

(3) 心悸 指自觉心跳加快、心慌、悸动不安，甚至不能自主。心悸多与心脏病变有关。因受惊而心悸，或心悸易惊，恐惧不安，称惊悸，病情较轻。心慌不已，心跳剧烈，上至心胸，下至脐腹，称怔忡，病情较重。心悸兼头晕、目花、失眠、健忘、面色无华者多属心血亏虚；心动悸、脉结代者，为心阳气虚，鼓搏乏力；心中烦热、失眠多梦、舌红少苔，多属阴虚火旺，内扰心神；心悸头眩、胸闷、尿少水肿、脉沉紧，多属水气凌心；心悸兼胸痛、舌紫脉涩者，多属心脉瘀阻。

(4) 胁胀 指患者自觉一侧或两侧胁部胀满不舒的症状。由于肝胆居于右胁，其经脉又皆分布于两胁，故胁胀多与肝胆病变有关。胁胀易怒，脉弦，多因肝气郁结所致。胁胀口苦，舌苔黄腻，多因肝胆湿热所致。胁胀而肋间饱满，咳唾引痛，多因饮停胸胁所致。

(5) 脘痞 指患者自觉胃脘胀闷不舒的症状，是脾胃病变的表现。脘痞，嗳腐吞酸者，多为食积胃脘。脘痞，食少，便溏者，多属脾胃气虚。脘痞，饥不欲食，干呕者，多为胃阴亏虚。脘痞，纳呆呕恶，苔腻者，多为湿邪困脾。脘痞，胃脘有振水声者，为饮邪停胃。

(6) 腹胀 指腹部饱胀，满闷，如有物支撑的感觉，或有腹部增大的表现。引起腹胀的病因很多，有虚、实、寒、热之别。但病机总以气机不畅为主，虚则气不运，实则气郁滞。实证可见于寒湿犯胃、阳明腑实、食积胃肠、肝气郁滞、痰饮内停等证。虚证多见于脾虚。腹胀部位不同，揭示不同病变。如上腹部胀，多属脾胃病变；小腹部胀，多属膀胱病变；胁下部胀，多属肝胆病变。

(7) 身重 指患者自觉身体沉重的症状。其症主要与水湿泛溢及气虚不运有关。身重，脘闷苔腻者，多因湿困脾阳，阻滞经络所致。身重，浮肿，系水湿泛溢肌肤所致。身重，嗜卧，疲乏者，多因脾气虚，不能运化精微布达四肢、肌肉所致。热病后期见身重乏力，多系邪热耗伤气阴，形体失养所致。

(8) 麻木 肌肤感觉、知觉减退，甚至消失，称麻木，又称不仁。麻木多见于头面四肢，多因气血亏虚，肝风内动，或湿痰瘀血痹阻经络，肌肤经络失养所致。

(9) 疲乏 指精神困倦，肢体懈怠无力。疲乏多与气血不足、脾胃虚弱、水湿内停等有关。疲乏兼纳差、便溏，多因脾虚湿阻所致；疲乏兼少气懒言、头晕自汗、心悸，多因气血亏虚所致；疲乏兼少气懒言、口渴心烦、身热、汗出、尿赤，多因暑热伤气所致。

5. 问耳目 耳目是诸多脏腑的经络循行之处，故询问耳目的各种异常感觉，可以了解相应内脏的病变。

(1) 问耳 耳鸣、耳聋、重听都是听觉异常的症状。听力障碍，轻者为重听，重者为耳聋。耳鸣、耳聋可单独出现，也可同时并见，耳聋常由耳鸣发展而来。

①耳鸣：指患者自觉耳内鸣响，如闻蝉鸣，或如潮声，妨碍听觉者。耳鸣有虚实之

分，一般地说，凡突发耳鸣，声大，以手按之更甚者，多属实证，多因肝胆火盛所致；若渐觉耳鸣，声小，以手按之可减轻者，多属虚证，常因肝肾阴亏所致。

②耳聋：指患者听力减退，甚至听觉丧失，不闻外声，亦称耳闭。一般耳暴聋者，常由肝胆火逆，上壅于耳，清窍失灵而成，多属实证。久病耳渐聋者，多因精气虚衰，不能上充清窍所致，多属虚证。此外，年老耳渐聋者，一般是生理现象，多是精衰气虚之故。

③重听：指听力减退，听音不清，声音重复。日久渐发重听，多为虚证，常因肾精虚衰，耳窍失荣所致。若骤发重听，多为实证，常见原因是痰浊上蒙，或风邪上袭耳窍。

（2）问目　目病繁多，这里简要介绍目痒、目痛、目眩、目昏等几个常见症状。

①目痛：指患者自觉单目或双目疼痛的症状。可见于许多眼科疾病，原因复杂。一般痛剧者，多属实证；痛微者，多属虚证。目剧痛难忍，面红目赤者，多因肝火上炎所致；目赤肿痛，羞明多眵者，多因风热上袭所致；目微痛微赤，时痛时止而干涩者，多因阴虚火旺所致。

②目眩：指两眼发黑，眼冒金花，或眼前感觉有蚊蝇飞动。目眩常兼头晕，合称眩晕。目眩有虚实之分。实证多因风火上扰清窍，或痰湿上蒙清窍所致；虚证多因中气下陷，清阳不升，或肝肾不足，精血亏虚，目窍失养所致。

③目痒：指自觉眼睑、眦内或目珠瘙痒的症状，轻者揉拭则止，重者极痒难忍。两目痒甚如虫行，伴有畏光流泪、灼热者，多属实证，因肝火上扰或风热上袭等所致。目微痒而势缓，多属虚证，因血虚目失濡养所致，亦可见于实性目痒初起或剧痒渐愈，邪退正复之时。

④目昏、雀盲、歧视：目昏指视物昏暗，模糊不清的症状。雀盲指白昼视力正常，每至黄昏以后视力减退、视物不清的症状，亦称夜盲、雀目、鸡盲。歧视是指视一物成二物而不清的症状。目昏、雀盲、歧视三者，皆为视力有不同程度减退的病变，有各自的特点，但其病因、病机基本相同，多因肝肾亏虚，精血不足，目失所养引起，常见于年老、体弱或久病之人。

6. 问睡眠　睡眠是生理活动的重要组成部分，正常情况下，卫气昼行于阳经，阳气盛则醒；夜行于阴经，阴气盛则眠。临床常见的睡眠异常有失眠和嗜睡。

（1）失眠　指经常不易入睡，或睡而易醒，醒后不能复睡，或睡眠不深，时常惊醒，或彻夜不眠，又称不寐、不得眠。失眠以持久不能获得正常睡眠（睡眠时间不够，睡眠深度不够），以及醒后不能消除疲劳、恢复体力和精力，常伴多梦为诊断依据。失眠应注意辨清虚实。虚证多因阴虚火旺、心脾两虚、心胆气虚、心肾不交所致；实证多因心火、肝火、痰热、食积、瘀血所致。

（2）嗜睡　指患者精神疲倦，睡意很浓，经常不自主地入睡的症状，亦称多寐、多眠睡。嗜睡多因机体阴阳平衡失调，阳虚阴盛或痰湿内盛所致。困倦嗜睡、头目昏沉、胸闷脘痞、肢体困重者，多是痰湿困脾，清阳不升所致。饭后困倦嗜睡、纳呆腹胀、少气懒言者，多因脾失健运，清阳不升，脑失所养引起。精神极度疲惫、神识朦胧、困倦易睡、肢冷脉微者，多因心肾阳虚，神失温养所致。大病之后，神疲嗜睡，乃正气未复的表现。

7. 问饮食口味　注意询问口渴与否、饮水多少、食欲食量、喜进冷热及口中的异常味觉和气味等。

（1）问口渴与饮水　口渴即口中干渴的感觉。饮水是指实际饮水量的多少，口渴与否是体内津液盛衰和输布情况的反映。问口渴与饮水，应注意了解有无口渴、饮水多少、喜冷喜热及其兼症。

口不渴饮，指口不渴，亦不欲饮，提示津液未伤，多见于寒证、湿证。口渴多饮，揭示津液已耗，多见于燥证、热证。大渴引饮，尿亦多，是为消渴。口渴但饮水不多，称渴不多饮，常见于阴虚、湿热、痰饮、瘀血及热入营分等证。因阴虚内热，伤津不重，故渴不多饮；湿热、痰饮、瘀血内停，气机受阻，津不上呈，故渴不多饮；热入营分，蒸腾营阴上承，故渴不多饮。

（2）问食欲和食量　胃主受纳腐熟，脾主运化，食欲、食量与脾胃功能密切相关。所以，询问患者的食欲和食量情况，对了解脾胃功能的强弱、判断疾病的轻重和预后有重要意义。

①食欲减退：是疾病过程中常见的病理现象，有不欲食、纳少、纳呆三种情况。不想进食，或食之无味，食量减少，称为不欲食，又称食欲不振；进食量减少，称为纳少，常因不欲食引起；无饥饿感和进食要求，即无食欲，称纳呆。新病食欲减退，多属脾胃初伤，胃气尚旺；久病食欲减退，兼神疲倦怠、面色萎黄、舌淡脉虚者，多属脾胃虚弱，胃气大伤；食少纳呆，兼头身困重、脘闷腹胀、舌苔厚腻者，多因湿盛困脾，或饮食停滞，脾胃运化失司所致。

②厌食：指厌恶饮食，或恶闻食气，又称恶食。厌食常兼嗳气酸腐、脘腹胀满，多因饮食不节，食滞胃脘，腐熟功能失常所致，多见于食积。厌食油腻，兼胸闷呕恶、脘腹胀满，多因脾胃湿热所致。厌食油腻厚味，兼胁肋胀满灼热、身热不扬，多因肝胆湿热所致。孕妇出现厌食反应，多因妊娠后冲脉之气上逆，胃失和降所致，一般多属生理现象。

③多食易饥：指食欲过于旺盛，进食量多，食后不久即感饥饿，又称消谷善饥。多因胃火炽盛，腐熟太过所致。多食易饥，而形体反见消瘦，兼口渴多饮、小便多，多见于消渴病；兼颈前肿块、心悸多汗，多见于瘿病；兼大便溏泄，属胃强脾弱，多因胃纳过盛而脾运不足所致。

④饥不欲食：指患者虽然有饥饿的感觉，但不想进食，勉强进食，量亦很少的症状。饥不欲食，兼脘痞、干呕呃逆者，多属胃阴虚证。胃阴不足，虚火内扰，则有饥饿感；阴虚失润，胃之腐熟功能减退，故不欲食。此外，蛔虫内扰，亦可见饥不欲食的症状。

⑤偏嗜食物或异物：指嗜食生米、泥土等的症状，多见于小儿虫积。妇女妊娠期间，偏食酸辣等食物，为生理现象。

此外，询问患者在疾病过程中食欲和食量的变化，还可了解疾病的转归。一般而言，患者食欲好转、食量渐增者，表示胃气渐复，预后较好。患者食欲减退、食量渐减者，表示胃气衰退，预后较差。若久病重病，本不能食，而突然食欲大振、食量大增，称为除中，是脾胃之气将绝之象，是假神的一种表现。

(3) 问口味　口味，指口中有无异常的味觉、气味。口味异常，可反映脾胃及其他脏腑病变。口淡兼食少纳差、神疲乏力、便溏等，多属脾胃气虚，亦可见于寒证。口苦属火热之证，多见于肝胆火旺，胆气上逆。口甜而黏腻，兼舌苔黄腻，多属湿热困脾所致；口甜而涎沫稀薄，兼舌苔薄白，多属脾虚所致。口酸多因肝胃郁热、肝胃不和，或食滞腐化所致。口咸，多因肾虚或寒水上泛所致。

8. 问二便　二便的情况，不仅可以直接了解消化功能和水液的盈亏与代谢情况，而且亦是判断疾病寒热虚实的重要依据。问二便应注意询问其性状、颜色、气味、时间、便量、排便次数、排便时的感觉以及兼症等。其中颜色、气味等内容已分别在望诊和闻诊中讨论，这里着重介绍二便的次数、便量、性状、排便感等内容。

(1) 问大便　健康人一般一日或两日大便一次，为黄色成形软便，无脓血、黏液及未消化的食物，排便顺利通畅。

便次异常：便次减少，大便燥结，排便时间延长，或时间虽不延长但排便困难，称为便秘。多因胃肠积热，或阳虚寒凝，或气血阴津亏损，或腹内癥块阻结等所致。大便次数增多，粪质稀薄不成形，甚至呈水样，称泄泻。若仅为便质稀薄不成形，称为便溏，多为脾失健运所致。若黎明前腹痛作泄，泄后则安，兼形寒肢冷，称为五更泄，多为脾肾阳虚所致。若泻下黄糜，腹痛，肛门灼热，多为大肠湿热所致。

便质异常：除便秘和泄泻均包含有便质的异常外，便质异常还有完谷不化、溏结不调、下痢脓血等。大便中含有较多未消化食物，称为完谷不化，多属脾虚、肾虚。大便时干时稀，称溏结不调，多因肝郁脾虚，肝脾不调所致。大便中有脓血黏液，称脓血便，多见于痢疾。常因湿热疫毒等邪，积滞交阻肠道，肠络受损所致。

排便感异常：排便时肛门有烧灼感，称肛门灼热，多由大肠湿热蕴结所致。腹痛且排便不畅，有滞涩难尽之感，称排便不爽。多由肠道气机不畅所致，可见于肝郁犯脾、伤食泄泻、湿热蕴结等证。腹痛窘迫，时时欲泻，肛门重坠，便出不爽，称里急后重，是痢疾的主症之一。多因湿热之邪内阻，肠道气滞所致。久泻不愈，大便不能控制，呈滑出之状，称滑泻失禁，又称滑泻。多因久病体虚，脾肾阳虚，肛门失约所致。肛门有重坠向下之感，称肛门气坠，多因脾气虚衰，中气下陷所致。

(2) 问小便　健康人一般情况下，一昼夜排尿量为1000～1800mL，尿次白天3～5次，夜间0～1次。排尿次数、尿量，可受饮水、气温、出汗、年龄等因素的影响而略有不同。问小便应询问尿量的多少、次数及排尿时情况等。

尿次异常：新病小便频数，尿急、尿痛、小便短赤者，多因湿热蕴结膀胱，热迫气滞所致，常见于淋证；久病小便频数，色清量多，夜间明显者，多因肾阳虚或肾气不固，膀胱失约所致。小便不畅，点滴而出，称为癃；小便不通，点滴不出，称为闭，统称癃闭。癃闭有虚实之分。实证多由瘀血、结石或湿热、败精阻滞，阴部手术等，使膀胱气化失司，尿路阻塞所致。虚证多因久病或年老气虚、阳虚，肾之气化不利，开阖失司所致。

尿量异常：小便清长量多者，属虚寒证，因阳虚不能蒸化水液，水津直趋膀胱所致。多尿、多饮而形体消瘦者，多为消渴。尿次、尿量皆明显少于正常，多由热盛伤津、汗吐下伤津，小便化源不足等所致。

排尿感异常：排尿不畅，且伴有急迫灼热疼痛感，多为湿热下注膀胱，灼伤经脉所致，常见于淋证。小便后点滴不禁，称为余沥不尽，多为肾气不固所致。小便不能随意识控制而自行遗出，称为小便失禁，多为肾气不足，下元不固，或下焦虚寒，膀胱失约所致。若神志昏迷，而小便自遗者，属病情危重。睡眠中小便自行排出，称遗尿，俗称尿床，多见于小儿，乃肾气未充，膀胱失约所致。

9. 问妇女　妇女有月经、带下、妊娠、产育等生理特点，不仅是妇产科疾病，即使一般疾病也可引起这些方面的异常。因此问诊时应详细询问妇女的月经、带下等情况。

（1）问月经　健康而发育成熟的女性，一般每月定期行经，月经周期通常为 28 天左右，持续时间为 3～5 天，经色正红、无血块。妊娠期及哺乳期月经停止来潮，绝经年龄在 49 岁左右。问月经应注意了解月经的周期，行经天数，月经的量、色、质，有无闭经或痛经，末次月经日期，以及初潮或绝经年龄等情况。

①经期异常：经期即月经的周期，是指每次月经相隔的时间。常见经期异常有月经先期、月经后期和经期错乱三方面。

月经先期：指月经连续两个周期皆提前 8～9 天以上，又称月经超前。多因气虚统摄无权，冲任不固，或肝郁血热、阳热炽盛、阴虚火旺，热扰冲任所致。

月经后期：指月经连续两个周期皆延后 8～9 天以上，又称经迟。多因营血亏损，冲任空虚，或气滞、寒凝、血瘀，冲任受阻所致。

经期错乱：指月经连续两个周期或提前或错后，差错在 8～9 天以上，又称月经先后不定期。多因肝郁气滞，或脾肾虚损，或瘀血阻滞，致冲任不调，血海蓄溢失常所致。

②经量异常：月经的出血量，称为经量，正常为 50～100mL。常见的经量异常有月经过多、月经过少、闭经、崩漏 4 个方面。

月经过多：指月经周期基本正常，经量较常量明显增多。多因血热，冲任受损，或脾肾气虚，冲任不固，或瘀阻胞络，络伤血溢所致。

月经过少：指月经周期基本正常，经量较常量明显减少，甚或点滴即净。多因营血衰少，血海亏虚，或肾气亏虚，精血不足，血海不盈，或寒凝、血瘀、痰湿阻滞所致。

闭经：指女子发育成熟后，月经应来不来，或曾来而中断，未受孕而闭止 3 个月以上。多因气虚血亏，血海空虚，或气滞血瘀、寒凝痰阻，胞脉不通所致。问诊时注意与妊娠期、哺乳期、绝经期相鉴别。

崩漏：指不在行经期间，阴道内大量出血，或持续下血，淋漓不止。其中来势急，血量多者，称为崩，又称崩中；来势缓，血量少者，称为漏，又称漏下。“漏者崩之渐，崩者漏之甚”，故统称崩漏。其成因与月经过多基本相同。

③经色、经质异常：色淡红质稀，多因血虚不荣所致；色深红质稠，多因血热内炽所致；经色紫暗，夹有血块，兼小腹冷痛，多因寒凝血瘀所致。

④痛经：指经期或行经前后，小腹周期性疼痛，或痛引腰骶，甚至剧痛不能忍受，又称经行腹痛。经前或经期小腹胀痛或刺痛，多因气滞或血瘀所致；小腹冷痛，遇温则减轻，多因寒凝或阳虚所致；经期或经后小腹隐痛，多因气血两虚，胞脉失养所致。

（2）问带下 正常情况下，妇女阴道内有少量乳白色、无臭的分泌物，有濡润阴道的作用。若带下过多，淋漓不断，或色质改变，或有臭味，即为带下病。临床以白带、黄带、赤白带较为多见。

白带：指带下色白量多，质稀如涕，淋沥不绝而无臭味。多因脾肾阳虚，寒湿下注所致。

黄带：指带下色黄量多，质黏味臭。多因湿热下注或湿毒蕴结所致。

赤白带：指白带中混有血液，赤白杂见。多因肝经郁热，或湿毒蕴结所致。若绝经后仍见赤白带淋沥不断者，可能由癌瘤引起。

（3）问胎产 已婚妇女平素月经正常，突然停经而无病理表现，脉象滑数冲和者，应考虑妊娠。妊娠妇女出现厌食、恶心、呕吐，甚则反复呕吐不能进食者，称为妊娠恶阻。妇女妊娠腰酸见红者，称为胎动不安，多为堕胎先兆。产后恶露不净，多为冲任受损；产后腹痛拒按，多为瘀血未净；产后潮热自汗，多为气血两虚。

第四节 切 诊

切诊是指医生用手在患者的体表进行触、摸、按、压，以诊察疾病的方法，包括脉诊和按诊两方面。

一、脉诊

脉诊又称切脉，是医生用手指切按患者的动脉搏动，体验脉动应指的形象，了解和判断病证的一种诊察方法。

（一）脉诊概述

脉动应指的形象，简称脉象。心主血脉，心脏搏动把血液排入血管而形成脉搏跳动，故心脏搏动是形成脉象的动力。但血液在脉中正常的运行不息，环周不休，除心脏的主导作用外，还与气血的盛衰及其他脏腑功能的正常与否密切相关。肺朝百脉，循行于全身的血液，均汇聚于肺，通过肺的宣发作用，使血液布散于全身；脾胃为气血生化之源，脾主统血，血液的循行，有赖脾气的统摄；肝藏血，主疏泄以调节循环血量；肾藏精，精化气，气足阳旺。肾精可化血，是生成血液的物质基础之一。肾阳是人体阳气的根本，是各脏腑组织功能活动的原动力。因此，通过切脉，对于诊察脏腑气血的盛衰，判断疾病的病位、性质，推断疾病的进退预后，均有重要意义。

1. 脉诊的部位 诊脉的部位历史上有多种。《素问·三部九候论》有三部九候诊法，也叫遍诊法；《灵枢·终始》提出人迎寸口相参合的诊法；《素问·五脏别论》有独取寸口可以诊察全身状况的论述。汉·张仲景吸取人迎、寸口脉相比较的思路，在《伤寒杂病论》中常用寸口、趺阳或太溪的三部诊法。独取寸口的理论，经《难经》的阐发，到晋·王叔和的《脉经》，不仅理论上已趋完善，方法也已确立，从而被推广，一直沿用至今。

寸口，又称气口或脉口，在腕后桡动脉搏动处。寸口分寸、关、尺三部，以腕后的高骨（桡骨茎突）为标志，高骨内侧的部位为关，关部之前（腕端）为寸，关部之后（肘端）为尺。两手各有寸、关、尺三部，统称两手六部脉（图9-4）。

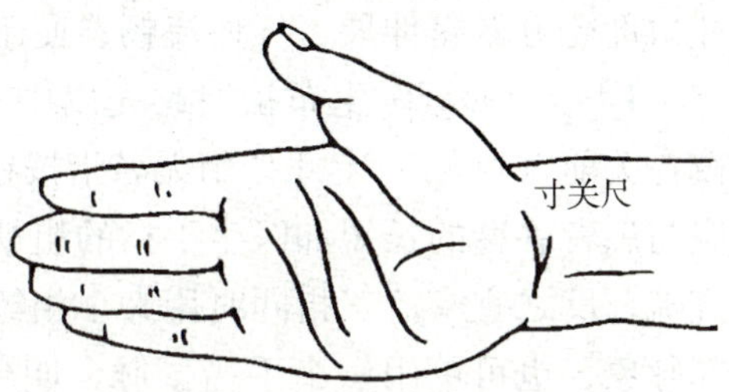

图9-4 诊脉寸关尺部位图

寸、关、尺分候脏腑源于《素问·脉要精微论》尺肤诊中对尺肤部位的脏腑分候办法。《难经》等演变为寸口脉的脏腑分配虽然有所不同，但大同小异。目前关于寸、关、尺三部分候脏腑多以下列为准：左寸候心，左关候肝、胆，左尺候肾；右寸候肺，右关候脾与胃，右尺候肾（命门）。这种分配方法体现了上（寸脉）以候上（身半以上）、下（尺脉）以候下（身半以下）的原则。

诊脉独取寸口的理论依据是：一是肺朝百脉，即五脏六腑、十二经脉气血的运行皆起于肺而止于肺，寸口是手太阴肺经的动脉，为气血会聚之处。二是手太阴肺经起于中焦，与足太阴脾经相通，脾胃为气血之源，因此，脏腑气血的盛衰情况，皆可反映于寸口。三是寸口处为桡动脉，该动脉在桡骨茎突处，其行径较为固定，解剖位置亦较浅表，毗邻组织比较分明，便于诊察。

知识链接

寸口脉分候脏腑的原理，可以用乐器比拟说明。吹笛子时，笛管长度的不同，启闭不同的笛孔，使吹入的气流在管中产生不同类型的驻波，从而发出不同的声调，这与切寸口脉的原理颇为类似。人的左右手寸口脉，也好像二胡的两根琴弦，而寸关尺则好比是不同的音阶，弹按不同的琴弦与音阶，会发出不同的声响。气血流过寸口这一特定部位时，在流体动力学上必然发生复杂的变化，且必然受到内在各个脏器不同功能状态的影响。因此，寸口局部的脉象变化，完全可以反映出整个身体的生理及病理信息。

2. 脉诊的方法

（1）时间　诊脉的时间，以清晨未起床、未进食时最佳。此时，机体内外环境比较安定，脉象能比较准确地反映机体的基础生理情况，同时亦比较容易发现病理性脉象。但这一般很难做到，特别是对门诊、急诊的患者，要及时诊察病情，而不可拘泥于清晨一时。但不管何时诊脉皆应保持诊室安静，且应让患者在比较安静的环境中休息片刻，以减少各种因素的干扰，这样诊察到的脉象才比较真实。每次诊脉的时间，古人认为不应少于50动，现在临床上也应不少于1分钟，最好是3~4分钟，以便认真切脉，不致遗漏结代之脉。

（2）体位　诊脉时患者的正确体位是正坐或仰卧，前臂自然向前平展，与心脏置于同一水平，手腕伸直，掌心向上，手指微微弯曲，在腕关节下面垫一松软的脉枕，使寸口部充分暴露伸展，气血流畅，便于诊察脉象。

（3）布指　医生布指时，先以中指按在掌后高骨内侧动脉处定关位，然后用食指按在关前（腕侧）定寸，用无名指按在关后（肘侧）定尺。切脉时布指的疏密要得当，应与患者手臂的长短和医生手指的粗细相适应，患者的手臂长或医生手指较细者，布指宜疏，反之宜密。三指同时用大小相等的指力诊脉，称为总按。为了有重点地了解某一部脉象，也可单用一个手指候脉，叫单按。小儿寸口部位甚短，一般多用"一指（拇指或食指）定关法"，而不必细分寸、关、尺三部。

（4）举按寻　用较轻指力，按在寸口脉搏跳动部位以体察脉象，称举，又叫浮取。手指用力较重，甚至按到筋骨以体察脉象，称按，又叫沉取。手指用力不轻不重，按至肌肉，并调节适当指力，或左右推寻，以细细体察脉象，称寻，又叫中取。寸、关、尺三部，每部又分浮、中、沉三候，亦称三部九候，但注意与遍诊法的三部九候区别。

（5）平息　一呼一吸叫一息。医生在诊脉时要保持呼吸调匀，静心宁神，以自己的呼吸计算患者的脉搏至数。

（二）正常脉象

正常人体的生理脉象，称为常脉，又称平脉。

1. 构成脉象的要素　古人用位、数、形、势4个方面概括脉象要素，它与脉搏的频率、节律，显现的部位、长度、宽度，脉管的充盈度、紧张度等因素有关。

（1）脉位　指脉搏跳动显现的部位和长度。正常脉搏的脉位不浮不沉，中取可得，寸、关、尺三部有脉。如脉位表浅者为浮脉；脉位深沉者为沉脉等；脉搏超越寸、关、尺三部为长脉；脉动不及寸、尺者为短脉。

（2）脉数　指脉搏跳动的至数和节律。正常成人，脉搏的频率为每分钟70~80次，且节律均匀，没有歇止。如一息五至以上为数脉；一息不满四至为迟脉；出现歇止者，有促、结、代等脉的不同。

（3）脉形　指脉搏跳动的宽度等形态。脉形主要与脉管的充盈度、脉搏搏动的幅度及紧张度等因素有关。如脉管较充盈，搏动幅度较大者为洪脉；脉管充盈度较小，搏动幅度较小者为细脉；脉管弹性差，欠柔和者为弦脉；脉体柔软无力者为濡脉、缓脉等。

（4）脉势　指脉搏应指的强弱、流畅等趋势。脉势包涵着多种因素，如脉动的轴向和径向力度、主要由心脏和阻力影响所产生的流利度、由血管弹性和张力影响而产生的紧张度等。正常脉象，应指和缓，力度适中。应指有力为实脉；应指无力为虚脉；通畅状态较好，脉来流利圆滑者为滑脉；通畅状态较差，脉来艰涩不畅者为涩脉等。

2. 正常脉象的特点　正常人体的生理脉象，一息脉来四到五至（每分钟 70～80 次），不浮不沉，不大不小，三部有脉，柔和有力，从容缓和，节律均匀。脉学认为，平脉主要有三个特点：有胃、有神、有根。

（1）有胃　指脉象具有和缓、从容、流利的特征。示脾胃功能健旺，营养良好。胃为水谷之海，是人体营卫气血之源，人之死生决定于胃气的有无，脉亦以胃气为本。

（2）有神　指脉象具有柔和有力、节律整齐的特征。示气血充盈，心神健旺。心主血脉而藏神，脉之有神，是心气充沛和血脉充盈的反映。

（3）有根　指脉象具有尺脉有力、沉取不绝的特征。示肾气充足。元气是人体脏腑组织功能活动的原动力，是人体生命之根本，元气根于肾，脉之根亦在肾，肾气足，反映于脉象必有根。

3. 脉象的生理变异　脉象受年龄、性别、形体和生活起居、职业、精神情志、季节气候等内外因素的影响，机体为适应内外环境的变化而进行自身调节，因而可以出现各种生理变异。但只要是有胃、有神、有根，仍属平脉范围，临床应与病脉相鉴别。

（1）内部因素　包括性别、年龄、体质等方面。

性别：由于性别不同，致体质差异，而脉象亦随之各异。一般来说，女性的脉势较男性的脉势弱，且至数稍快，脉形较细小。

年龄：健康人的脉象，随年龄的增长而产生各种变异。三岁以内的小儿，一息七八至为平脉；五六岁的小儿，一息六至为平脉；青年人的脉象较大且有力，老年人脉象多弦。

体质：身躯高大的人，脉的显现部位较长；矮小的人，脉的显现部位较短。瘦人脉多浮，胖人脉多沉，运动员脉多缓而有力。由于禀赋不同，体质差异，有六脉同等沉细而无病者，称为六阴脉；有六脉同等洪大而无病者，称为六阳脉，均不属病脉。

脉位变异：有的人脉不见于寸口，而从尺部斜向手背，名叫斜飞脉；若脉出现在寸口的背侧，名叫反关脉；还有出现于腕侧其他位置的，都是生理特异的脉位，即桡动脉解剖位置的变异，不属病脉。

（2）外部因素　包括季节气候和地理环境等方面。

一年四季气候的变化，对人体生理有一定影响，反映在脉象上亦有不同的变异。春令阳气初升，且向外浮越，但寒气未尽除，气机仍有约束之象，脉象相应地张力增强而稍弦；夏天阳气旺盛，气盛血涌，脉管充盈，脉象相应地来去充沛而稍洪；秋天气机开始收敛，脉象相应地轻虚浮软而稍浮；冬日气候严寒，腠理致密，阳气内潜，脉象相应地沉潜有力而稍沉。长时期生活在不同地区的人，由于受地理环境的影响，以致体质有别，因而出现的平脉亦不同。如我国东南方地势低下，气候偏温，空气湿润，人体肌腠疏缓，故脉多细软偏数；西北方地势高，空气干燥，气候偏寒，人体肌腠致密紧缩，故脉象多沉实。

（三）常见病脉与主病

疾病反映在脉象的变化叫病脉。一般来说，除了正常生理变化范围及个体生理变异状态外的脉象，都属病脉。近代认为常见病脉有28脉，现介绍最主要的19种病脉。其他9种脉象在相类脉比较中简要述及，供学习参考。

1. 浮脉

【脉象】轻取即得，重按稍减而不空。

【主病】多主表证。

【脉理分析】浮脉主表，外邪袭表，卫气急起而与邪抗争，邪气随之鼓动于外，故脉搏应指而浮。浮缓有汗为太阳中风；浮紧无汗为太阳伤寒；浮虚为伤暑；浮数为风热。

2. 沉脉

【脉象】轻取不应，重按始得。

【主病】主里证。

【脉理分析】邪郁于里，气血内困则脉沉有力；脏腑虚弱，正气不足，阳气虚陷，不能升举，气鼓动无力，则脉沉而无力。脉有力为里实，无力为里虚。

3. 迟脉

【脉象】脉来迟慢，一息脉动三到四至（相当于脉搏在每分钟60次以下）。

【主病】多见于寒证，迟而有力为实寒；迟而无力为虚寒。

【脉理分析】脉管的搏动缘于血流，而血的运行有赖于阳气的推动。当寒邪侵袭人体，困遏阳气，或阳气亏损，均可导致心动迟缓，气血凝滞，脉流不畅，使脉来迟缓。若为阴寒内盛而正气不衰的实寒证，则脉来迟而有力；若心阳不振，无力鼓运气血，则脉来迟而无力。

知识链接

迟脉不独主寒证，亦可见于邪热结聚之实热证。阳明腑实证多因邪热亢盛，与糟粕相搏，结为燥屎，阻塞肠道，腑气壅滞不通，气血运行受阻，经隧阻滞，脉道不利，故必迟而有力。此外，运动员或经过体力锻炼之人，在静息状态下脉来迟而和缓；正常人入睡后，脉率较慢，都属生理性迟脉。

4. 数脉

【脉象】一息脉来五至以上（相当于脉搏在每分钟90次以上）。

【主病】主热证。

【脉理分析】因邪热亢盛，气血运行加速，故数而有力；久病阴虚，阴虚内热，则脉数无力或细数；虚阳外浮，则脉数大无力，按之豁然内空。

5. 虚脉

【脉象】三部脉举之无力，按之空虚，应指松软。

【主病】主虚证。

【脉理分析】不足为虚。气虚无力推动血行，则脉象搏动无力；血虚不足以充盈脉管，则按之空虚。故虚脉可见于气虚、血虚、气血两虚及脏腑诸虚证。

6. 实脉

【脉象】脉满本位，三部脉举按均有力，来去俱盛。

【主病】主实证。

【脉理分析】邪气亢盛，正气不虚，正邪相搏，气血壅盛，充盈脉管，故脉道坚实，应指有力。平人也可见到实脉，为正气充实，脏腑功能正常之象。

7. 洪脉

【脉象】洪脉极大，状如洪水，来盛去衰，滔滔满指。

【主病】主邪热亢盛。

【脉理分析】洪脉多见于外感热病的中期，即阳明气分热盛证。此时邪热亢盛，充斥内外，且正气不衰而奋起抗邪，邪正剧烈交争，气盛血涌，脉管扩大，故脉大而充实有力。凡久病气虚，或虚劳、失血、久泄病证而见洪脉，必浮取盛大，沉取无根，多属邪盛正衰之危候。

8. 弱脉

【脉象】极软而沉细。切脉时沉取方得，细而无力。

【主病】主气血不足证。

【脉理分析】脉为血之府，气血亏少，不能充盈脉道，故脉道缩窄，脉形细；气血不足，无力鼓动脉搏，故见脉位深而应指无力。

9. 微脉

【脉象】极细极软，按之欲绝，似有似无，模糊不清。

【主病】主阳衰气少，阴阳气血诸虚之证。

【脉理分析】气血不足，脉道失充，故有形细特点。阳气衰微，鼓动无力，故应指力极弱。轻取似无者是阳气衰，重按似无者是阴血枯竭；久病脉微是正气将绝；新病脉微多是阳气暴脱。

10. 细脉

【脉象】脉细如线，但应指明显。

【主病】主气血两虚，诸虚劳损，又主湿病。

【脉理分析】阴血亏虚不能充盈脉管，气虚则无力鼓动血行，致脉管的充盈度减小，故脉来细小且无力。湿性重浊黏滞，脉管受湿邪阻遏，气血运行不利而致脉体细小而缓。

11. 濡脉

【脉象】浮而细软，不任重按，重按不显。

【主病】主诸虚证，又主湿证。

【脉理分析】濡，即浮软之意，如絮浮水，轻手即得，重按不显，又称软脉。虚证与湿证均可出现，精血虚而不荣于脉，故主诸虚；若湿气阻遏脉道，也见濡脉。

12. 缓脉

【脉象】一息四至，来去怠缓或脉形弛缓，缺乏紧张度。

【主病】主湿病，主脾胃虚弱。

【脉理分析】不紧不急为缓。湿性黏滞，气机为湿所困，或脾胃虚弱，气血不足以充盈鼓动，故脉见来去怠缓。若有病之人脉象转缓，是正气恢复之象。

13. 滑脉

【脉象】往来流利，如盘走珠，应指圆滑。

【主病】主痰饮，食滞，实热。

【脉理分析】实邪郁滞体内，致使气实血涌，血流加快，鼓动脉管，故脉来流利圆滑。平人之脉滑而冲和，是营卫充实之象。妇女妊娠期亦可见有滑数，为气血充盈而调和的表现。

14. 涩脉

【脉象】脉细而迟，往来艰涩不畅，如轻刀刮竹。

【主病】主伤精血少，气滞血瘀，痰食内停。

【脉理分析】气滞、血瘀、痰浊、饮食等邪气内停，阻滞脉道，血脉被遏，以致脉气往来艰涩，系邪实内盛，正气未衰，脉涩而有力。精血亏少，津液耗伤，脉管不充，血行不畅，以致脉气往来艰涩而无力。总之，脉涩而有力者，为实证；脉涩而无力者，为虚证。

15. 弦脉

【脉象】端直而长，如按琴弦。脉势较强而硬。

【主病】肝胆病，诸痛，痰饮，疟疾。

【脉理分析】弦是脉气紧张的表现。肝主疏泄，以柔和为贵。邪气滞肝，疏泄失常，气机不利，肝气不柔，致脉来强劲挺直有力，故成弦脉。弦数为热，弦紧为寒。若弦而细劲，如循刀刃，便是胃气全无，病多难治。

16. 紧脉

【脉象】脉来绷急，状如牵绳转索。

【主病】主寒证，痛证，宿食。

【脉理分析】寒为阴邪，主收引凝泣，困遏阳气。寒邪侵袭机体，则脉管收缩紧束而拘急，正气未衰，正邪相争剧烈，气血外冲有力，则脉来绷急而搏指，状如切绳，故主实寒证。寒邪侵袭，气血凝滞不通，不通则痛；宿食积于中焦，气机失和，脉管受阻亦可见紧脉。

17. 促脉

【脉象】脉来数而时有一止，止无定数。

【主病】主阳盛实热，气血、痰饮、宿食停滞，亦主脏气虚弱，阴血衰少。

【脉理分析】阳邪亢盛，热迫血行，故脉来急数；热灼阴津则津血衰少，心气受损，脉气不相接续，故脉有歇止；气滞、血瘀、痰饮、食积等有形实邪阻滞，脉气接续不及，亦可形成间歇。两者均为邪气内扰，脏气失常所致，其脉促而有力。若真元衰惫，脏气虚弱，阴血衰少，以致脉气不相接，则脉促而细小无力，多属虚脱之象。

18. 结脉

【脉象】脉来缓慢而时有一止，止无定数。

【主病】主阴盛气结，寒痰血瘀，癥瘕积聚。

【脉理分析】阴寒偏盛则脉气凝滞，故脉率缓慢；气结、痰凝、血瘀等积滞不散，心阳被抑，脉气阻滞而失于宣畅，故脉来缓慢而时有一止。

19. 代脉

【脉象】脉来迟中一止，止有定数，良久复来。

【主病】主脏气衰微，也主风证痛证、七情惊恐、跌打损伤。

【脉理分析】脏气衰微，元气不足，以致脉气不相接续，故脉来时有中止，止有定数，脉势软弱，常见于心脏器质性病变。疼痛、惊恐、跌打损伤等见代脉，是因暂时性的气结、血瘀、痰凝等阻抑脉道，血行涩滞，脉气不能衔接所致，其脉代而应指有力。

（四）脉象鉴别、相兼脉

1. 脉象鉴别 即将相似脉归类进行比较鉴别的方法。多采用浮、沉、迟、数、虚、实等六纲对28脉进行归类，然后在同一类脉象之间进行比较鉴别，以达到同中求异之目的（表9-2）。

表9-2 28脉分类比较表

脉纲	脉名	脉象	主病
浮脉类	浮	轻取即得，重取稍减而不空	表证
	洪	脉幅宽大，状如洪水，来盛去衰	邪热亢盛
	濡	浮而细软，不任重按	主虚，又主湿
	散	浮散无根，稍按则无	元气离散，脏腑之气将绝
	芤	浮大中空，如按葱管	失血，伤阴，失精
	革	弦急中空，如按鼓皮	亡血、失精、小产、崩漏
沉脉类	沉	轻取不应，重按始得	里证
	伏	重按推筋著骨始得	邪闭，厥证，痛极
	牢	沉按实大弦长，坚牢不移	阴寒内实，疝气，癥瘕
迟脉类	迟	脉来迟慢，一息不足四至	寒证
	缓	一息四至，脉来怠缓	湿证，脾虚
	涩	往来艰涩，如轻刀刮竹	气滞血瘀，精伤血少，痰食内停
	结	脉来缓慢，时有一止，止无定数	阴盛气结，寒痰血瘀，癥瘕积聚
	代	脉来一止，止有定数，良久方来	脏气衰微，跌扑损伤，惊恐痛证
数脉类	数	一息五至以上，来去较快	热证
	促	脉来急数，时见一止，止无定数	阳盛实热，气滞血瘀，气血虚衰
	疾	一息七至以上，脉来急疾	阳极阴竭，元气将脱
	动	脉短如豆，滑数有力	惊，痛

续表

脉纲	脉名	脉象	主病
虚脉类	虚	举之无力，按之空虚	虚证，多为气血两虚
	微	极细极软，似有似无，至数不明	阴阳气血诸虚，阳虚危候
	细	脉细如线，但应指明显	气血两虚，诸虚劳损，主湿
	弱	柔细而沉	气血不足
	短	首尾俱短，不及本位	有力为气郁，无力为气损
实脉类	实	举按均有力，来盛去亦盛	实证
	滑	往来流利，应指圆滑，如盘走珠	痰饮，食滞，实热
	紧	脉来绷急，如转绳索	寒证，痛证，宿食
	长	首尾端直，超过本位	阳气有余，热证
	弦	端直以长，如按琴弦	肝胆病，诸痛，痰饮，疟疾

2. 相兼脉与主病 相兼脉，是指由两个或两个以上单一脉组成的脉，简称兼脉、合脉。临床上有二合脉、三合脉、四合脉（如沉数滑实为四合脉）之分。疾病过程中，由于病变机体的正气有盛衰不同，致病因素也可有两种以上相互兼夹，病变的部位和性质也不断变化，所以临床上所见的病脉往往不是单一的脉象。前述单脉中，有些脉本身就是几种脉组合而成，如牢脉由沉、实、大、弦、长五脉合成。

相兼脉的主病，往往是各脉主病的总和。如沉迟脉主里寒证、浮数脉主表热证、沉细而数主里虚热证，余类推。现将常见的相兼脉和主病列举如下：

浮紧脉：多见于外感寒邪之表寒证，或风寒痹证疼痛。

浮缓脉：多见于风邪伤卫，营卫不和的太阳中风证。

浮数脉：多见于风热袭表的表热证。

浮滑脉：多见于表证夹痰，常见于素体多痰湿而又感受外邪者。

沉迟脉：多见于里寒证。

沉弦脉：多见于肝郁气滞，或水饮内停。

沉涩脉：多见于血瘀，尤常见于阳虚而寒凝血瘀者。

沉缓脉：多见于脾虚，水湿停留。

沉细数脉：多见于阴虚内热或血虚。

弦紧脉：多见于寒证、痛证，常见于寒滞肝脉或肝郁气滞等所致疼痛等。

弦数脉：多见于肝郁化火或肝胆湿热、肝阳上亢。

弦滑数脉：多见于肝火夹痰、肝胆湿热，或肝阳上扰、痰火内蕴等病证。

弦细脉：多见于肝肾阴虚或血虚肝郁，或肝郁脾虚等证。

滑数脉：多见于痰热、湿热或食积内热。

洪数脉：多见于阳明经证、气分热盛。

（五）脉症顺逆与从舍

1. 脉症顺逆 是指脉与症在病机上的一致和不一致。在通常情况下，疾病所表现于外的症状和脉象在反映疾病本质方面是一致的，即有什么性质的病证，就会产生与其性质一致的症状和脉象，称脉症相应。但在某些特殊情况下，疾病的本质与某些症状或者脉象不一致，甚至相反，称脉症不相应。从判断疾病的顺逆来说，脉症相应为顺，不相应为逆。如实证而脉见洪、数有力，属脉症相应，为顺，提示邪盛正亦盛，多易治疗，预后良好；若实证反见细、微无力之脉，属脉症相反，为逆，提示邪盛正衰，邪易内陷，治疗困难，预后不良。

2. 脉症从舍 既然脉症有不相应的情况，故须辨明脉症的真假从而决定取舍，或舍脉从症，或舍症从脉。

（1）舍脉从症 症真脉假时，必须舍脉从症。如在阳明腑实证中，症见腹胀满硬痛拒按，大便燥结，舌红苔黄厚焦燥，而脉反见迟细。症所反映的均属阳明腑实，邪热内结的疾病本质，属真；脉所反应的是因热结于里，阻滞血脉流行，故出现迟细脉，是假象，此时当舍脉从症。

（2）舍症从脉 症假脉真时，必须舍症从脉。例如，伤寒热闭于里，症见四肢厥冷而脉滑数，脉所反映的是真热，症所反映的是由于热邪内伏，格阴于外，出现四肢厥冷是假寒，此时当舍症从脉。

脉有从舍，说明脉象只是疾病临床诊断的重要依据，但不是唯一依据，只有四诊合参、综合判断，才能从舍得宜，准确辨证。

二、按诊

按诊是医生用手触、摸、推、按患者的肌肤、手足、脘腹等部位，以了解局部冷热、润燥、软硬、压痛、痞块或其他异常变化，从而推断疾病部位、性质和病情轻重等情况的一种诊病方法。

（一）按诊概述

按诊是切诊的一部分，通过按诊不仅可以进一步探明疾病的部位、性质和程度，同时也使一些病证表现进一步客观化，对望、闻、问诊所获资料进一步补充和完善，为全面分析病情、判断病证提供重要依据。

1. 按诊的方法 按诊的手法主要有触、摸、按、叩四法。触是以手指或手掌轻轻接触患者局部皮肤，如额部、四肢的皮肤，以了解肌肤的凉热、润燥等情况。摸是以手指稍用力寻抚局部，如胸腹、腧穴、肿胀部位等，来探明局部的感觉情况，有无疼痛以及肿物的形态、大小等。按是以重手按压或推寻局部，如胸腹、肿物部位，以了解深部有无压痛或肿块，肿块的形态、质地、大小、活动程度、肿胀程度、性质等。临床一般是先触摸，后按压，由轻而重，由浅入深，先远后近，先上后下地进行诊察。叩，即叩击法，是医生用手叩击患者身体某部，使之震动产生叩击音、波动感或震动感，以此来确定病变的性质和程度。叩击法有直接叩击法和间接叩击法两种。直接叩击法是医生用中指指尖或并拢的二、三、四、五指的掌面直接敲击体表部位。间接叩击法是医生用左手掌平贴在体表，右手握成空拳叩击左手背，边叩边询问患者叩击部位的感觉，有无局部引痛，以推测病变部位和程度。

2. 按诊的注意事项 按诊要在适当室温下进行，并保持室内安静。按诊时医生举止要稳重大方，态度严肃认真，手法轻巧柔和，避免突然暴力或冷手按诊。并争取患者的主动配合，使患者能准确地反映病位的感觉。同时，要边检查边观察患者面部表情变化，以了解痛苦所在。

（二）按诊内容

按诊的运用相当广泛，临床上常用的有按肌肤、按手足、按胸胁、按腹部、按腧穴等。

1. 按肌肤 是诊查肌肤的寒热、润燥、滑涩、疼痛、肿胀、疮疡等，来分析疾病的寒热虚实及气血阴阳盛衰的诊断方法。阳证、热证多见肌肤灼热；阴证、寒证多见肌肤清凉。手足心灼热较甚者，多为阴虚内热。皮肤滑润者，为津液未伤；枯燥或甲错者，常属津液已伤或有瘀血。肌肤肿而发亮，按之凹陷不能即起为水肿；按之凹陷，举手即起为气肿。肌肤濡软而喜按者为虚证；患处肿痛拒按者为实证。

在外科方面，触按病变部位，可辨别病证的阴阳和成脓情况。病变局部肿而硬木不热者，为寒证；肿处灼手压痛者，为热证。根盘平塌漫肿为虚；根盘收束而高起者为实。患处坚硬为无脓；边硬顶软，为有脓。

2. 按手足 是通过触摸患者手足部位的冷热，来判断疾病的寒热虚实。凡手足俱冷者，多为阳虚寒盛，属寒证；手足俱热者，多为阳热炽盛，属热证。手心较热，多为内伤发热；手背较热，多为外感发热。两足皆凉，多为阴寒证；两足心热，多为阴虚证。在儿科方面，小儿指尖冷主惊厥，中指独热主外感风寒，中指尖独冷，为麻疹将发之兆。

3. 按胸胁 指根据病情的需要，有目的地对前胸和胁肋部进行触摸、按压或叩击，以了解局部及内脏病变的情况。胸胁按诊除排除局部皮肤、经络、骨骼之病变外，主要是用以诊察心、肺、肝、胆等脏腑的病变。按胸胁包括按胸部和按胁部两部分。

（1）按胸部 胸为心肺之所居，按胸部可以了解心肺及虚里的病变情况。前胸高起，叩之膨膨然，其音清者，多为肺胀，亦见于气胸；若按之胸痛，叩之音浊者，常为饮停胸膈或痰热壅肺；胸部外伤则见局部青紫肿胀而拒按。

虚里位于左第 4、5 肋间，心尖搏动处，为诸脉之所宗。按虚里可测知宗气的盛衰、病证的虚实、预后的吉凶。诊虚里时，患者取仰卧位，医生站其右侧，用右手平抚虚里部，注意诊察动气的强弱、至数和聚散。正常情况下，虚里搏动不显，仅按之应手，其搏动范围直径为 2 ~2.5cm，动而不紧，缓而不怠，节律整齐，是心气充盛，宗气积于胸中，为平人无病的征象。虚里按之其动微弱者为不及，是宗气内虚之征。若动而应衣为太过，是宗气外泄之象。按之弹手，洪大而搏，或绝而不应者，是心气衰绝，证属危候。

（2）按胁部 肝胆位居右胁，其经脉分布两胁，故按胁部主要可了解肝胆疾病。按胁部除在胸侧腋下至肋弓部位进行按、叩外，还应由中上腹部向肋弓方向轻循，并按至肋弓下，以了解胁内脏器等状况。胁痛喜按，胁下按之空虚无力为肝虚。胁下肿块，刺痛拒按为气滞血瘀。右胁下肿块，按之表面凹凸不平，应警惕肝癌；右胁胀痛，摸之热感，拒按者，多为肝痈；疟疾后左胁下可触及痞块，按之硬者为疟母。

4. 按脘腹　按脘腹主要是了解脘腹痛与不痛、软与硬、有无痞块积聚，以辨别脏腑虚实和病邪性质及其积聚的程度。

脘腹各部位的划分：膈以下为腹部。上腹部剑突的下方，称为心下。上腹部又称胃脘部。脐上部位称大腹。脐下部位至耻骨上缘称小腹。小腹的两侧称少腹。心下按之硬而痛的是结胸，属实证；心下满，按之濡软而不痛的，多是痞证。脘腹疼痛，按之则舒，局部柔软，多为虚证；按之痛甚，局部坚硬，甚则拒按者，多为实证。腹部包块，痛有定处，多为癥积；按之可散，触之无形，痛无定处，多为瘕聚。腹胀，叩之如鼓，小便自利者，为气胀；按之如囊裹水，小便不利者，为水臌。

5. 按腧穴　指按压身体上某些特定穴位，通过穴位的变化和反应来判断脏腑某些疾病的方法。腧穴是脏腑经络之气转输之处，是脏腑病变在体表的反应点。腧穴的变化主要是出现结节或条索状物，其异常反应主要有压痛或敏感反应。如肺俞穴若摸到结节，或按中府穴有明显压痛者，为肺病的反应；肝病患者在肝俞或期门穴常有压痛；胃痛在胃俞和足三里穴有压痛等。

自我测试题

一、单项选择题

1. 久病精气衰竭的患者，突然精神好转，食欲大增，颧赤如妆，语言不休，此属（　　）

A. 有神　　B. 无神　　C. 假神
D. 失神　　E. 神志错乱

2. 面色随四时不同而微有变化，秋天的面色相应为（　　）

A. 稍赤　　B. 稍白　　C. 稍青
D. 稍黄　　E. 稍黑

3. 小儿头形过小的原因主要是（　　）

A. 脾气虚弱　　B. 肝血不足　　C. 心血亏损
D. 肾气不足　　E. 肾精不足

4. 目眦色赤，多属（　　）

A. 肺火　　B. 脾火　　C. 心火
D. 肝火　　E. 肝经风热

5. 下列哪项不属于正常舌象（　　）

A. 舌体柔软　　B. 舌体活动自如　　C. 舌质淡嫩少苔
D. 舌质淡红　　E. 舌苔薄白

6. 舌体瘦薄、舌色淡白，说明（　　）

A. 阴亏　　B. 伤津　　C. 气血两虚

D. 阳虚　　E. 寒湿

7. 疮疡初起如粟，根脚坚硬较深，麻木，顶白而痛者为（　）

A. 痈　　B. 疔　　C. 疽

D. 疖　　E. 以上均非

8. 呕吐物清稀无酸臭味者，多属（　）

A. 肝胃不和　　B. 伤食　　C. 热呕

D. 寒呕　　E. 肝郁

9. 肾在舌分属部位是

A. 舌尖　　B. 舌中　　C. 舌根

D. 舌边　　E. 舌面

10. 形成面色青的原因主要是（　）

A. 寒凝　　B. 湿阻　　C. 气虚

D. 痰滞　　E. 水饮

11. 小儿指纹紫红，多主（　）

A. 外感表证　　B. 里热实证　　C. 痛证，惊风

D. 血络郁闭　　E. 脾虚疳积

12. 痰色黄质稠者，多为（　）

A. 风痰　　B. 寒痰　　C. 热痰

D. 湿痰　　E. 燥痰

13. 根据目与五脏的对应关系，则黑睛属（　）

A. 肺　　B. 脾　　C. 心

D. 肝　　E. 肾

14. 黄苔一般主（　）

A. 寒证　　B. 热证　　C. 痰饮

D. 湿证　　E. 虚证

15. 呼吸微弱，短而声低，称为（　）

A. 上气　　B. 短气　　C. 气急

D. 少气　　E. 嗳气

16. 郑声的病机是（　）

A. 心气不足，神失所养　　B. 热扰神明，神明无主　　C. 心神散乱

D. 痰火扰心　　E. 痰迷心窍

17. 神志不清、语无伦次、声高有力，称为（　）

A. 独语　　B. 错语　　C. 郑声

D. 谵语　　E. 狂言

18. 患者散发烂苹果样气味，常提示为（　）

A. 水肿病晚期　　B. 消渴病危重期　　C. 失血重症

D. 脏腑败坏　　E. 瘟疫病

19. 以“十问”来总结概括问诊的医学家是（　　）
A. 张仲景　B. 李时珍　C. 喻嘉言
D. 叶天士　E. 张景岳

20. 午后潮热，身热不扬者属（　　）
A. 阴虚潮热　B. 骨蒸劳热　C. 湿温潮热
D. 阳明潮热　E. 气虚发热

21. 半身汗出，是因（　　）
A. 风痰阻滞经络　B. 中焦郁热　C. 阳气虚损
D. 阴虚火旺　E. 以上皆非

22. 厥阴头痛的特点是（　　）
A. 前额疼痛连及眉棱骨　B. 后头痛连项　C. 两侧太阳穴附近痛
D. 颠顶头痛　E. 头痛连齿

23. 以下哪项不是导致便秘的常见原因（　　）
A. 胃火　B. 肝胃不和　C. 阴血不足
D. 寒凝胃肠　E. 津液亏虚

24. 多食易饥，兼见大便溏泄者属（　　）
A. 胃阴不足　B. 脾胃湿热　C. 胃火亢盛
D. 湿邪困脾　E. 胃强脾弱

25. 肾气不固所导致的小便改变为（　　）
A. 小便短赤　B. 小便频数而短少　C. 小便浑浊
D. 小便频数而清　E. 小便涩痛

26. 妇女月经先期而来、量多、色深而质稠，多属（　　）
A. 气虚不能摄血　B. 肝气郁滞　C. 血热内迫
D. 瘀血积滞　E. 寒凝血滞

27. 妇女带下黄稠而臭秽者，多属（　　）
A. 寒湿　B. 瘀血　C. 湿热
D. 虚寒　E. 气滞

28. 厌食油腻，胁肋胀痛，舌苔黄腻，多为（　　）
A. 痰湿内蕴　B. 脾胃湿热　C. 肝胃不和
D. 肝胆湿热　E. 饮食积滞

29. 腰痛绵绵，酸软无力者，多为（　　）
A. 寒湿腰痛　B. 血瘀腰痛　C. 肾虚腰痛
D. 风湿痹证　E. 扭伤腰痛

30. 下列何项不是气滞疼痛的特点（　　）
A. 窜痛　B. 胀痛　C. 绞痛
D. 时发时止　E. 气行痛减

31. 头晕胀痛，耳鸣，腰膝酸软，舌红少苔，脉弦细，每因恼怒而加剧者，多为（　　）

A. 气血亏虚　　B. 肝阳上亢　　C. 痰湿内阻
D. 肝火上炎　　E. 瘀血内阻

32. 下述何项属脾肾阳虚证（　　）

A. 完谷不化　　B. 肛门灼热　　C. 泻下黄糜
D. 泻下腐臭　　E. 里急后重

33. 经前或经期小腹胀痛多因（　　）

A. 寒凝　　B. 阳虚　　C. 气滞
D. 血瘀　　E. 气血两虚

34. 脾胃虚弱所致脘腹疼痛的特点为（　　）

A. 胀满疼痛　　B. 刺痛固定　　C. 痛如刀绞
D. 隐隐作痛　　E. 走窜不定

35. 血瘀所致头痛的特点为（　　）

A. 胀痛　　B. 刺痛　　C. 绞痛
D. 重痛　　E. 掣痛

36. 尿后余沥，夜尿增多是由下列何项所致（　　）

A. 结石阻塞　　B. 瘀血内阻　　C. 肾气不固
D. 肾精不足　　E. 肾阴亏损

37. 为痢疾的重要临床特征之一是（　　）

A. 完谷不化　　B. 里急后重　　C. 排便不爽
D. 滑脱不禁　　E. 下利清谷

38. “有根”之脉象是指（　　）

A. 不浮不沉　　B. 节律一致　　C. 不快不慢
D. 和缓有力　　E. 沉取尺部应指有力

39. 结脉、代脉、促脉三脉象的共同特点是（　　）

A. 脉来较数　　B. 止无定数　　C. 脉来时止
D. 脉来缓慢　　E. 止有定数

40. 弦脉的脉象是（　　）

A. 脉来绷急　　B. 端直而长　　C. 浮而搏指
D. 沉按实大　　E. 状如波涛

41. 肝胆病、痛证、痰饮证常见的脉象是（　　）

A. 紧脉　　B. 结脉　　C. 滑脉
D. 弦脉　　E. 促脉

42. 浮紧脉主病（　　）

A. 表虚证　　B. 表寒证　　C. 表热证
D. 表湿证　　E. 凉燥证

43. 下列哪项不能两脉相兼（　　）
A. 弦脉与滑脉　B. 浮脉与数脉　C. 洪脉与数脉
D. 滑脉与涩脉　E. 细脉与数脉

二、问答题

1. 何谓喘、哮？临床怎样鉴别？
2. 何谓主诉？
3. 何谓但热不寒？临床分哪几种类型？各型的临床表现及病因病机是什么？
4. 常色和病色各有什么特征？
5. 得神的临床表现如何？有何临床意义？
6. 面色黑之主病为何？
7. 白苔的临床意义为何？
8. 寸口脉是如何分候脏腑的？
9. 诊脉为何独取寸口？
10. 正常脉象有哪几个特点？

第十章　辨　证

学习目标

学习目的：通过学习八纲辨证、气血津液辨证和脏腑辨证等辨证方法，学会对常见病进行辨证分析，为治疗提供可靠依据，也为学习《中药方剂学》等后续课程打下基础。

知识要求：掌握八纲辨证、气血津液辨证和脏腑辨证各证候的概念和辨证要点；熟悉气血同病辨证和脏腑兼病辨证各证候的概念和辨证要点；了解各种辨证方法之间的关系。

能力要求：初步具有运用八纲辨证、气血津液辨证、脏腑辨证等辨证方法，对临床常见病进行辨证分析的能力；初步学会对相似证候进行鉴别诊断。

辨证，是中医认识和诊断疾病的独特方法，即将四诊所搜集的病情资料，运用中医理论进行综合分析，辨清疾病的原因、性质、部位及邪正之间的关系，从而概括和判断为某种性质的证。辨证的目的是为治疗提供可靠依据。

中医学的辨证方法很多，都是在长期医疗实践中总结而成的。本章主要介绍八纲辨证、气血津液辨证和脏腑辨证。其中，八纲辨证是各种辨证的总纲；脏腑辨证是各种辨证的基础，主要用于内伤杂病；气血津液辨证与脏腑辨证互为补充。以上各种辨证方法虽有各自的特点和适用范围，但又相互联系、相互补充，临证应综合运用。

第一节　八纲辨证

八纲，指表、里、寒、热、虚、实、阴、阳八个纲领。八纲辨证是根据病情资料，运用八纲进行综合分析，从而辨别病变部位的浅深、病情性质的寒热、邪正斗争的盛衰和病证类别的阴阳，以作为辨证的纲领。尽管疾病的临床表现错综复杂，但从大体病位来说，总离不开表或里；从基本性质来说，一般可区分为寒与热；从邪正斗争的关系来说，主要反映为虚或实；从病证类别来说，都可归属为阳或阴两大类。因此，运用八纲辨证诊断疾病，可起到执简驭繁、提纲挈领的作用，是各种辨证的总纲。

一、表里辨证

表里是辨别病位深浅和病势趋向的一对纲领。一般地说，病位浅在皮毛、肌腠、经络者属表证；病位深在脏腑、气血、骨髓者属里证。病邪由表入里为病进，病邪从里出表为病退。辨别表里可为治疗时使用解表法还是治里法提供依据。

（一）表证

表证是指病位浅在皮毛、肌腠、经络的一类证候。多因六淫邪气从皮毛、口鼻侵入所致。表证见于外感病的初期，特点是发病急、病程短、病位浅、病情轻。

【临床表现】发热恶寒（或恶风），舌苔薄白，脉浮，可兼见头身疼痛、咳嗽、鼻塞流涕、喷嚏、咽喉痒痛等症。

【证候分析】六淫之邪客于肌表，阻遏卫气的宣发，郁而发热；卫阳不能温煦肌肤，故恶寒；肺主皮毛，开窍于鼻，皮毛、口鼻受邪，内应于肺，肺失宣降则鼻塞、咳嗽；邪气郁于经络，气血运行不畅，故头身疼痛；舌苔薄白、脉浮皆主病在表。

【辨证要点】本证以恶寒发热并见、舌苔薄白、脉浮为辨证要点。

由于感受的邪气不同，患者体质的差异，表证又有表寒、表热、表虚、表实的不同，其鉴别要点如下（表10-1）。

表10-1 表证的寒热虚实鉴别表

表证类别	病因	主要鉴别要点
风寒表实证	风寒	恶寒重，发热轻，无汗，头身痛，苔薄白，脉浮紧
风寒表虚证	风邪	恶风发热，汗出，脉浮缓
风热表证	风热	发热，微恶风寒，口微渴，咽喉痛，苔薄黄，脉浮数

（二）里证

里证是指病位深在脏腑、气血、骨髓的一类证候。多因外邪深入，或情志内伤、饮食劳倦等因素使脏腑气血功能失常所致。里证常见于外感病的中、后期或内伤杂病，特点是病位深、病因复杂、病程较长。

【临床表现】里证范围很广，证候繁多，概言之，凡非表证及半表半里证的证候，一般都属于里证。其证候特征以脏腑气血阴阳失调的症状为主要表现。以里实热证为例，有壮热、口渴喜饮、烦躁谵妄、小便短赤、大便秘结、舌红苔黄而干、脉沉滑数等症。

【证候分析】由于形成原因不同，性质有别，其证候机理亦各不相同。热邪内传或寒郁化热入里，或脏腑阳盛，里热炽盛，则见壮热；热邪伤津，则口渴喜饮、小便短赤、大便秘结；热扰心神，则烦躁谵妄；舌红苔黄、脉沉滑数均为里热炽盛之征。

【辨证要点】 本证以但热不寒或但寒不热、舌象有变化、脉沉为辨证要点。

里证具体内容详见脏腑辨证、气血津液辨证等部分章节之中。

（三）表证与里证的鉴别要点

表证与里证的鉴别，主要审察寒热表现、舌象、脉象等的变化（表10-2）。

表10-2 表证与里证鉴别表

证候	病位	病程	寒热表现	舌象	脉象
表证	浅	短	恶寒发热	少有变化，舌苔薄	浮
里证	深	长	但热不寒，但寒不热，或无寒热	有变化	沉

（四）表证与里证关系

1. 表里同病 表证和里证在同一时期出现，称表里同病。这种情况的出现，除初病既见表证又见里证外，多因表证未罢又及于里，或本病未愈又加标病，如本有内伤又加外感，或先有外感又伤饮食之类。如患者既有恶寒发热、头身疼痛、无汗等表证，又有腹胀、便秘等里证。

表里同病的出现，往往与寒热、虚实互见。常见的有表寒里热、表热里寒、表虚里实、表实里虚等，详见寒热虚实辨证。

2. 表里出入 指在正邪消长变化的作用下，病邪可内传而变成里证，也可从里透达于外。

（1）表邪入里 指先有表证，后见里证，而表证随之消失，此乃表证转化为里证。例如，先有发热恶寒、脉浮等表证，继而恶寒消失，而见但热不寒、舌红苔黄、脉数等症，提示表邪已经入里化热而形成里热证。表证入里多见于外感病初、中期，此属病情由浅入深、病势转重的反应。

（2）里邪出表 指在里的病邪向体表透达，提示邪有出路，病情有向愈趋势，但绝非里证转化为表证。例如麻疹患儿，热毒内闭，疹不出而见发热、喘咳、烦躁。若经治疗，麻毒外透肌表，疹出而烦热、喘咳均除，则属邪气由里向表透达的表现。

表邪入里表示病势加重，里邪出表反映邪有去路，病势减轻。掌握表里出入的变化，对推断疾病的发展转归，有重要意义。

附：半表半里证

半表半里证在六经辨证中称为少阳病证。是外邪由表内传，尚未入里；或里邪外透，尚未至表，邪正相搏于表里之间所出现的一类证候。

【临床表现】 寒热往来，胸胁苦满，心烦喜呕，默默不欲饮食，口苦，咽干，目眩，脉弦。

【证候分析】 邪入少阳半表半里之间，正邪相争，正不胜邪，则恶寒；正胜于邪，则发热；邪郁少阳，经气不利，故胸胁苦满；胆热犯胃，胃失和降，则默默不欲饮食，胃气上逆则欲呕；胆热扰心，故见心烦；邪热熏蒸，胆热上腾则口苦；津为热灼，则咽干；邪热上扰清窍则目眩；脉弦为肝胆病证之象。

【辨证要点】 本证以寒热往来、胸胁苦满、脉弦为辨证要点。

二、寒热辨证

寒热是辨别疾病性质的一对纲领。一般而言，寒证是阴盛或阳虚的表现，热证是阳盛或阴虚的表现。即所谓“阳盛则热，阴盛则寒”，“阳虚则寒，阴虚则热”。辨别病证的寒热可为治疗时使用寒凉药或温热药提供依据。

（一）寒证

寒证是感受寒邪，或阳虚阴盛所表现的机体功能低下的一类证候。多因外感寒邪、过食生冷或久病阳气亏损所致。寒证有表寒、里寒、实寒、虚寒之分。

【临床表现】 恶寒或畏寒，肢冷喜暖，面色苍白，口淡不渴，或喜热饮，小便清长，大便稀溏，痰涕清稀，舌淡苔白而润，脉迟或紧。

【证候分析】 寒邪侵袭人体，伤及阳气或体内阳气不足，不能温煦形体，故见畏寒肢冷而喜暖、喜热饮；阳虚血运乏力，故面白、脉迟；津液未伤，故口不渴；阳虚不能温化水液，故排泄物、分泌物清稀而澄澈清冷；脉紧为寒证之象。

【辨证要点】 本证以冷（恶寒或畏寒，肢冷）、白（面色白，舌淡白，苔白）、清稀（分泌物清稀，尿清便溏）、润（口不渴，苔润）、静（脉迟，喜静）为辨证要点。

（二）热证

热证是感受热邪，或阳盛阴虚所表现的机体功能亢进的一类证候。多因外感温热之邪，五志化火，食积化热或久病阴液耗损，阴不制阳所致。热证有表热、里热、实热、虚热之分。

【临床表现】 发热喜凉，口渴欲饮，面红目赤，烦躁不安，痰涕黄稠，小便短黄，大便干结，或有衄血、吐血，舌红苔黄而干，脉数。

【证候分析】 阳热亢盛，故发热喜凉；火性上炎，则面红目赤；热扰心神，则烦躁不安；热盛伤津，故渴喜冷饮、小便短赤、大便秘结、痰涕黄稠；火易动血，故见各种出血症；舌红苔黄干、脉数皆为火热内盛之象。

【辨证要点】 本证以热（发热、肢温）、赤（面红目赤、舌红）、黄（痰黄、苔黄、尿黄）、干燥（口渴，便干尿少，苔燥）、动（脉数、躁动、动血、动风）为辨证要点。

（三）寒证与热证的鉴别要点

鉴别寒证与热证主要审察寒热、四肢、面色、渴饮、二便、舌象、脉象等方面的变化（表10-3）。

表 10-3 寒证与热证鉴别表

证候	寒热	四肢	面色	渴饮	小便	大便	舌象	脉象
寒证	怕冷喜暖	冷	白	不渴喜热饮	清长	稀溏	舌淡苔白润	迟或紧
热证	发热喜凉	热	红	口渴喜冷饮	短赤	干结	舌红苔黄干	数或滑

（四）寒证与热证关系

1. 寒热错杂证 寒证与热证同时并存，称为寒热错杂证。临床主要有 4 种情况：

（1）上热下寒证 指患者在同一时间内，表现为上部有热、下部有寒的证候。例如，既有胸中烦热、咽喉红肿疼痛的上热证，又有腹痛喜暖、大便溏薄的下寒证，即是上热下寒证。

（2）下热上寒证 指患者在同一时间内，上部表现为寒、下部表现为热的证候。例如，既有胃脘冷痛，同时又兼见小便短赤、尿频、尿痛等，此为胃中虚寒，膀胱湿热所致，属下热上寒证。

（3）表寒里热证 指患者在同一时间内，表有寒、里有热的证候。常见于本有内热，又感风寒；或外邪传里化热而表寒未解的病证。例如，患者症见恶寒发热、头身疼痛、无汗、气喘、烦热、口渴、脉浮紧，即为寒在表而热在里的表寒里热证。

（4）表热里寒证 指患者在同一时间内，表有热、里有寒的证候。多见于素有里寒而复感风热邪气，既有发热、头痛、咽痛、咳嗽的表热证，又有肢冷、便溏等里寒证，即为表热里寒证。

2. 寒热真假证 当寒证或热证发展到寒极或热极的严重阶段，有时会出现一些与疾病本质相反的假象，即所谓真寒假热，真热假寒。这里所说的“真”是指疾病的本质，“假”是指疾病的某些表面现象。只有正确辨别寒热真假，才能抓住疾病本质，正确辨证。

（1）真寒假热证 指内有真寒而外见假热的证候，由阴寒内盛，格阳于外所致。其临床表现：自觉发热，面赤，口渴，脉大，似属热证。但身虽热而久按不热，患者反欲加衣被；面虽赤而如妆；口虽渴而喜热饮；脉虽大但按之无力。同时还兼见四肢厥冷、小便清长、下利清谷、舌淡苔白等真寒症状，故可知其所见“热”症为假象。

（2）真热假寒证 指内有真热而外见假寒的证候，由邪热内盛，格阴于外所致。其临床表现：手足厥冷，脉沉，似属寒证。但虽手足厥冷而胸腹灼热，不恶寒，不欲加衣盖被，反弃衣掷被；脉虽沉但数而有力。同时还兼见烦渴喜冷饮、便秘尿赤、舌红苔黄干等真热症状，且内热愈盛肢冷愈重，即所谓“热深厥亦深”。

3. 寒热转化 指寒证与热证在一定条件下向自己的对立面转化，寒证可转化为热证，热证可转化为寒证。寒证与热证的相互转化，取决于邪正力量的对比，其关键又在机体阳气的盛衰。寒证热化，多属正气尚强，阳气较为旺盛，邪气从阳化热所致；热证转寒，多属邪气虽衰而正气不支，阳气耗伤至衰败状态，邪气从阴化寒所致。

(1) 寒证转热　指原为寒证，继见热证，而寒证随之消失的病证。其成因有二：一是素体阳旺，虽外感或内生寒湿之邪，均可从阳化热；二是温燥太过，也可使寒证转化为热证。例如，寒湿痹证，初为关节冷痛、重着、麻木，病程日久，或服用温燥太过，患处关节渐变成红肿热痛。

(2) 热证转寒　指原为热证，继见寒证，而热证随之消失的病变。常因邪热疫毒严重，素体阳虚，或因失治、误治而损伤正气，正不胜邪，功能失调，阳气衰微，而致热证转寒。例如，疫毒痢初期，高热烦渴，下痢脓血，舌红脉数，若突然出现四肢厥冷、面色苍白、脉微欲绝，则提示热证已经转化为寒证。

三、虚实辨证

虚实是辨别邪正盛衰的一对纲领。虚指正气不足，实指邪气亢盛。辨别证候的虚实，可了解机体的邪正盛衰，为确定“虚则补之，实则泻之”的治疗原则及用药提供依据。

(一) 虚证

虚证是指正气不足所表现的各种虚弱证候。多为先天禀赋不足，后天饮食失调，思虑、劳倦过度，久病失治、误治等原因导致机体气血阴阳不足所致。虚证种类繁多，包括阴虚、阳虚、气虚、血虚、津亏液少、精耗髓枯及脏腑的亏虚等多种证候，此处只介绍阳虚证和阴虚证。

【临床表现】阳虚证：精神委靡，面色无华，身倦乏力，气短自汗，大便滑脱，小便频数或失禁，舌淡胖嫩，脉沉迟无力。阴虚证：五心烦热，两颧发红，盗汗，舌红少津，脉细数。

【证候分析】阳气虚则温养、固摄无力，故见精神委靡、面色无华、身倦乏力、气短自汗、大便滑脱、小便频数或失禁；阳气不足，水湿不化，血不上荣，故见舌淡胖嫩；阳虚生寒，气血运行迟缓，故脉沉迟无力。阴虚血少，虚火内生，故五心烦热、两颧发红、盗汗、舌红少津、脉细数。

【辨证要点】正气不足；起病缓慢，病程长；表现为虚弱不足的证候。

(二) 实证

实证是指邪气亢盛，正气未衰，邪正相争剧烈所表现的一类证候。多由外邪入侵，或脏腑功能失调，痰饮、水湿、瘀血、食积等病理产物停滞所致。实证的范围极为广泛，临床表现各异，此处仅介绍实热证。

【临床表现】身热面赤，烦躁，甚至神昏谵语，呼吸气粗，脘腹胀满，疼痛拒按，大便秘结，小便短赤，舌红苔黄厚，脉滑数有力。

【证候分析】热邪炽盛，故身热面赤；热扰心神，则烦躁甚至神昏谵语；热邪阻肺，肺失宣降，则呼吸气粗；实邪积于肠胃，则脘腹胀满而疼痛拒按、大便秘结；热盛伤津，则小便短赤；舌红苔黄厚、脉滑数有力，均为邪热内结之象。

【辨证要点】 邪盛正不虚；起病急，病程短；表现为功能亢盛有余的证候。

（三）虚证与实证的鉴别要点

虚证与实证主要从病程、体质、精神、声音气息、疼痛、舌象、脉象等方面加以鉴别（表10-4）。

表10-4 虚证与实证鉴别表

证候	病程	体质	精神	声音气息	疼痛	舌象	脉象
实证	短	壮实	烦躁谵语	声高气粗	剧烈、拒按	舌苍老 苔厚	有力
虚证	长	虚弱	委靡不振	声低气怯	隐隐、喜按	舌淡嫩 苔少	无力

（四）虚证与实证的关系

1. 虚实夹杂 指虚证与实证同时出现，包括实中夹虚证和虚中夹实证两方面。

（1）实中夹虚证 此证常发生于实证过程中正气受损的患者，也可见于原本体虚而新感外邪的患者。其特点是以实邪为主，正虚为次。例如外感伤寒，经发汗，或经吐、下之后，心下痞硬，噫气不除，就是胃有痰湿、浊邪而胃气受损的实中夹虚证。

（2）虚中夹实证 此证可见于素有虚证，复感外邪，或正气不足，而兼有瘀血、痰饮、宿食停积的患者。其特点是以正虚为主，邪实为次。例如素体脾胃虚弱的患者，由于脾胃生理功能减弱，常导致食滞不化的虚中夹实证。

在虚实夹杂的辨证中，应分清虚实的先后、轻重、缓急，以制定正确的治疗措施。实中夹虚者，当以攻为主，兼以扶正；虚中夹实者，当以补为主，兼以祛邪。

2. 虚实真假 指当疾病发展至严重阶段或病情复杂时，会出现假虚或假实的现象。包括“至虚有盛候”的真虚假实证和“大实有羸状”的真实假虚证两种情况。

（1）真虚假实证 指疾病本为虚证，反见某些类似实的假象。如脏腑虚弱，气血不足，运化无力，因而出现腹部胀痛、脉弦等类似实证的假象。但腹虽胀而时胀时减，不似实证之持续不减；腹虽痛而喜按，不似实证之拒按；脉虽弦，但按之无力。综合分析，说明虚是疾病本质，实是假象。

（2）真实假虚证 指疾病本为实证，反见某些虚羸之象。如素体痰热内盛，热结胃肠，痰食壅滞，大积大聚，致使经络阻滞，气血不能畅达，而出现神情沉默、身体倦怠、脉沉伏等类似虚证的假象。若仔细辨认，患者虽神情沉默，却时有烦躁；虽身体倦怠，但稍动反感舒适；脉虽沉伏，但按之有力。这说明虚羸之象是假，实热壅结是真。

知识链接

虚实真假的鉴别，主要可概括为以下四点，以指导临床辨证：一是脉象的有力无力，有神无神，浮候如何，沉候如何；二是舌质的胖嫩与苍老；三是言语发声的亢亮与低怯；四是患者体质的强弱，发病的原因，病的新久，以及治疗经过如何。

3. 虚实转化 指疾病的虚实性质在一定条件下向相反的方向发生转化，提示邪正盛衰关系发生了本质改变。实证转虚是病情转变的一般规律，虚证转实则往往是疾病形成了虚实夹杂情况，多为因虚致实，病情较复杂。

（1）实证转虚 指原为实证，由于邪盛伤正太过，或久病、失治、误治，导致正不胜邪而转化为虚证，提示病情发展，正气不足。例如，初为咳嗽痰多、息粗而喘、苔腻脉滑，迁延日久，则见喘而气短、声低懒言、面白神疲、舌淡脉弱，此即邪虽去而正已伤，由实证转化为虚证。

（2）虚证转实 指在虚证的基础上转化为以实证为主要矛盾或主要矛盾方面的证候。其病机是因虚致实，并非正气转盛，病势向愈，而是提示病情发展、病情复杂。例如，心阳气虚日久，温煦失职，推动乏力，致血行迟缓而成瘀，在原有心悸气短、脉弱或涩等心气虚的基础上，又见心胸刺痛、唇舌紫暗、脉结代等症，此为心血瘀阻证，血瘀之实已超过心气之虚，成为疾病的主要矛盾方面。

四、阴阳辨证

阴阳是概括证候类别的两个纲领。疾病的证候虽复杂多变，但总括起来，不外阴阳两大类。如里证、虚证、寒证属阴证，表证、热证、实证属阳证。由于阴阳可概括其他六纲，故阴阳又是八纲的总纲。

（一）阴证与阳证

1. 阴证 凡符合“阴”的一般属性的证候，称为阴证。如有抑制、沉静、衰退、晦暗等表现的里证、寒证、虚证，一般可归属为阴证。

【临床表现】不同的疾病，表现出的阴证证候不尽相同。其特征性表现主要有：面色苍白或暗淡，精神委靡，身重蜷卧，畏冷肢凉，倦怠无力，语声低怯，纳差，口淡不渴，小便清长，大便溏泄气腥，舌淡胖嫩，脉沉迟、微弱、细。

【证候分析】精神委靡、声低乏力，是气虚的表现；畏冷肢凉、口淡不渴、小便清长、大便溏泄气腥，是里寒的症状；舌淡胖嫩及脉沉迟、微弱、细均为虚寒之象。

【辨证要点】本证以抑制、沉静、衰退、晦暗等表现为辨证要点。

2. 阳证 凡符合“阳”的一般属性的证候，称为阳证。如有兴奋、躁动、亢进、明亮等表现的表证、热证、实证，一般可归属为阳证。

【临床表现】不同的疾病，表现出的阳证证候也不尽相同。其特征性表现主要有：

面色赤，恶寒发热，肌肤灼热，烦躁不安，语声高亢，呼吸气粗，喘促痰鸣，口干渴饮，小便短赤涩痛，大便秘结，舌红绛，苔黄黑生芒刺，脉浮数、洪大、滑实。

【证候分析】 恶寒发热并见是表证特征；面红、肌肤灼热、烦躁不安、口干渴饮、小便短赤涩痛，为热证表现；语声高亢、呼吸气粗、喘促痰鸣、大便秘结，为实证症状；舌红绛、苔黄黑起刺及脉浮数、洪大、滑实，均为实热证的特征。

【辨证要点】 本证以兴奋、躁动、亢进、明亮等表现为辨证要点。

3. 阴证与阳证的鉴别要点 阴证与阳证，其鉴别要点可见于表里、寒热、虚实证候的鉴别中，亦可从四诊角度进行鉴别（表10-5）。

表10-5 阴证与阳证鉴别表

证候	望诊	闻诊	问诊	切诊
阴证	面色苍白或暗淡，身重蜷卧，倦怠乏力，精神委靡，舌淡胖嫩，舌苔润滑	语声低微，静而少言，呼吸怯弱，气短	恶寒畏冷，喜温，食少乏味，不渴或喜热饮，小便清长，大便溏泄气腥	腹痛喜按，肢凉，脉沉、细、迟、无力等
阳证	面色潮红或通红，狂躁不安，口唇燥裂，舌红绛，苔黄燥或黑而生芒刺	语声壮厉，烦而多言，呼吸气粗，喘促痰鸣	身热，恶热，喜凉，恶食，心烦，口干渴引饮，小便短赤涩痛，大便干硬，或秘结不通，或有奇臭	腹痛拒按，肌肤灼热，脉浮、洪、数、大、滑、有力等

（二）亡阴证与亡阳证

阴阳辨证除用作八纲辨证的总纲外，还有自身特定的辨证内容，如阴虚证、阳虚证、阴盛证、阳盛证及亡阴证、亡阳证等。此处只介绍亡阴证和亡阳证。

1. 亡阴证 指体内阴液大量耗损，阴液严重亏乏而欲竭的危重证候。多因久病阴亏，高热不退，汗、吐、泻太过，或严重烧伤等因素所致。

【临床表现】 汗出热而黏，面色潮红，身热，虚烦躁扰，渴喜冷饮，气息短促，舌红而干，脉细数无力。

【证候分析】 阴竭阳亢，煎熬并迫津外泄，故汗出热而黏；面色潮红，身热，虚烦躁扰，气息短促，舌红而干，脉疾数无力，均为阴液耗竭，虚阳外浮之象。

【辨证要点】 本证以大汗热而黏、身热、虚烦躁扰、脉细数为辨证要点。

2. 亡阳证 指机体阳气极度衰微而欲脱的危重证候。多为久病阳虚或寒极伤阳、大汗、失血等原因所致。

【临床表现】 冷汗淋漓，面色苍白，四肢厥冷，神识淡漠或昏迷，呼吸微弱，舌淡润，脉微欲绝。

【证候分析】 阳气极度衰微而欲脱，失去温煦、固摄、推动功能，故见冷汗、肢厥、身冷、神情淡漠、息微、脉微欲绝等危重证候。

【辨证要点】 本证以冷汗淋漓、面色苍白、四肢厥冷、脉微欲绝为辨证要点。

由于阴阳互根，阴竭则阳气无所依附而散越，阳亡则阴液无以化生而告竭，二者常相互影响，短时间内致阴阳皆亡。因此，临床上对亡阳、亡阴证要高度重视，一旦发现，应迅速准确辨证，以及时抢救，使患者转危为安。

3. 亡阴证与亡阳证的鉴别要点 亡阴证与亡阳证可从出汗、四肢、面色、舌象、脉象等方面鉴别（表10-6）。

表10-6 亡阴证与亡阳证鉴别表

证候	出汗	四肢	面色	舌象	脉象
亡阴	汗热而黏	手足温	面色潮红	舌红	细数无力
亡阳	冷汗淋漓	四肢厥冷	面色苍白	舌淡	脉微欲绝

必须指出的是，疾病的表现错综复杂，有时用阴阳概括其他六纲会出现矛盾。如某病既有表证、实证，又有寒证，按前者应属阳证，按后者又属阴证。此时，则必须以寒、热、虚、实四纲为主判断其类别。

第二节 气血津液辨证

气血津液辨证，是运用气血津液理论，对病情资料进行分析，以判断气、血、津液病证的一种辨证方法。

气血津液辨证不仅是八纲辨证在气、血、津液不同层面的具体化，与脏腑辨证也是互为补充的，掌握了气血津液辨证的一般规律，可为脏腑辨证打下基础。

一、气病辨证

气在人体内升降出入，运行不息，起着推动、温煦、防御、固摄和营养等作用，维持着人体的生命活动。一旦失常，就会产生许多病变，气的病证主要有气虚证、气陷证、气滞证和气逆证四种。

（一）气虚证

气虚证是指由于气的不足或气的某一方面功能减退所表现的证候。多因先天不足或后天失养、年老体弱等因素所致。

【临床表现】神疲乏力，少气懒言，声音低微，呼吸气短，或有头晕目眩，面色少华，自汗，易感冒，活动后诸症加重，舌质淡嫩，脉虚弱。

【证候分析】气虚则激发、推动作用减退，故神疲乏力、少气懒言、声音低微、呼吸气短；气虚不能上荣，故头晕目眩、面色少华；卫气虚弱，不能固护肌表，故自汗、易感冒；劳则气耗，故活动、劳累后诸症加重；气虚无力鼓动血液运行，血不上荣于舌，故舌质淡嫩；气虚运血无力，故脉象虚弱。

【辨证要点】本证以神疲乏力、声音低微、少气懒言、动则加重为辨证要点。

（二）气陷证

气陷证是指气虚升举无力，清阳下陷所表现的证候。多因久病失养或劳累过度所致，常是气虚证的进一步发展。

【临床表现】脘腹坠胀，久泻久痢不止，或有内脏下垂，或有脱肛、阴挺等，伴气虚证常见表现。

【证候分析】因气有固定脏器位置的功能，当气虚不能升举反而下陷时，可见内脏下垂、脱肛、阴挺及脘腹气坠、久泻久痢不止等证候；由于本证多由气虚证发展而来，故可伴见头晕眼花、神疲乏力等气虚证的常见表现。气陷证一般由中焦脾虚气陷所致，故临床常称“中气下陷证”或“脾虚气陷证”。

【辨证要点】本证以脘腹坠胀、久泻久痢、内脏下垂伴气虚证候为辨证要点。

（三）气滞证

气滞证是指人体某一脏腑经络或某一部位气机阻滞所表现的证候。多因情志不畅、病邪内阻、用力闪挫或脏气虚弱等因素所致。

【临床表现】以气滞局部的痞闷、胀痛等自觉症状为主症，且症状时轻时重，部位不定，按之无形，常表现为“胀痛”“窜痛”“攻痛”，随不良情绪诱发或加重，随心情好转或嗳气、太息、矢气而减轻，脉象多弦，可无明显舌象变化。

【证候分析】气机阻滞，不通则痛，故气滞主要以胀满、痞闷、胀痛为主症，且走窜不定，攻冲作痛。当嗳气、太息、矢气或情志舒畅时，气机暂通，故症状缓解；当情志不舒时，气滞加重，故症状加重。

【辨证要点】本证辨证要点有三：一是胀满、痞闷，或胀痛、窜痛、攻痛，按之无形；二是随嗳气、太息、矢气可缓解；三是症状每随情绪波动而改变，且症状时轻时重、时发时止、部位不定。

（四）气逆证

气逆证是指气机升降失常，逆而向上所引起的证候。临床以肺胃之气上逆和肝气升发太过的病变为多见，因多种因素导致脏腑功能失调所致。

【临床表现】肺气上逆：咳嗽，喘息；胃气上逆：呃逆，嗳气，恶心，呕吐；肝气上逆：头痛，眩晕，昏厥，呕血等。

【证候分析】肺主肃降，肺气上逆则咳喘。胃主降浊，胃失和降，气逆于上，则呃逆、嗳气、恶心、呕吐。肝气本主升发，但若升发太过，气火上逆，则致头痛眩晕，甚则昏厥、呕血。

【辨证要点】本证以肺、胃、肝三脏多见，以咳喘、呕吐、呃逆或头晕胀痛等表现为辨证要点。

二、血病辨证

血行脉中，内流脏腑，外至肌肤，对全身脏腑组织起着营养、滋润作用。因心主血、肝藏血、脾统血，故血之病证与这三脏最为密切，临床常见血虚证、血瘀证、血热证和血寒证四种证候。

（一）血虚证

血虚证是因血液亏虚，脏腑、经络与组织器官失养所表现的证候。多由失血过多，或久病、寄生虫等暗耗阴血；或生血不足；或瘀血阻络，新血不生等原因导致。

【临床表现】面色苍白或萎黄，唇色淡白，爪甲色淡，头晕目眩，心悸失眠，手足发麻；妇女月经量少色淡，经行后期，甚或闭经；舌质淡，脉细无力。

【证候分析】血虚肌肤失养，故见面、唇、爪甲、舌淡白无华；血虚头目失养则头目眩晕；心神失养，则心悸、失眠；筋脉失养则手足发麻；血液不足，经血乏源，故经血量少色淡、经行后期，甚或闭经；血虚脉道不充，故脉细无力。

【辨证要点】本证以体表肌肤黏膜组织颜色淡白及全身虚弱为辨证要点。

（二）血瘀证

血瘀证是指瘀血内阻而产生的证候。多因气虚、气滞、血寒、血热、外伤等因素引起血运不畅，阻滞经脉，或血溢脉外，积存体内所致。

【临床表现】疼痛如针刺刀割，痛处固定拒按，夜间加重；体表肿胀青紫，体内癥积，坚硬不移；出血紫暗或有血块，面色、唇甲青紫，或皮下紫斑，舌紫暗或有瘀斑、瘀点，脉细涩或结代。

【证候分析】瘀血内阻，气血不通则痛，故痛如针刺刀割、固定不移、拒按；夜间血行较缓，瘀阻加重，故夜间加重；血积不散而凝结，则可形成肿块；面色、唇甲、舌色青紫而暗，脉细涩或结代皆为瘀血阻滞之象。

【辨证要点】本证以刺痛不移，拒按，肿块，面、唇、甲、舌色紫暗，脉涩等为辨证要点。

（三）血热证

血热证是指邪热侵入血分而迫血妄行所表现的血分实热证候。多由外感热邪或五志化火，迫及血分而致。

【临床表现】咳血，咯血，吐血，便血，衄血，尿血，月经量多，崩漏等，血色鲜红、量多，伴身热面赤、心烦，甚或谵语、狂乱，舌红绛，脉滑数等热象。

【证候分析】热入血分，迫血妄行，溢于脉外，故见各种出血症；火热内盛，故身热面赤；热扰心神，故可见心烦、谵语、狂乱；舌红绛、脉滑数皆为里热炽盛之象。

【辨证要点】本证以各种出血症状伴身热面赤等里热证候为辨证要点。

（四）血寒证

血寒证是由于血分受寒或阳气失于温煦，血行迟缓或不畅所致的病证。多由外感寒邪凝滞气血，或阳虚生寒，不能温运血液所致。

【临床表现】手足、少腹冷痛，形寒肢冷，喜暖恶寒；妇女月经后期、色暗有块，甚或闭经；舌淡紫暗，苔白，脉沉迟而涩。

【证候分析】血脉受寒，血行不畅，故手足、少腹冷痛，形寒肢冷；血得温而行，故喜暖恶寒；寒凝胞宫，血行不畅，故妇女月经后期、色暗有块，甚或闭经；舌淡紫暗、苔白、脉沉迟而涩，皆乃寒凝血瘀之象。

【辨证要点】本证以瘀血症状伴见里寒证候为辨证要点。

三、气血同病辨证

气和血生理上相互为用，病理上相互影响，故气病或血病发展到一定程度，往往彼此影响而见气血同病证候。临床常见气滞血瘀证、气血两虚证、气不摄血证和气随血脱证等。

（一）气滞血瘀证

气滞血瘀证是指气滞不行，血运障碍而致的证候。多由情志不畅，肝气郁结，或外邪侵袭，或外伤闪挫导致。

【临床表现】胸胁胀痛，胁下痞块，刺痛拒按，女子可见乳房胀痛、闭经、痛经、经色紫暗有块，舌紫暗或有瘀斑瘀点，脉弦涩。

【证候分析】肝气郁结，则胸胁、乳房胀痛；气滞不行，血运障碍，瘀血内停，则胁下痞块，刺痛拒按；瘀阻胞宫，则闭经、痛经，经色紫暗有块；舌紫暗或有瘀斑、瘀点，脉弦涩，皆乃气滞血瘀之象。

【辨证要点】本证以肝气郁滞（胀痛）和瘀血内阻（痞块、刺痛拒按）并见为辨证要点。

（二）气血两虚证

气血两虚证是指气血不足，脏腑组织失养所致的证候。多由久病气虚不能生血，或血虚日久不能养气而致。

【临床表现】头晕目眩，少气懒言，乏力，自汗，心悸失眠，面色淡白或萎黄，舌淡嫩，脉细弱。

【证候分析】少气懒言、乏力自汗，为气虚之象；心悸失眠，为血虚心神失养；气血两虚不能上荣于面，故头晕目眩、面色淡白或萎黄、舌淡嫩；气虚不能鼓动于脉，血虚不能充盈于脉，故脉来细弱。

【辨证要点】本证以气虚证和血虚证并见为辨证要点。

（三）气不摄血证

气不摄血证，又叫气虚失血证，是指脾气虚不能统摄血液而导致出血的证候。多由久病、劳倦而致脾气亏虚不能摄血所致。

【临床表现】吐血、便血、皮下瘀斑、崩漏等出血症，伴见气短、乏力、面色淡白无华或萎黄、舌淡、脉细弱等。

【证候分析】脾主统血，脾气虚摄血无力，血溢脉外，故见各种出血症；脾气虚，则见气短、乏力、面色萎黄；出血致血少不能上荣于面，故面色淡白无华；舌淡、脉细弱为气血两虚之象。

【辨证要点】本证以出血和脾气虚证候并见为辨证要点。

知识链接

出血证除由气不摄血之外，还可因血热、血瘀等因素引起，三者鉴别如下：气不摄血属虚证，多见慢性，出血颜色淡红、质稀，伴气虚之象；血热妄行或实证或虚证，实热多急，虚热多缓，出血颜色鲜红、质稠，伴热象；血瘀出血属实证，病势或急或缓，出血颜色紫暗，夹有血块，伴血瘀征象。

（四）气随血脱证

气随血脱证是指因大出血而引起气随之暴脱的证候。因血能载气，血脱则气无所依附，故随之而脱。

【临床表现】大出血时突然面色苍白，四肢厥冷，大汗淋漓，气息微弱，甚则晕厥，舌淡，脉微欲绝或浮大而散。

【证候分析】大出血则气随之外脱，气脱阳亡，不能上荣，则面色苍白；气脱失于温煦则四肢厥冷，失于固摄则大汗淋漓；气脱不能接续，故气息微弱；血脱气散，神无所附，则晕厥；舌淡、脉微欲绝或浮大而散，皆为气血不充、阳气浮越所致。

【辨证要点】本证以大量出血和亡阳虚脱证候为辨证要点。

四、津液病辨证

津液病辨证，是根据患者所表现的症状、体征等，对照津液的生理、病理特点，通过分析，辨别疾病当前病理本质中是否有津液不足或运化障碍的证候存在。津液病证主要包括津液不足证和水液停聚证两方面。

（一）津液不足证

津液不足证，是指体内津液亏少，脏腑组织失其滋润濡养所表现的证候，属内燥证。本证产生的原因不外生成不足与丢失过多两个方面。如脾虚化源不足，津液生成减少，或因高热、大汗、大吐、大泻、烧伤及多尿、燥热伤津等导致。

【临床表现】口干，渴欲饮水，咽燥，唇焦或裂，皮肤干燥，甚则枯瘪，目眶凹陷，小便短少，大便干结，舌红少津，脉细数。

【证候分析】津液亏少，不能滋润濡养孔窍肌肤，故口干、咽燥、舌干、唇焦、渴欲饮水、皮肤干燥甚则枯瘪、目眶凹陷；津亏尿无化源，则小便短少；大肠津亏失润，故大便干结；津血同源，津液不足，血液化生亦减少，津血亏虚而生内热，故舌红少津、脉细数。

【辨证要点】本证以口渴尿少，口、鼻、唇、舌、皮肤、大便干燥等为辨证要点。

（二）水液停聚证

水液停聚证是指水液输布排泄失常，停聚体内，而引起的痰饮、水肿等多种病证。多因外感六淫、饮食劳逸失宜或为情所伤，使肺、脾、肾、三焦等脏腑输布排泄水液功能失调所致。痰饮病证可参阅病因中的相关内容，在此着重论述水肿病证。

水肿是指体内水液停聚，泛滥肌肤，引起眼睑、头面、四肢、胸腹，甚至全身浮肿的病证。一般按病之新久缓急和邪正虚实而有阳水和阴水之分。

1. 阳水 水肿性质属实者，称为阳水。多由外感风邪犯肺，肺失宣降或水湿浸淫困脾，脾失运化所致。

【临床表现】头面浮肿，先从眼睑开始，继而遍及全身，来势迅速，小便短少，皮肤薄而光亮。常伴恶风、恶寒、发热、肢节酸重，苔薄白，脉浮紧。或伴咽喉肿痛，舌红而脉浮数；或全身水肿，来势较缓，按之没指，肢体沉重困倦，小便短少，脘闷纳呆，泛恶欲吐，舌苔白腻，脉沉缓。

【证候分析】风邪束肺，肺失宣肃，水道不通，泛滥肌肤而成水肿，故称风水。风为阳邪，上先受之，风水相搏，故水肿先从眼睑开始，继而遍及全身。伴见恶风寒、发热、肢体酸重等为风邪袭表之症。苔薄白、脉浮紧，是风水偏寒之象；咽喉红肿，舌红而脉浮数，是风水偏热之象。若水湿外浸，脾为湿困，运化失职，水泛肌肤而成水肿，亦属阳水范畴。水湿困脾，则肢体沉重困倦；脾气受困，膀胱气化失司，则小便短少；脾病及胃，不能腐熟水谷，则脘闷纳呆；胃气上逆则泛恶欲吐。苔白腻、脉沉缓皆为湿邪困脾之象。

【辨证要点】本证以发病急、来势猛、水肿先从眼睑头面开始、上半身肿甚为辨证要点。

2. 阴水 水肿性质属虚者，称为阴水。多由病久正虚、劳倦内伤、房事不节等因素引起。

【临床表现】水肿先从足部开始，腰以下为甚，按之凹陷不起，小便不利，脘闷腹胀，纳呆便溏，神倦肢困，或腰膝酸冷，畏寒肢冷，面色白或灰滞，舌淡胖，苔白滑，脉沉无力。

【证候分析】脾主运化水湿，肾主水，司开阖。脾肾阳虚，水液代谢障碍，泛溢肌肤而为阴水。水势趋下，故水肿从足部开始，腰以下为甚；水气内停，故小便不利；脾病及胃，中焦失运，则脘闷腹胀、纳呆便溏；脾主四肢，脾虚湿渍，则神倦肢困；腰为肾之府，肾阳虚失于温煦，则腰膝酸冷、畏寒肢冷；面色白为阳虚水停之象，灰滞为肾虚水泛之征；舌淡胖、苔白滑、脉沉迟无力，皆为脾肾阳虚、水湿内盛之象。

【辨证要点】本证以发病缓、病程长、水肿先从足部开始、腰以下肿甚并伴有脾肾阳虚证候为辨证要点。

第三节 脏腑辨证

脏腑辨证是在认识脏腑生理功能及病理变化的基础上，将四诊所收集的症状、体征及相关病情资料，进行综合分析，从而判断出疾病所在的脏腑部位和病因、病性的一种辨证方法。即以脏腑为纲，对疾病进行辨证。

脏腑辨证是各科辨证的基础，是中医辨证体系中的重要组成部分，具有广泛的适用性，尤适用于内、妇、儿等科疾病的辨证论治。

脏腑辨证包括脏病辨证、腑病辨证和脏腑兼病辨证，其中脏病辨证最为重要。由于脏腑之间关系密切，故将脏病和腑病合并介绍。

一、心与小肠病辨证

心居胸中，有心包络护卫于外。其经脉下络小肠，心与小肠相表里，开窍于舌，在体合脉，其华在面。心的主要生理功能是主血脉、藏神。小肠功能是受盛化物和泌别清浊。

心病的常见症状有心悸怔忡、心烦失眠、多梦健忘、心痛、谵语、神昏、神识错乱、舌痛、舌疮等。小肠病的常见症状有肠鸣、腹痛、泄泻、小便赤涩等。

心病证候有虚实之分。虚证多由久病伤正、先天不足、思虑劳神过度等因素，导致心气、心阳、心血、心阴亏耗，甚或心阳暴脱等；实证多由痰阻、火扰、寒凝、气郁、瘀血等因素，导致心火亢盛、心脉痹阻、痰蒙心神、痰火扰神等证。小肠的病证主要表现为泌别清浊功能失常，此处仅介绍小肠实热证。

（一）心气虚证

心气虚证是指心气亏虚，无力鼓动所致的证候。多由先天不足、久病体弱、年高脏气衰弱或暴病耗伤心气等原因所致。

【临床表现】心悸怔忡，胸闷气短，神疲乏力，或自汗，活动后诸症加重，面色淡白，舌淡苔白，脉虚。

【证候分析】心气不足，鼓动无力，故见心悸、怔忡；心居胸中，心气不足，胸中宗气运转无力，则胸闷气短；动则气耗，故活动后诸症加剧；全身功能活动减弱，故神疲乏力。气虚卫外不固，故自汗；心气不足，血运无力，不能上荣则面色淡白；舌淡苔白、脉虚，皆为气虚之象。

【辨证要点】本证以心悸、怔忡、胸闷气短及气虚证候并见为辨证要点。

（二）心阳虚证

心阳虚证是指由于心阳虚衰，温运失职所表现的虚寒证候。多由心气虚证进一步发展而来，或因他脏腑病证损伤心阳而成。

【临床表现】心悸、怔忡，心胸憋闷或痛，气短，自汗，畏寒肢冷，神疲乏力，面色㿠白，或面唇青紫，舌质淡胖或紫暗，苔白滑，脉弱或结代。

【证候分析】心阳虚衰，鼓动、温运无力，心动失常，轻则见心悸，重则为怔忡；心阳虚弱，宗气衰少，胸阳不展，故心胸憋闷、气短；心阳虚温运血行无力，心脉痹阻不通，则见心胸疼痛；阳虚温煦失职，故见畏寒肢冷；阳气虚卫外不固，故见自汗；温运乏力，血脉失充，寒凝而血行不畅，故见面色㿠白或面唇青紫、舌质紫暗、脉弱或结代；舌质淡胖、苔白滑，皆为阳虚寒盛、水湿不化之象。

【辨证要点】本证以心悸怔忡、心胸憋闷或心痛及阳虚证候并见为辨证要点。

（三）心阳暴脱证

心阳暴脱证是指心阳衰而欲脱所致的危重证候，常是心阳虚证进一步发展的结果，或因寒邪暴伤心阳，或痰瘀阻塞心脉，或失血亡津，心阳随之外脱而成。

【临床表现】在心阳虚证的基础上，突然冷汗淋漓，四肢厥冷，呼吸微弱，面色苍白，或心痛剧烈，唇舌青紫，或神志模糊，甚则昏迷，脉微细欲绝。

【证候分析】心阳衰极，不能外固，则突然冷汗淋漓；阳虚不能温煦肢体，故四肢厥冷；心阳衰、宗气泄，不能助肺以司呼吸，故见呼吸微弱；阳气外脱，温运血行无力，不能上荣，故面色苍白；阳虚寒凝，血行不畅，瘀阻心脉，则心痛剧烈、口唇青紫；心失温养，心神涣散，则神志模糊，甚则昏迷；脉微欲绝为阳气外亡之征。

【辨证要点】本证以心悸、心痛、冷汗、肢厥、脉微等症为辨证要点。

心气虚、心阳虚、心阳暴脱三证鉴别见表 10–7。

表 10–7　心气虚、心阳虚、心阳暴脱三证鉴别表

证候	相同症状	不同症状
心气虚证	心悸、怔忡，胸闷气短，自汗，活动后加重	面色淡白，神疲体倦，少气懒言，舌淡苔白，脉虚
心阳虚证		畏寒肢冷，心痛，面色㿠白或晦暗，舌淡胖，苔白滑，脉弱或结代
心阳暴脱证		突然冷汗淋漓，四肢厥冷，呼吸微弱，面色苍白，口唇青紫，神昏，脉微欲绝

（四）心血虚证

心血虚证是指心血亏虚，心脏、心神失养所致的证候。常因劳神过度，或失血过多，或久病伤及营血等引起；也可因脾失健运或肾精亏损，生血乏源所致。

【临床表现】心悸，头晕眼花，失眠多梦，健忘，面色淡白或萎黄，唇舌色淡，脉细弱。

【证候分析】血液不足，心动失常，故见心悸；心神失养，神不守舍，则见失眠多梦；血虚不能上荣头面，故见头晕眼花，健忘，面色淡白或萎黄，唇舌色淡；血少脉道失充，故脉细弱。

【辨证要点】本证以心悸、失眠与血虚证候并见为辨证要点。

（五）心阴虚证

心阴虚证是指心阴亏损，心脏、心神失养所致的证候。多因思虑劳神太过，暗耗心阴等因素引起。

【临床表现】心悸或怔忡，失眠多梦，形体消瘦，五心烦热，口干咽燥，午后潮热，颧红盗汗，舌红少苔或无苔，脉细数。

【证候分析】心阴亏虚，心失所养，故心悸、怔忡；虚热内扰，心神不宁，故失眠多梦；阴液不足，机体失于濡养，则形体消瘦；阴虚阳亢，则午后潮热、五心烦热；阴虚津伤，故口干咽燥；虚热迫津外泄，故盗汗；虚火上炎，故颧红；舌红少苔或无苔、脉细数，皆为阴虚内热之象。

【辨证要点】本证以心悸、失眠、多梦及阴虚证候并见为辨证要点。

心血虚、心阴虚两证鉴别见表10-8。

表10-8 心血虚、心阴虚两证鉴别表

证候	相同症状	不同症状
心血虚证	心悸怔忡	眩晕，健忘，面色淡白无华或萎黄，唇舌色淡，脉细弱
心阴虚证	失眠多梦	五心烦热，潮热盗汗，颧红，舌红少苔或无苔，脉细数

（六）心火亢盛证

心火亢盛证是指火热内炽，扰乱心神所致的证候。多因情志抑郁，气郁化火，或火热之邪内侵，或过食辛温，久蕴化火，内炽于心所致。

【临床表现】发热，心烦失眠，甚则狂躁谵语，神识不清，或口舌生疮，赤烂疼痛，或吐血、衄血，面赤口渴，小便赤、涩、灼、痛，大便秘结，舌尖红绛或有芒刺，舌苔黄，脉数有力。

【证候分析】心火内扰心神，故发热，心烦失眠，甚则狂躁谵语，神识不清；火热循经上炎，心开窍于舌，其华在面，故面赤，口舌生疮、赤烂疼痛，舌尖红绛或有芒刺；心主血脉，心火内炽，迫血妄行，则吐血、衄血；火热伤津，故口渴、便秘；心火下移小肠则小便赤、涩、灼、痛；舌苔黄、脉数有力，皆为实热之象。

【辨证要点】本证以心烦失眠、口舌生疮、尿赤涩痛伴实热证候为辨证要点。

（七）心脉痹阻证

心脉痹阻证是血行不畅，瘀血阻痹心脉所致的证候。多因正气不足，瘀血、痰浊、寒凝、气滞等病邪痹阻心脉所致，多属本虚标实证。

【临床表现】心悸、怔忡，心胸憋闷疼痛、痛引肩背内臂、时发时止。或痛如针刺，舌紫暗或有青紫斑点，脉细涩或结代；或心胸闷痛，体胖痰多，身重困倦，舌苔白腻，脉沉滑；或遇寒心痛暴作，得温痛减，畏寒肢冷，舌淡苔白，脉沉迟或沉紧；或心痛而胀，善太息，发作与情志变化有关，舌淡红或暗红，苔薄白，脉弦。

【证候分析】正气亏虚，阳气不足，心失温养，故见心悸、怔忡；血运无力，气血不通，则心胸憋闷疼痛；手少阴心经循内臂，心脉不通，经脉气血运行不畅，故痛引肩背内臂；若瘀血内阻心脉，则疼痛以刺痛为特点，伴舌紫暗或有青紫斑点、脉细涩或结代等症状；若痰浊内盛，则疼痛以闷痛为特点，并伴体胖痰多、身重困倦、苔白腻、脉沉滑等症；若阴寒内盛，则疼痛以痛势剧烈、突然发作、得温痛减为特点，并伴畏寒肢冷、舌淡苔白、脉沉迟或沉紧等症；若气滞心脉，则疼痛以胀痛为特点，发作与精神因素有关，并伴舌淡红或暗红、苔薄白、脉弦等气滞之症。

【辨证要点】本证以心悸怔忡、心胸憋闷疼痛及瘀血证候并见为辨证要点。但因致痛之因有别，还应分辨疼痛特点及兼症以审证求因（表10-9）。

表10-9　心脉痹阻四证候鉴别表

证候	相同症状	不同症状
瘀阻心脉证	心悸，怔忡，心胸憋闷疼痛，痛引肩背内臂，时发时止	刺痛，舌紫暗有青紫斑点，脉细涩或结代
痰阻心脉证		闷痛，体胖痰多，身重困倦，苔白腻，脉沉滑
寒凝心脉证		突发剧痛，得温痛减，畏寒肢冷，舌淡苔白，脉沉迟或沉紧
气滞心脉证		胀痛，发作常与精神因素有关，舌淡红，苔薄白，脉弦

（八）痰蒙心神证

痰蒙心神证是痰浊蒙蔽心神，以致精神、神志失常所表现的证候，又称痰迷心窍证。多因外感湿浊之邪，或七情内伤，或内生痰浊所引起。

【临床表现】意识模糊，甚则昏不知人；或精神抑郁，表情淡漠，神识痴呆，喃喃自语，举止失常；或突然昏仆，不省人事，口吐涎沫，喉中痰鸣；面色晦暗，胸闷呕恶，苔白腻，脉滑。

【证候分析】痰浊蒙蔽心窍，神失所主，故意识模糊，甚则昏不知人；情志不遂，气郁痰凝，蒙蔽心神，则精神抑郁、表情淡漠、神识痴呆、喃喃自语、举止失常；痰浊夹肝风闭阻心神，则突然昏倒、不省人事、口吐涎沫、喉中痰鸣；痰浊内阻，清阳不升，浊气上泛，故面色晦暗；胃失和降，则胸闷呕恶；舌苔白腻、脉滑，均为痰浊内盛之征。

【辨证要点】本证以精神、神志异常或昏迷及痰浊内盛证候为辨证要点。

（九）痰火扰神证

痰火扰神证是火热与痰浊交结，闭扰心神所致的证候。多因情志刺激，气郁化火，炼液为痰，痰火内盛，或外感热邪，灼津成痰，痰火内扰所引起。

【临床表现】发热气粗，面红目赤，咳痰黄稠，喉间痰鸣，甚则神昏谵语，狂躁妄动；或失眠，心烦，胸闷，口渴；或胡言乱语，哭笑无常，不避亲疏，狂躁妄动，打人毁物；舌红苔黄腻，脉滑数。

【证候分析】痰火扰神有外感和内伤之分。外感热病，邪热亢盛，燔灼于里，里热蒸腾，故发热、面红目赤、呼吸气粗；邪热灼津为痰，故痰黄稠、喉间痰鸣；痰火扰乱心神，则神昏谵语、狂躁妄动；痰阻气机则胸闷；热伤津液则口渴；内伤杂病中，因痰火扰神，轻者失眠、心烦，重者可致狂证而见语言错乱、时哭时笑、不避亲疏；火属阳，阳主动，故狂躁妄动、打人毁物；舌红苔黄腻、脉滑数，皆为痰火内盛之象。

【辨证要点】本证在外感热病中，以高热、痰黄、神志不清为辨证依据；内伤杂病中，轻者以失眠、心烦，重者以神志狂乱为辨证要点。

知识链接

痰蒙心神证与痰火扰神证，均有神志异常的表现，但痰蒙心神证为有痰浊，其症以抑郁、痴呆、错乱为主，无热证表现；痰火扰神证则为既有痰，又有火，可有狂躁谵语等症。

（十）小肠实热证

小肠实热证是心火亢盛，下移小肠所致的证候。又称心移热于小肠证。多由于感受火热之邪，或情志过极化火，或过食温燥之品所致。

【临床表现】心烦口渴，口舌生疮，小便赤涩，尿道灼痛，甚则尿血，舌红苔黄，脉数。

【证候分析】心与小肠相表里，心火炽盛，火热循经下移小肠，故小便赤涩、尿道灼痛；热甚灼伤血络，则见尿血；热扰心神则心烦；热灼伤津则口渴；心火上炎则口舌生疮；舌红苔黄、脉数，皆为里热炽盛之象。

【辨证要点】本证以小便赤涩灼痛伴见心火炽盛证候为辨证要点。

二、肺与大肠病辨证

肺居胸中，上连气道，喉为其门户，其经脉下络大肠，与大肠相表里。肺开窍于鼻，在体合皮，其华在毛。肺的主要功能是主气司呼吸，主宣发肃降，通调水道，朝百脉，主治节。大肠的主要生理功能是传化糟粕。

肺病的常见症状有咳嗽、咳痰、喘促、胸痛、咯血、声音异常、鼻塞流涕、水肿等。大肠病的常见症状有便秘、泄泻等。

肺病的证候有虚、实两类。虚证多由久病咳喘，或他脏病变累及于肺，导致肺气虚和肺阴虚。实证多因风、寒、燥、热等外邪侵袭或痰饮停聚于肺而成。大肠病证多因湿热内侵或津液不足等所致。

（一）肺气虚证

肺气虚证是指肺气不足，功能活动减弱所表现的证候。多由久病咳喘，耗伤肺气，或脾肾亏虚，肺失充养所致。

【临床表现】咳喘无力，气少不足以息，动则尤甚，咳痰清稀，声音低怯，面色淡白，神疲体倦；或自汗，畏风，易于感冒；舌淡苔白，脉虚。

【证候分析】肺气亏虚，宗气生成不足，呼吸功能减弱，故咳喘无力、气少不足以息、声音低怯；动则耗气，则咳喘尤甚；津液不布，聚而为痰，随肺气上逆，则痰液清稀；肺气亏虚，不能宣发卫气于肌表，腠理不密，卫表不固，则自汗、畏风、易于感冒；气虚，功能衰退，则面色淡白、神疲体倦、舌淡苔白、脉虚。

【辨证要点】本证以咳喘无力、气少不足以息、痰液清稀伴气虚证候为辨证要点。

（二）肺阴虚证

肺阴虚证是肺阴不足，虚热内扰所致的证候。多由久咳伤阴、痨虫袭肺，或热病后期耗伤肺阴所致。

【临床表现】干咳无痰，或痰少而黏，难以咳出，甚则痰中带血，声音嘶哑，口干咽燥，形体消瘦，潮热盗汗，五心烦热，两颧潮红，舌红少苔或无苔，脉细数。

【证候分析】肺阴不足，虚热内生，肺失肃降而上逆，则干咳或痰少而黏、难以咳出；虚火灼伤肺络，则痰中带血；喉失阴津濡润，且为虚火所蒸，则声音嘶哑、口干咽燥；机体失于濡养，则形体消瘦；潮热、五心烦热、颧红、盗汗、舌红少苔或无苔、脉细数，皆为阴虚内热之象。

【辨证要点】本证以干咳无痰或痰少而黏伴阴虚证候为辨证要点。

肺气虚、肺阴虚两证鉴别见表 10-10。

表 10-10 肺气虚、肺阴虚两证鉴别表

证候	相同症状	不同症状
肺气虚证	咳喘	咳喘无力，痰液清稀，气短无力，声低，自汗，舌淡苔白，脉虚
肺阴虚证		干咳无痰或痰中带血，潮热，颧红，盗汗，五心烦热，口燥咽干，舌红少津，脉细数

（三）风寒犯肺证

风寒犯肺证是指风寒外袭，肺卫失宣所表现的证候。多由外感风寒之邪，侵袭肺卫，肺气失宣所致。

【临床表现】咳嗽，痰稀色白，鼻塞流清涕，微恶寒发热，喉痒，或头身疼痛，无汗，舌苔薄白，脉浮紧。

【证候分析】肺为娇脏，外合皮毛，外感风寒，袭表犯肺，肺失宣降，故咳嗽；肺津不布，聚而成饮，故痰稀色白；鼻为肺窍，肺气失宣，则鼻塞流清涕；风寒袭表，损伤卫阳，肌表失于温煦，故微恶风寒；卫阳被遏，则发热；寒邪凝滞经络，经气不利，故头身疼痛；寒性收引，腠理闭塞，故无汗；舌苔薄白、脉浮紧，皆为风寒袭表之象。

【辨证要点】本证以咳嗽、痰稀色白伴风寒表证为辨证要点。

知识链接

风寒犯肺证应与风寒表证区别：前者以咳嗽、痰稀色白为主症，兼见风寒表证，且表证一般较轻；风寒表证以恶寒发热等表寒之象为主症，咳嗽较轻微。

（四）风热犯肺证

风热犯肺证是指风热之邪侵犯肺卫所引起的证候。多因外感风热之邪，侵袭肺卫，肺气失宣所致。

【临床表现】咳嗽，痰稠色黄，鼻塞流黄浊涕，咽喉疼痛，发热微恶风寒，口微渴，舌尖红，苔薄黄，脉浮数。

【证候分析】风热袭肺，肺失清肃，故咳嗽；风热为阳邪，炼液为痰，故痰稠色黄；肺气失宣，鼻窍不利，津液为风热所熏，故鼻塞、流黄浊涕；风热上扰，咽喉不利，则咽喉疼痛；热伤津液则口微渴；发热微恶风寒、舌尖红、苔薄黄、脉浮数，皆为风热袭表之症。

【辨证要点】本证以咳嗽、痰稠色黄伴风热表证为辨证要点。

（五）燥邪犯肺证

燥邪犯肺证是指燥邪侵犯肺卫，肺失宣降所表现的证候。多因感受燥邪，耗伤肺津，或感风温之邪化燥伤津所致。

【临床表现】干咳少痰或痰黏难咳，甚则胸痛，痰中带血，或鼻衄、咯血，口、唇、鼻、咽干燥，尿少便干，微有发热恶寒，无汗或少汗，舌苔薄而少津。脉浮数或浮紧。

【证候分析】燥伤肺津，肺失滋润，清肃失职，故干咳少痰，或痰黏难咳；咳甚损伤肺络，故胸痛，鼻衄，咯血；津伤失润，则口、唇、鼻、咽干燥；肠道失润，则大便干燥；津液不足则尿少；肺卫为燥邪所袭，故见发热恶寒的卫表失和症状。

夏末感燥，燥与热结，多病温燥，则见汗出、脉浮数。初冬感燥，燥与寒结，多病凉燥，则见无汗、脉浮紧。

【辨证要点】本证以干咳少痰、口鼻舌咽干燥伴轻微表证为辨证要点。

（六）肺热炽盛证

肺热炽盛证是指火热炽盛，肺失清肃所表现的实热证候。多因风热入里，或风寒入里化热，蕴结于肺所致。

【临床表现】发热，口渴，咳嗽，痰黄稠，气粗而喘，甚则鼻翼扇动，鼻息灼热，胸痛，或咽喉红肿疼痛，大便秘结，小便短黄，舌红苔黄，脉洪数。

【证候分析】肺热炽盛，气逆于上，故见咳喘气粗，甚则鼻翼扇动，鼻息灼热；邪郁胸中，阻碍气机，则胸痛；肺热上熏咽喉，气血壅滞，故咽喉红肿疼痛。里热外蒸，则发热较甚；热盛伤津，则口渴欲饮，痰黄稠，大便秘结，小便短黄；舌红苔黄、脉洪数，均为邪热内盛之象。

【辨证要点】本证以咳喘气粗、痰黄稠伴里实热证为辨证要点。

（七）痰热壅肺证

痰热壅肺证是指痰热互结，壅闭于肺所表现的证候。多因外邪犯肺，郁而化热，热伤肺津，炼液成痰，或宿痰蕴久化热，痰热互结，壅阻于肺所致。

【临床表现】咳嗽，痰黄稠而量多，胸闷，气喘息粗，甚则鼻翼扇动，或喉中痰鸣，烦躁不安，发热口渴，或咳吐脓血腥臭痰，胸痛，大便秘结，小便短赤，舌红苔黄腻，脉滑数。

【证候分析】痰热壅阻于肺，肺失清肃，故咳嗽、胸闷、气喘息粗；痰热壅肺，肺气不宣，则鼻翼扇动；痰热互结，随肺气上逆，故咳痰黄稠而量多，或喉中痰鸣；若痰热阻滞肺络，气滞血壅，肉腐血败而成肺痈，则见胸痛，咳吐脓血腥臭痰；里热炽盛，蒸达于外，故发热；热扰心神，则烦躁不安；热伤阴津，则口渴、大便秘结、小便短赤；舌红苔黄腻、脉滑数，皆为痰热内盛之症。

【辨证要点】本证以咳喘、痰多黄稠或咳吐脓血腥臭痰伴里实热证为辨证要点。

（八）寒痰阻肺证

寒痰阻肺证是指寒邪与痰浊壅阻于肺所表现的证候。多因素有痰疾，罹感寒邪，内客于肺，或因寒湿外邪侵袭于肺；或因中阳不足，寒从内生，聚湿成痰，上犯于肺所致。

【临床表现】咳嗽痰多、清稀色白、易咳，胸闷，或哮喘痰鸣，形寒肢冷，舌淡，苔白腻或白滑，脉濡缓或滑。

【证候分析】寒痰阻肺，肺失宣降，故咳嗽，气喘，痰多色白、易咳；痰气搏结，上涌气道，故喉间痰鸣发为哮；肺气不利则胸闷；寒为阴邪，其性凝滞，阳气被遏而不外达，肌肤失于温煦，故形寒肢冷；舌淡、苔白腻或白滑、脉濡缓或滑，均为寒痰内盛之象。

【辨证要点】本证以咳喘、痰多稀白易咳伴里实寒证为辨证要点。

（九）大肠湿热证

大肠湿热证是指湿热蕴结大肠，以致大肠传导失司所表现的证候。多因感受湿热之邪，或饮食不节等因素引起。

【临床表现】腹痛，下痢脓血，里急后重；或暴注下泄、色黄而臭，肛门灼热，小便短赤，身热口渴，或恶寒发热；舌红苔黄腻，脉濡数或滑数。

【证候分析】湿热壅阻大肠气机，故腹痛；熏灼肠道，脉络损伤，血腐为脓，故见下痢脓血；热迫肠道，故里急；湿阻大肠，气机壅滞，故后重；津为热迫而下注，则暴注下泄、色黄而臭；热炽肠道，则肛门灼热；热盛伤津则口渴，小便短赤；若表邪未解，则恶寒发热；舌红、苔黄腻为湿热内蕴之象。如湿重于热，脉多见濡数；如热重于湿，脉多见滑数。

【辨证要点】本证以腹痛、下痢脓血或暴注下泄、便黄臭秽伴湿热证候为辨证要点。

（十）大肠津亏证

大肠津亏证是指大肠津液亏虚，失于濡润所表现的证候。多由素体阴亏，或久病伤阴，或年老阴津不足，或吐泻太过，或热病后期，耗伤阴津，或妇女产后，出血过多等因素所致。

【临床表现】 大便秘结干燥，难以排出，常数日一行，口干咽燥，或口臭，或头晕，舌红少津，苔黄燥，脉细涩。

【证候分析】 津液不足，肠道失润，传导不利，则大便干结，难以排出，常数日一行；津伤于内，口咽失润，故口干咽燥；大便日久不解，腑气不通，胃失和降，浊气上逆，则口臭、头晕；燥热内生，津不上承，故舌红少津；津亏脉道失充，故脉细涩。

【辨证要点】 本证以大便干结、难以排出、数日一行，口臭及津液亏虚证候为辨证要点。

三、脾与胃病辨证

脾胃同居中焦，经脉互相络属，构成表里关系。脾主肌肉、四肢，开窍于口，其华在唇。脾的主要生理功能是运化水谷和水湿，为气血生化之源，故被称为"后天之本"，脾又主升，主统血，性喜燥恶湿。胃的主要生理功能是主受纳、腐熟水谷，主通降，喜润恶燥。

脾病常见症状有腹胀、纳呆、便溏、腹痛、浮肿、身体困重、内脏下垂等。胃病常见症状有脘痛、脘痞、嘈杂、呕恶、呃逆、嗳气等。

脾病有虚、实之分。虚证多因饮食不节，劳倦、思虑过度或久病失调所致，常见的有脾气虚、脾阳虚、脾气下陷、脾不统血等证；实证多由外感湿热、寒湿之邪内侵，或饮食所伤，或失治、误治所致，主要有湿热蕴脾、寒湿困脾等证。胃病多因饮食失节、外邪侵袭或温热病后期伤阴所致，常见胃阳虚、胃阴虚、寒滞胃肠、胃热炽盛、食滞胃脘等证。

（一）脾气虚证

脾气虚证是指由于脾气不足，运化失职所表现的证候。多因饮食失调，或劳累过度等原因耗伤脾气所致。

【临床表现】 食少，腹胀、食后尤甚，大便溏薄，肢体倦怠，神疲乏力，少气懒言，形体消瘦，面色萎黄，或见肥胖、浮肿，舌淡苔白，脉缓弱。

【证候分析】 脾失健运，故食少、腹胀；食后脾气愈困，故腹胀愈甚；脾虚水湿不运，流注肠中，故大便溏薄；气血生化之源不足，失于充养，故肢体倦怠、形体消瘦、面色萎黄、神疲乏力、少气懒言；水湿不运，泛溢肌肤则见浮肿、肥胖；舌淡苔白、脉缓弱，为脾气虚之象。

【辨证要点】 本证以腹胀、食少、便溏、肢倦及气虚证共见为辨证要点。

（二）脾气下陷证

脾气下陷证是指由于脾气亏虚，升举无力所表现的证候。又称中气下陷证、脾虚气陷证。多因脾气虚进一步发展，或久泻久痢，或劳累过度，或妇女孕产过多，产后失于调护等原因损伤脾气所致。

【临床表现】脘腹重坠作胀，食后尤甚，或便意频数，肛门重坠，或久泻不止，甚则脱肛，或子宫下垂，或小便浑浊如米泔。伴见气短乏力，肢体倦怠，声低懒言，头晕目眩，面白无华，食少便溏，舌淡苔白，脉弱。

【证候分析】脾气虚衰，升举无力，故脘腹坠胀，食后更甚，或子宫、胃、肾等脏器下垂；中气下陷，故便意频数，肛门重坠，或久泻不止；脾虚精微不布，下注膀胱，则小便浑浊如米泔；气虚则气短乏力、肢体倦怠、声低懒言；脾虚清阳不升，头目失养，故头晕目眩、面白无华；脾虚失运，则食少便溏；舌淡苔白、脉弱，皆为气虚之象。

【辨证要点】本证以脘腹重坠、久泻久痢、内脏下垂伴脾气虚证候为辨证要点。

（三）脾不统血证

脾不统血证是指脾气亏虚，统摄无权，血逸脉外所表现的证候。多由久病脾虚，或劳倦过度，损伤脾气等因素所引起。

【临床表现】各种慢性出血，如便血、尿血、肌衄、齿衄、鼻衄，或妇女月经过多、崩漏；伴食少便溏，神疲乏力，少气懒言，面色萎黄或苍白，舌淡苔白，脉细弱。

【证候分析】脾气亏虚，统血无权，则血逸脉外，故见各种出血症；逸于胃肠，则便血；逸于膀胱，则尿血；逸于肌肤，则肌衄；渗于上窍，则齿衄、鼻衄；冲任不固，则妇女月经过多，甚则崩漏；脾失健运，则食少便溏；气虚则神疲乏力、少气懒言；脾虚血亏，则面色萎黄或苍白；舌淡苔白、脉细弱，为脾虚气血不足之象。

【辨证要点】本证以各种慢性出血及脾气虚证候共见为辨证要点。

（四）脾阳虚证

脾阳虚证是指脾阳虚衰，阴寒内生所表现的证候。多因脾气虚进一步发展，或饮食失调等原因损伤脾阳，或肾阳不足，命门火衰，火不生土所致。

【临床表现】食少腹胀，腹痛绵绵、喜温喜按，大便溏泄或完谷不化；或肢体浮肿，小便短少；或妇女带下清稀、色白量多，畏寒肢冷，口淡不渴；面白无华或虚浮，舌淡胖或有齿痕，苔白滑，脉沉迟无力。

【证候分析】脾阳虚衰，运化失健，则食少腹胀；阳虚生寒，寒凝气滞，则腹痛绵绵、喜温喜按；脾阳虚衰，水湿不化，流注肠中，则大便溏泄或完谷不化；中阳不振，水湿内停，泛溢肌肤，则肢体浮肿、小便短少；水湿下注，带脉失约，则妇女带下清稀、色白量多；阳虚不能温煦肌表四末，则畏寒肢冷；阳虚津液未伤，则口淡不渴；脾虚气血不能上荣，则面白无华；舌淡胖或有齿痕、苔白滑、脉沉迟无力，均为阳虚水寒内盛之象。

【辨证要点】本证以食少腹胀、腹痛便溏伴阳虚证候为辨证要点。

脾虚四证鉴别见表10-11。

表10-11 脾虚四证鉴别表

证候	相同症状	不同症状
脾气虚证	食少腹胀，便溏乏力，舌淡脉弱	腹部胀满，纳呆食少，食后腹胀益甚，大便溏薄
脾气下陷证		脘腹坠胀，时有便意，肛门外脱，小便混浊如米泔，内脏下垂
脾不统血证		出血症状如便血、尿血，或肌衄、鼻衄，或月经过多、崩漏
脾阳虚证		腹痛绵绵，喜温喜按，小便不利，白带清稀量多及阳虚见证

（五）寒湿困脾证

寒湿困脾证是指寒湿内盛，中阳受困所表现的证候。多因饮食失节，过食生冷，或寒湿内侵，或因嗜食肥甘，湿浊内生，困阻中阳所致。

【临床表现】脘腹痞闷或痛，纳呆，便溏，泛恶欲吐，头身困重，或肢体水肿，小便短少；或肌肤面目发黄，黄色晦暗如烟熏；或妇女带下量多色白；口淡不渴，舌淡胖，苔白腻，脉濡缓。

【证候分析】寒湿内侵，中阳受困，脾胃升降失常，气机阻滞，故纳呆、脘腹痞闷或痛；湿注肠中，故大便溏薄；胃失和降，故泛恶欲吐；若脾气被寒湿所遏，水湿不化，泛溢肌肤，则肢体浮肿、小便短少；湿邪阻遏清阳，则头身困重；寒湿中阻，肝胆疏泄失职，胆汁外溢，则面目肌肤发黄、黄色晦暗如烟熏；若寒湿下注，则妇女带下色白量多；口淡不渴、舌淡胖、苔白腻、脉濡缓，均为寒湿内盛之象。

【辨证要点】本证以纳呆、脘痞、呕恶、便溏伴寒湿证候为辨证要点。

（六）湿热蕴脾证

湿热蕴脾证是指湿热内蕴中焦，脾胃纳运失健所表现的证候。多因感受湿热之邪，或过食辛温肥甘，或嗜酒无度，酿成湿热，内蕴脾胃所致。

【临床表现】纳呆脘痞，恶心呕吐，便溏不爽，肢体困重，渴不多饮，小便短赤；或身热不扬，汗出热不解，或面目肌肤发黄，色鲜明如橘皮；或皮肤发痒；舌红苔黄腻，脉濡数或滑数。

【证候分析】湿热蕴结中焦，纳运失司，升降失常，故纳呆脘痞、呕恶；湿热蕴脾，交阻下迫，故大便溏泄不爽；脾为湿困，故肢体困重；湿遏热伏，郁蒸于内，故身热不扬、汗出不解、口渴不多饮、小便短黄；湿热蕴结脾胃，熏蒸肝胆，疏泄失权，胆汁不循常道而外溢肌肤，则身目俱黄、色鲜明；湿热郁蒸于皮肤，则皮肤发痒；舌红苔黄腻、脉濡数或滑数，均为湿热内蕴之象。

【辨证要点】本证以纳呆脘痞、呕恶、便溏不爽伴湿热证候为辨证要点。

寒湿困脾、湿热蕴脾两证鉴别见表10-12。

表 10-12 寒湿困脾与湿热蕴脾两证鉴别表

证候	相同症状	不同症状	舌象	脉象
寒湿困脾证	纳呆厌食，脘痞腹胀，恶心呕吐，身重肢倦，大便溏泄	口淡不渴，面目发黄暗如烟熏，或浮肿尿少，妇人带下色白量多	舌淡胖，苔白腻	脉濡缓
湿热蕴脾证		身热不扬，汗出不解，身目发黄如鲜橘，皮肤瘙痒，便黄不爽，小便短黄	舌红，苔黄腻	脉濡数

（七）胃阳虚证

胃阳虚证是指阳气不足，胃失温煦所表现的证候。多因过食生冷，或过用苦寒攻伐之品等，损伤胃阳所致。

【临床表现】 胃脘冷痛，绵绵不已，时发时止，喜温喜按，食后缓解，泛吐清水或夹有不消化食物，食少脘痞，口淡不渴，倦怠乏力，畏寒肢冷，舌淡胖嫩，脉沉迟无力。

【证候分析】 胃阳不足，虚寒内生，气血凝滞不通，故胃脘冷痛；性属虚寒，故其痛绵绵、时发时止、喜温喜按、食后缓解；胃受纳腐熟功能减退，水谷不化，胃气上逆，则食少、呕吐清水或夹不消化食物；阳虚气弱，失于温养，则畏寒肢冷、体倦乏力；津液未伤，则口淡不渴；舌淡胖嫩、脉沉迟无力，皆为虚寒之象。

【辨证要点】 本证以胃脘冷痛、喜温喜按，食少口淡伴阳虚证候为辨证要点。

（八）胃阴虚证

胃阴虚证是指胃阴不足，胃失濡润所表现的证候。多因温热病后期，胃阴耗伤，或气郁化火等原因，耗伤胃阴所致。

【临床表现】 胃脘隐痛，饥不欲食，或胃脘嘈杂，或脘痞不舒，或干呕，呃逆，口干咽燥，大便干结，小便短赤，舌红少苔或无苔，脉细数。

【证候分析】 胃阴不足，虚热内生，热郁于胃，胃失和降，故胃脘隐痛、脘痞嘈杂；胃失滋润，摄纳失权，则饥不欲食；胃气上逆，故干呕、呃逆；胃阴亏虚，津不上承，则口干咽燥；阴亏肠道失润，故大便干结；津少内热，则小便短赤；舌红苔少或无苔、脉细数，均属阴虚内热之象。

【辨证要点】 本证以胃脘隐痛、嘈杂、饥不欲食、干呕伴阴虚证候为辨证要点。

（九）寒邪犯胃证

寒邪犯胃证是指阴寒凝滞胃腑，胃失和降所表现的证候。多因寒邪外袭，或过食生冷等因素所致。

【临床表现】 胃脘冷痛，痛势急剧，得温痛减，遇冷痛剧；恶心呕吐，口淡不渴，或胃脘水声辘辘，呕吐清水，恶寒肢冷，头晕目眩，舌淡苔白滑，脉沉紧或弦。

【证候分析】 寒邪凝滞胃腑，气机郁滞，故胃脘冷痛、遇冷加剧；其证属实，故痛势急剧；寒为阴邪，得温则散，故痛减；寒凝胃腑，胃气上逆，故恶心呕吐；寒为阴邪，阴不耗津，故口淡不渴；寒伤胃阳，水饮不化，饮停于胃，则胃脘辘辘有水声，随胃气上逆则见呕吐清水；寒邪阻遏，阳气不能外达，则恶寒肢冷；清阳不升，则头晕目眩。舌淡苔白滑、脉沉紧或弦，均为阴寒内盛、气机凝滞之象。

【辨证要点】本证以胃脘冷痛剧烈、得温痛减伴实寒证候为辨证要点。

（十）胃热炽盛证

胃热炽盛证是指火热炽盛，胃失和降所表现的证候。多因过食辛辣，化热生火，或情志不遂，气郁化火，或邪热内侵，胃火亢盛所致。

【临床表现】胃脘灼痛拒按，消谷善饥，吞酸嘈杂，口臭，牙龈肿痛溃烂，齿衄，口渴饮冷，大便秘结，小便短赤，舌红苔黄，脉滑数。

【证候分析】火热犯胃，气血壅滞，故胃脘灼痛、拒按；胃火炽盛，腐熟功能亢进，故消谷善饥；肝经郁火，横逆犯胃，肝胃气火上逆，则吞酸嘈杂；胃中浊气上逆，则口臭；胃的经脉络于齿龈，胃火循经上炎，则牙龈肿痛溃烂；热迫血行，损伤龈络，则齿衄；胃火过盛伤津，则口渴饮冷、小便短赤；肠道失润，则大便秘结；舌红苔黄、脉滑数，皆为火热炽盛之象。

【辨证要点】本证以胃脘灼痛拒按、消谷善饥、龈肿口臭伴里实热证候为辨证要点。

（十一）食滞胃脘证

食滞胃脘证是指饮食积滞胃腑所表现的证候。多因饮食不节，暴饮暴食，或脾胃素弱，运化失健等所致。

【临床表现】脘腹胀满疼痛、拒按，嗳腐吞酸，厌食，或呕吐酸腐食物，吐后胀痛减轻，或肠鸣矢气，便溏，泻下不爽，泻下物酸腐臭秽，舌苔厚腻，脉滑或沉实。

【证候分析】胃主受纳，以降为顺。饮食停滞胃脘，胃失和降，气机不畅，故胃脘胀闷疼痛拒按；胃中腐败谷物夹腐浊之气随胃气上逆，则嗳腐吞酸，或呕吐酸腐食物；吐后胃气得通，故吐后胀减；食积于内，不能受纳，故厌食；食滞胃肠，肠腑气滞，可致肠鸣矢气，便溏，泻下不爽，泻下物酸腐臭秽；食滞内停，胃中浊气上蒸，则舌苔厚腻；脉滑或沉实，为食积里实之象。

【辨证要点】本证以脘腹胀痛拒按、厌食、呕吐或嗳腐吞酸、泻下酸腐为辨证要点。

胃病五证鉴别见表10-13。

表10-13 胃病五证鉴别表

证候	疼痛特点	呕吐	口味与口渴	舌象	脉象
胃阳虚证	冷痛，喜温喜按	清水	口淡不渴	舌淡胖嫩	沉迟无力
胃阴虚证	隐隐灼痛	干呕	口干咽燥	舌红苔少	细数
寒邪犯胃证	冷痛暴急，遇寒则剧	清水	口淡不渴	苔白滑	弦或沉紧
胃热炽盛证	胃脘灼痛	酸水	渴喜冷饮	舌红苔黄	滑数
食滞胃脘证	脘腹胀满，疼痛拒按	酸腐馊食	口中腐臭	苔厚腻	滑或沉实

四、肝与胆病辨证

肝位于右胁，胆附于肝。肝胆经脉互相络属，构成表里关系。足厥阴肝经绕阴器，循少腹，布胁肋，系目，上额，交颠顶。足少阳胆经属胆络肝，绕行头身之侧。肝开窍于目，在体合筋，其华在爪。肝的主要功能是主疏泄，主藏血，其性升发，喜条达恶抑郁。胆的主要生理功能是贮藏和排泄胆汁，助脾胃消化，并与情志活动有关，故有“胆主决断”之说。

肝病常见症状有精神抑郁，急躁易怒，胸胁、乳房、少腹胀痛，善太息，眩晕，肢体震颤，手足抽搐及目疾，月经不调，睾丸胀痛等；胆病多表现口苦、黄疸、惊悸胆怯、失眠及消化异常等。

肝病可分为虚实两类，以实证为多见。实证多由情志所伤，致肝失疏泄，气机郁结，气郁化火，气火上逆；火动肝阴，阴不制阳，肝阳上亢，阳亢化风，或寒邪、火邪、湿热之邪内犯肝经所致。虚证多因久病失养，或他脏病变所累，或失血，从而导致肝阴虚、肝血虚证。胆的病变多由情志内伤，化火灼津为痰，痰热互结，或湿热内侵肝胆所致，主要有胆郁痰扰证、肝胆湿热证。

（一）肝气郁结证

肝气郁结证是指肝失疏泄，气机郁滞所表现的证候。多因情志不遂，或精神刺激，或因病邪侵扰，阻遏肝经，致使肝气失于疏泄条达所致。

【临床表现】胸胁或少腹或乳房胀闷窜痛，善太息，情志抑郁或急躁易怒；或咽部异物感，或颈部瘿瘤、瘰疬，或胁下痞块；妇女可见经前乳房胀痛，痛经，甚则闭经等；舌苔薄白，脉弦。

【证候分析】肝气郁结，经气不利，故胸胁、少腹、乳房胀闷疼痛，善太息；肝失疏泄，不得条达，则情志抑郁或急躁易怒；肝郁化火，灼津成痰，肝气夹痰循经上行，搏结于咽，则咽部异物感，咯之不出、咽之不下，称为梅核气；痰气搏结于颈部，则为瘿瘤、瘰疬；肝气久郁，血行不畅而瘀滞，可形成胁下痞块；肝气郁滞，气血失和，冲任不调，故妇女可见痛经，甚则经闭等；舌苔薄白、脉弦，为肝气郁结之象。

【辨证要点】本证以情志抑郁，善太息，胸胁、乳房、少腹等肝经循行部位胀痛，以及妇女月经不调等为辨证要点。

（二）肝火上炎证

肝火上炎证是指肝火炽盛，循经上攻头目所引起的证候。多由情志不遂，气郁化火，或外感火热之邪内侵肝经，或他脏火热累及肝经所致。

【临床表现】头晕胀痛，面红目赤，耳鸣如潮，甚或突发耳聋，口苦口干，急躁易怒，失眠或噩梦纷纭，胁肋灼痛，或吐血，衄血，大便秘结，小便短赤，舌红苔黄，脉弦数。

【证候分析】肝火循经上攻头目，气血壅滞脉络，故头晕胀痛、面红目赤；胆经循行耳中，肝热移胆，胆火循经上冲，故耳鸣如潮，或突发耳聋；热迫胆汁上溢，故口苦；肝失条达，故急躁易怒；肝藏魂，心藏神，火热内扰，神魂不安，故失眠或噩梦纷纭；肝火内炽，气血壅滞肝络，故胁肋灼痛；若火热灼伤络脉，故吐血、衄血；火灼津伤，故口干、便秘、小便短赤；舌红苔黄、脉弦数，均为肝火炽盛之象。

【辨证要点】本证以头晕胀痛、急躁易怒、目赤耳鸣、胁肋灼痛伴实火证候为辨证要点。

（三）肝血虚证

肝血虚证是指血液亏虚，肝失濡养所引起的证候。多因脾肾亏虚，生化之源不足，或因失血、久病，营血亏虚所致。

【临床表现】头晕目眩，视物模糊或夜盲；或肢体麻木，关节拘急不利，手足震颤，肌肉瞤动；或妇女月经量少、色淡，甚则闭经；爪甲不荣，面白无华，唇舌淡白，脉细。

【证候分析】肝血不足，头目失养，故眩晕、视物模糊或夜盲；筋失其养，则肢体麻木、关节拘急不利、手足震颤、肌肉瞤动、爪甲不荣；妇女肝血不足，冲任失养，血海空虚，故妇女月经量少、色淡，甚则闭经；血虚不能上荣头面，故面白无华、唇舌淡白；血虚脉管不充，故脉细。

【辨证要点】本证以眩晕、肢麻、视力减退、月经不调及血虚证候为辨证要点。

（四）肝阴虚证

肝阴虚证是指阴液亏虚，肝失濡润所引起的证候。多因情志不遂，气郁化火，火灼肝阴，或温热病后期，耗伤肝阴，或肾阴不足，水不涵木所致。

【临床表现】眩晕耳鸣，两目干涩，或视力减退，面部烘热或两颧红赤，胁肋隐隐灼痛，或手足蠕动，五心烦热，潮热盗汗，口咽干燥，舌红少苔或少津，脉弦细数。

【证候分析】肝阴不足，不能上滋头目，故眩晕耳鸣、两目干涩、视力减退；虚火上炎，则面部烘热或两颧潮红；肝络失养，且为虚火所灼，疏泄失职，则胁肋隐隐灼痛；筋脉失养，则手足蠕动；阴液不能上承，则口干咽燥；五心烦热、潮热盗汗、舌红少津、脉弦细数，皆为肝阴不足、虚热炽盛之象。

【辨证要点】本证以两目干涩、眩晕耳鸣、手足蠕动及阴虚证候共见为辨证要点。

（五）肝阳上亢证

肝阳上亢证是指肝肾阴亏于下，肝阳亢扰于上所引起的上盛下虚证。多因恼怒伤肝，化火伤阴，或因年老肝肾阴虚，或因房劳所伤，阴不制阳，肝阳偏亢所致。

【临床表现】眩晕耳鸣，头目胀痛，面红目赤，急躁易怒，失眠多梦，腰膝酸软，头重脚轻，舌红，脉弦有力或弦细数。

【证候分析】肝肾阴亏，不能制阳，肝阳亢扰于上，故眩晕耳鸣、头目胀痛、面红目赤；肝失柔顺条达，故急躁易怒；阴虚阳亢，心失所养，故失眠多梦；腰为肾之府，膝为筋之会，肝肾阴虚，筋脉失养，故腰膝酸软；阴亏于下，阳亢于上，上盛下虚，故头重脚轻；舌红、脉弦有力或弦细数，为肝肾阴亏、肝阳亢盛之象。

【辨证要点】本证以眩晕耳鸣、头目胀痛、头重脚轻、腰膝酸软等为辨证要点。

知识链接

肝气郁结、肝火上炎、肝阴不足、肝阳上亢四证的病机，常可互相转化，如肝气久郁，可以化火；肝火上炎，肝火炽盛，可以灼伤肝阴；肝阴不足，可致肝阳上亢，而肝阳亢盛，又可化火伤阴。所以在辨证上既要掌握各自特征，又要分析其内在联系，才能正确辨证。

（六）肝风内动证

肝风内动证是指因风阳、邪热、阴血亏虚等所致肝阳升动无制，以抽搐、眩晕、震颤、痉挛等为主症的证候。临床常见有肝阳化风、热极生风、阴虚动风和血虚生风四种证型。

1. 肝阳化风证 肝阳化风证是肝阳亢逆无制而表现动风的证候。多由肝阳素亢，或情志不遂，气郁化火伤阴，或素有肝肾阴亏，阴不制阳，阳亢日久，亢极化风而引起。

【临床表现】眩晕欲仆，头胀而痛，耳鸣项强，手足麻木，肢体震颤，语言謇涩，步履不正；或卒然昏倒，不省人事，口眼㖞斜，半身不遂，舌强不语，喉中痰鸣；舌红苔白或腻，脉弦细有力。

【证候分析】肝阳亢逆化风，风阳上扰，则经常眩晕欲仆、耳鸣；气血随肝风上逆，壅滞络脉，故头胀而痛；肝主筋，阴虚风动，筋脉挛急，则项强、手足麻木、肢体震颤；足厥阴肝经络舌本，风阳窜扰络脉，夹痰阻碍舌络，则语言謇涩；阴亏于下，阳亢于上，上实下虚，故步履不正；若风阳暴升，气血逆乱，肝风夹痰蒙蔽清窍，则卒然昏倒、不省人事、喉中痰鸣；风痰窜扰经络，经气不利，则口眼㖞斜、半身不遂、舌强不语；舌红，脉弦细有力为肝肾阴亏阳亢之象；苔白或腻，为有痰浊之象。

【辨证要点】本证以素有晕眩、头胀面赤等肝阳上亢之症，又见卒然昏仆、半身不遂、口眼㖞斜等为辨证要点。

2. 热极生风证 热极生风证是指由于邪热炽盛，伤津耗液，筋脉失养所表现的动风证候。多因外感温热病邪，燔灼肝经，耗伤津液，筋脉失养所致。

【临床表现】高热，神昏谵语，躁扰如狂，手足抽搐，颈项强直，甚则角弓反张，两目上视，牙关紧闭，舌红绛，苔黄燥，脉弦数。

【证候分析】热邪蒸腾，充斥肌肤，则高热；热传心包，闭扰心神，则神昏谵语、躁扰如狂；邪热燔灼肝经，伤津耗液，筋脉挛急，故手足抽搐、颈项强直、两目上视、角弓反张、牙关紧闭；舌红绛、苔黄燥、脉弦数，皆为肝经热盛之象。

【辨证要点】本证以高热、神昏、项强、抽搐为辨证要点。

3. 阴虚动风证 阴虚动风证是指由于肝阴亏虚，筋脉失养，虚风内动所引起的证候。多因外感热病后期，阴液耗损，或内伤久病，阴液亏虚，筋脉失养所致。

【临床表现】手足蠕动，眩晕耳鸣，潮热颧红，口燥咽干，形体消瘦，五心烦热，舌红少津，脉弦细数。

【证候分析】肝阴不足，筋脉失养，则手足蠕动；阴虚不能上滋，则眩晕耳鸣；阴虚不能制阳，虚热内生，则潮热颧红、五心烦热；阴津不能上承，则口燥咽干；阴虚津亏，机体失养，则形体消瘦；舌红少津、脉弦细数，为肝阴不足、虚热内生之象。

【辨证要点】本证以手足蠕动、眩晕耳鸣及阴虚证候共见为辨证要点。

4. 血虚生风证 血虚生风证是指由于肝血亏虚，筋脉失养所表现的虚风内动证候。多由急慢性失血过多，或内伤久病血虚，使筋脉失养所致。

【临床表现】手足震颤，肢体麻木，肌肉瞤动，关节拘急不利，眩晕耳鸣，面色苍白无华，爪甲不荣，舌淡苔白，脉细弱。

【证候分析】肝血亏虚，血不养筋，则手足震颤、肢体麻木、肌肉瞤动、关节拘急不利；肝血不足，不能上荣头面耳窍，故眩晕耳鸣、面色苍白无华；爪为筋之余，肝血不足，则爪甲不荣；舌淡苔白、脉细弱，为血虚之象。

【辨证要点】本证以眩晕、震颤、关节不利、肢麻及血虚证候为辨证要点。

肝风内动四证鉴别见表10-14。

表10-14 肝风内动四证鉴别表

证候	性质	主症	兼症	舌象	脉象
肝阳化风证	上实下虚	眩晕欲仆，头摇肢颤，舌强语謇或突然昏倒，不省人事，偏瘫	手足麻木，步履不正，腰膝酸软	舌红苔白或腻	脉弦有力
热极生风证	实热	手足抽搐，颈项强直，角弓反张，两目上视，牙关紧闭	高热烦躁，神昏	舌红绛苔黄燥	弦数有力
阴虚动风证	虚热	手足蠕动	五心烦热，潮热颧红，口干，消瘦	舌红少苔	弦细数
血虚生风证	虚	手足震颤，肢体麻木，肌肉瞤动	眩晕耳鸣，面色淡白，爪甲无华	舌淡	细弱

（七）寒滞肝脉证

寒滞肝脉证是指寒邪侵袭，凝滞肝脉所表现的证候。多因外感寒邪所致。

【临床表现】少腹牵引睾丸坠胀冷痛，或阴囊收缩引痛，或颠顶冷痛、遇寒痛甚、得温痛减，恶寒肢冷，舌淡，苔白滑，脉沉弦或弦紧。

【证候分析】足厥阴肝经绕阴器，抵少腹，上达颠顶。寒性收引、凝滞，主痛。寒邪侵袭肝经，阳气被遏，气血运行不利，故少腹牵引睾丸坠胀冷痛，或阴囊收缩引痛，或颠顶冷痛；寒则气血凝涩，热则气血通利，故遇寒痛甚、得温痛减；寒邪阻遏，阳气不布，肌体失于温煦，故恶寒肢冷；苔白滑、脉沉弦或弦紧，皆为阴寒凝滞肝脉之象。

【辨证要点】本证以少腹、阴部、颠顶等肝经循行部位冷痛伴实寒证候为辨证要点。

（八）肝胆湿热证

肝胆湿热证是指湿热内蕴，肝胆疏泄失常所表现的证候。多因感受湿热之邪，或偏嗜肥甘厚味，酿湿生热，或脾胃失健，湿邪内生，郁而化热，湿热蕴结肝胆所致。

【临床表现】胁肋灼热胀痛，腹胀厌油腻，口苦口干，泛恶欲吐，大便不调，发热或寒热往来，或身目发黄，黄色鲜明；或阴部湿疹、瘙痒，男子睾丸肿胀热痛，妇女带下色黄臭秽；小便短赤，舌红苔黄腻，脉弦数或滑数。

【证候分析】湿热蕴结肝胆，疏泄失职，气机不畅，故胁肋灼热胀痛；肝木横逆乘脾，脾胃纳运功能失司，故腹胀厌油腻；胃气上逆，则泛恶欲吐；胆气上溢，则口苦；热伤津液，则口干；湿热内蕴，湿偏重则大便稀溏，热偏重则大便干结；邪客少阳，胆腑枢机不利，正邪相争，则发热或寒热往来；湿热熏蒸，胆汁不循常道，外溢肌肤，则身目发黄；热为阳邪，则黄色鲜明；肝脉绕阴器，湿热循经下注，则阴部湿疹、瘙痒；郁蒸睾丸，络脉气血壅滞，则睾丸肿胀疼痛；湿热下注，则带下色黄臭秽；膀胱气化失司，故小便短赤；舌红苔黄腻，脉弦数或滑数，为湿热内蕴肝胆之象。

【辨证要点】本证以胁肋胀痛、厌食腹胀、身目发黄、阴部瘙痒、带下黄臭及湿热证候为辨证要点。

（九）胆郁痰扰证

胆郁痰扰证是痰浊内扰，胆郁失疏所表现的证候。多由情志不遂，肝胆失于疏泄，生痰化火所致。

【临床表现】胆怯易惊，惊悸不宁，失眠多梦，烦躁不安，口苦呕恶，胸闷胁胀，头晕目眩，耳鸣，舌苔黄腻，脉弦滑。

【证候分析】痰热内扰，胆气不宁，故胆怯易惊；胆失疏泄，气机不利，则胸闷胁胀；痰热内扰心神，故见惊悸不宁，失眠多梦，烦躁不安；热蒸胆气上溢，则口苦；胆热犯胃，胃气上逆，故呕恶；痰热循经上扰，则眩晕耳鸣；舌苔黄腻，脉弦滑，为痰热内蕴之象。

【辨证要点】本证以胆怯易惊、失眠、眩晕、口苦欲呕、舌苔黄腻为辨证要点。

五、肾与膀胱病辨证

肾位于腰部，左右各一，其经脉与膀胱相络属，互为表里。肾在体合骨，生髓充脑，开窍于耳及前后二阴，其华在发。肾的主要生理功能是藏精，主生长发育和生殖，为先天之本，又主一身之阴阳，主水，主纳气。膀胱为州都之官，具有贮尿和排尿的功能。

肾病的常见症状有腰膝酸软，眩晕，耳鸣耳聋，齿摇发脱；男子阳痿，遗精，早泄，精少不育；女子经闭，不孕；水肿，气喘，二便异常等。膀胱病变有尿频、尿急、尿痛，尿闭或遗尿、尿失禁等症。

肾病多虚证，多因禀赋不足，或幼年精气未充，或老年精气亏损，或房事不节，或久病及肾等，导致肾的阴、阳、精、气亏损，多见肾阳虚、肾阴虚、肾精不足、肾气不固、肾不纳气等证。膀胱病证，多由湿热之邪蕴结膀胱而见膀胱湿热证。

（一）肾阳虚证

肾阳虚证是指肾阳亏虚，机体失却温煦所引起的证候。多由素体阳虚，或年老命门火衰，或久病伤阳，或他脏阳衰累及肾阳，或房事太过等因素，损伤肾阳所致。

【临床表现】 腰膝酸软冷痛，或男子阳痿、精冷不育，妇女宫寒不孕或性欲减退；或大便久泻不止，完谷不化，五更泄泻；面色㿠白或黧黑，畏寒肢冷，下肢尤甚，精神委靡，小便清长或夜尿频多；舌淡胖苔白滑，脉沉迟无力或沉弱。

【证候分析】 肾阳虚衰，腰膝失于温养，故腰膝酸软冷痛；肾阳不足，命门火衰，生殖功能减退，男子则见阳痿、精冷不育，女子则见宫寒不孕或性欲减退；命门火衰，火不生土，脾失健运，故大便久泻不止、完谷不化、五更泄泻；肾阳虚衰，膀胱气化功能失常，故小便清长或夜尿频多；阳虚气血运行无力，不能上荣于面，故面色㿠白；若肾阳极度虚衰，浊阴弥漫肌肤，则面色黧黑；肾阳为一身阳气之根本，肾阳虚失于温煦，则畏寒肢冷、下肢尤甚；阳虚不能振奋精神，则精神委靡；舌淡胖、苔白滑、脉沉迟无力或沉弱，均为肾阳虚衰、阴寒内盛之象。

【辨证要点】 本证以生殖功能减退、腰膝酸冷、五更泻、小便清长及虚寒证候为辨证要点。

（二）肾阴虚证

肾阴虚证是肾阴亏虚，虚热内生所引起的证候。多因先天不足，肾阴素亏，或虚劳久病，或温热病后期，或房事不节，或年老体弱，或过服温燥之品，耗伤肾阴所致。

【临床表现】 腰膝酸软而痛，眩晕耳鸣，失眠健忘，男子阳强易举、遗精、早泄，妇女经少或闭经或崩漏，形体消瘦，或骨蒸潮热，盗汗，五心烦热，口干咽燥，两颧红赤，尿黄便干，舌红少津，少苔或无苔，脉细数。

【证候分析】 肾阴亏虚，脑髓、官窍、骨骼失养，则腰膝酸软、眩晕耳鸣；肾水亏虚，水火失济则心火偏亢，火扰心神则失眠健忘；阴虚内热，相火妄动，扰动精室，则阳强易举；精关不固，则遗精、早泄；女子以血为用，阴亏则经血来源不足，故经少或闭经；虚热迫血妄行，故致崩漏；肾阴亏虚，失于滋润，故形体消瘦、口干咽燥；阴虚津亏，则尿黄便干；骨蒸潮热、盗汗、五心烦热、颧红、舌红少津、少苔或无苔、脉细数，皆为阴虚内热之象。

【辨证要点】 本证以腰膝酸痛、健忘耳鸣、阳强遗精、月经不调及阴虚证候为辨证要点。

（三）肾精不足证

肾精不足证为肾精亏虚，发育生殖等功能减退所致的证候。多因先天禀赋不足，或后天失养，元气不充，或因久病劳损，房事不节，耗伤肾精所致。

【临床表现】小儿发育迟缓，囟门迟闭，身材矮小，智力低下，动作迟钝，骨骼痿软；男子精少不育，女子经闭不孕，性功能减退；成人早衰，腰膝酸软，发脱齿松，耳鸣耳聋，健忘恍惚，足痿无力；舌淡，脉弱。

【证候分析】肾藏精，主生殖，为生长发育之本。肾精不足，故小儿发育迟缓、囟门迟闭、身材矮小、骨骼痿软；肾精亏虚，无以充髓实脑，故智力低下、动作迟钝；肾精不足，生殖功能减退，故男子精少不育，妇女经闭不孕、性功能减退；精亏髓少，则成人早衰，而见发脱齿松；腰为肾之府，肾精亏虚，腰膝失养，则腰膝酸软、足痿无力；耳为肾窍，脑为髓海，精少髓亏，脑海空虚，则耳鸣耳聋、健忘恍惚；舌淡、脉弱，为精亏体弱之象。

【辨证要点】本证以小儿生长发育迟缓，成人生殖功能低下、早衰为辨证要点。

（四）肾气不固证

肾气不固证是肾气亏虚，固摄失职所致的证候。多因年高体弱，肾气亏虚，或先天禀赋不足，肾气不充，或房事过度，或久病伤肾所致。

【临床表现】腰膝酸软，神疲乏力，小便频数而清，或尿后余沥不尽，或遗尿，小便失禁，夜尿频多；男子滑精、早泄；女子月经淋沥不断，带下清稀量多，胎动易滑，舌淡苔白，脉弱。

【证候分析】腰为肾之府，肾气亏虚，故腰膝酸软；肾气虚则功能活动减弱，故神疲乏力；肾气虚，膀胱失约，故小便频数而清，或尿后余沥不尽，或遗尿，小便失禁，夜尿频多；肾气不足，精关不固，则男子滑精、早泄；女子带脉失固，则带下清稀量多；肾气不足，冲任不固，则月经淋沥不断；带脉失养，胎元不固，则胎动易滑；舌淡苔白、脉弱，为肾气亏虚之象。

【辨证要点】本证以腰膝酸软、尿频、滑精、带下、胎动易滑及气虚证候为辨证要点。

（五）肾不纳气证

肾不纳气证是肾气虚损，不能摄纳肺气所引起的证候。多由久病咳喘，肺虚及肾，或年老肾气虚弱，或过劳损伤肾气所致。

【临床表现】久病咳喘，呼多吸少，气不得续，动则喘息益甚，神疲自汗，语声低微，腰膝酸软，舌淡苔白，脉弱。或喘息加剧，冷汗淋漓，肢冷面青，脉浮大无根；或气短息促，颧红，心烦，口干咽燥，舌红，脉细数。

【证候分析】久病咳喘，累及于肾，肾虚则摄纳无权，气不归元，故呼多吸少、气不得续、动则喘息益甚；肺气虚，卫外不固则自汗；功能活动减退，则神疲、语声低微；肾气亏虚，失于充养，则腰膝酸软；舌淡苔白、脉弱，为气虚之象。

若阳气虚衰欲脱，则喘息加剧、冷汗淋漓、肢冷面青；虚阳外浮，则脉浮大无根。久病阳损及阴，可出现气阴两虚之象。肾虚不能纳气，则气短息促；阴虚内热，虚火上炎，故颧红、心烦、口干咽燥；舌红、脉细数，皆为阴虚内热之象。

【辨证要点】本证以久病咳喘、呼多吸少、气不得续伴气虚证候为辨证要点。

（六）膀胱湿热证

膀胱湿热证是湿热侵袭，蕴结膀胱所引起的证候。多因感受湿热之邪，蕴结膀胱，或饮食不节，湿热内生，下注膀胱，膀胱气化不利所致。

【临床表现】尿频尿急，尿道灼痛，小便短少黄赤，或小便混浊，或尿血，或有砂石，腰及小腹胀痛，或伴有发热，舌红苔黄腻，脉滑数。

【证候分析】湿热蕴结膀胱，气化不利，热迫尿道，故尿频尿急，尿道灼痛；热灼津伤，则小便短少黄赤或小便混浊；膀胱湿热波及腰及小腹，则腰及小腹胀痛；若湿热伤及血络，则尿血；湿热久郁不解，煎熬尿液，故尿中可见砂石；湿热郁蒸，热淫肌表，故发热；舌红苔黄腻、脉滑数，为湿热内蕴之象。

【辨证要点】本证以尿频、尿急、尿痛、尿短赤伴湿热证候为辨证要点。

六、脏腑兼病辨证

凡两个或两个以上脏腑的病证同时并见者，称为脏腑兼病。人体是一个有机整体，各脏腑之间生理上相互资生、相互制约，病理上亦相互影响。常见有脏病及脏、脏病及腑、腑病及脏、腑病及腑。临床上脏腑兼病非常多见，证候也较复杂，下面重点介绍常见的脏腑兼病证候。

（一）心肺气虚证

心肺气虚证是指心肺两脏气虚所表现的证候。多由久病咳喘，耗伤心肺之气，或禀赋不足，或年老体弱，或劳倦过度等因素所致。

【临床表现】心悸，咳喘，痰液清稀，气短乏力，胸闷，动则尤甚，神疲自汗，声低懒言，面色淡白，舌淡苔白，脉沉弱或结代。

【证候分析】心气不足，鼓动无力，则心悸；肺气虚弱，肃降无权，则肺气上逆而咳喘；肺失宣降，不能输布精微，水液停聚为痰，则痰液清稀；肺气虚弱，呼吸功能减弱，则胸闷、气短；动则耗气，故活动后症状加重；气虚功能活动减弱，则神疲；卫外不固则自汗；宗气不足则声低懒言；面色淡白、舌淡苔白、脉沉弱或结代，皆为气虚之象。

【辨证要点】本证以咳喘、心悸、胸闷伴气虚证候为辨证要点。

（二）心脾两虚证

心脾两虚证是心血不足，脾气虚弱所引起的证候。多由久病失调，或慢性出血，或思虑劳倦过度，或饮食不节所致。

【临床表现】心悸怔忡，失眠多梦，头晕健忘，食欲不振，腹胀便溏，倦怠乏力，或皮下出血，妇女月经量少色淡、淋沥不尽，面色萎黄，舌质淡嫩，脉细弱。

【证候分析】心血不足，心失所养，则心悸怔忡；心血亏虚，血不养神，心神不宁，则失眠多梦；头目失养，则头晕健忘；脾气不足，运化失常，故食欲不振、腹胀便溏；脾虚不能摄血，则皮下出血，妇女月经量少色淡、淋沥不尽；面色萎黄、倦怠乏力、舌质淡嫩、脉细弱，均为气血亏虚之象。

【辨证要点】 本证以心悸失眠、食少便溏、慢性出血伴气血两虚证候为辨证要点。

（三）心肝血虚证

心肝血虚证是指心肝两脏血液亏虚所引起的证候。多由久病体虚，或思虑过度，暗耗阴血，或慢性失血过多，或脾虚生血乏源所致。

【临床表现】 心悸健忘，失眠多梦，头晕耳鸣，面白无华，两目干涩，视物模糊，爪甲不荣，肢体麻木、震颤拘挛，妇女月经量少色淡，甚则闭经，舌淡苔白，脉细。

【证候分析】 心血不足，心失所养，故心悸健忘、失眠多梦；血虚头目失养，则头晕耳鸣；肝血不足，目、爪、筋脉失养，则两目干涩、视物模糊、爪甲不荣、肢体麻木、震颤拘挛；女子以血为本，心肝血虚，冲任失养，则月经量少色淡，甚则闭经；面白无华、舌淡苔白、脉细，皆为血虚之象。

【辨证要点】 本证以心悸、健忘、视力减退、肢麻、经血量少伴血虚证候为辨证要点。

（四）心肾不交证

心肾不交证是指心肾水火既济失调所引起的证候。多因思虑劳神太过，五志过极化火，耗伤心肾之阴，或虚劳久病，或房室不节，以致肾水不足，虚阳亢动，上扰心神。

【临床表现】 心烦心悸，失眠健忘，头晕耳鸣，腰膝酸软，遗精，口干咽燥，潮热盗汗，五心烦热，舌红少苔或无苔，脉细数。

【证候分析】 肾水不足，水不济火，心阳偏亢，故心烦心悸；水亏阴虚，骨髓不充，脑髓失养，则失眠健忘、头晕耳鸣；肾虚腰膝失养，则腰膝酸软；虚火炽盛，相火妄动，扰动精室，则梦遗；阴虚阳亢，虚热内生，则口干咽燥、潮热盗汗、五心烦热；舌红少苔或无苔、脉细数，皆为阴虚内热之象。

【辨证要点】 本证以失眠、心悸、腰膝酸软、遗精及阴虚证候为辨证要点。

（五）心肾阳虚证

心肾阳虚证是指心肾两脏阳气虚衰，失于温煦所致的证候。多因心阳虚衰，累及肾阳，或肾阳亏虚，气化无权，水气凌心所致。

【临床表现】 心悸怔忡，畏寒肢冷，神疲乏力，或肢体浮肿，下肢为甚，小便不利，腰膝冷痛，或唇甲青紫，舌淡紫，苔白滑，脉沉微细。

【证候分析】 心肾阳虚，心失温养、鼓动，故心悸怔忡；阳虚机体失于温养，则畏寒肢冷、神疲乏力、腰膝冷痛；肾阳虚膀胱气化失司，水湿内停，泛溢肌肤，则肢体浮肿、下肢为甚、小便不利；心阳不足，运血无力，血行不畅而瘀滞，则唇甲青紫、舌淡紫，苔白滑、脉沉微细，皆为心肾阳虚，水湿内盛之象。

【辨证要点】本证以心悸怔忡、肢体浮肿、腰膝冷痛伴阳虚证候为辨证要点。

（六）脾肺气虚证

脾肺气虚证是指脾肺两脏气虚所致的证候。多由久病咳喘，耗伤肺气，肺虚及脾，或饮食不节，劳倦伤脾，脾虚不能输精于肺，致肺气日虚所致。

【临床表现】久咳不止，气短而喘，痰多稀白，食欲不振，腹胀便溏，甚则面浮肢肿，神疲乏力，声低懒言，面白无华，舌淡苔白，脉细弱。

【证候分析】肺气虚损，宣降失常，故久咳不止、气短而喘；气虚水津不布，聚湿生痰，则痰多稀白；脾运失健，则食欲不振、腹胀便溏；气虚功能活动减退，则声低懒言、疲倦乏力；水湿泛溢肌肤，则面浮肢肿；面白无华、舌淡苔白、脉细弱，皆为气虚之象。

【辨证要点】本证以咳喘、食欲不振、腹胀便溏伴气虚证候为辨证要点。

（七）肺肾阴虚证

肺肾阴虚证是指肺肾两脏阴液不足，虚热内扰所致的证候。多因燥热、痨虫耗伤肺阴，或久病咳喘，肺虚及肾，或房事过度，或虚劳久病，耗损肾阴，肾病及肺所致。

【临床表现】咳嗽痰少或痰中带血，或声音嘶哑，腰膝酸软，男子遗精，女子月经量少，形体消瘦，骨蒸潮热，颧红盗汗，口干咽燥，舌红少苔，脉细数。

【证候分析】肺阴不足，虚热内生，清肃失职，故咳嗽痰少；虚火灼伤肺络，则痰中带血；虚火熏灼，咽喉失润，则声音嘶哑；肾阴亏虚，失其濡养，则腰膝酸软；虚火内炽，扰动精室，则遗精；阴精不足，精不化血，冲任空虚，则女子月经量少；津亏失润，则口干咽燥、形体消瘦；骨蒸潮热、颧红盗汗、舌红少苔、脉细数，皆为阴虚内热之症。

【辨证要点】本证以咳嗽痰少或痰中带血、腰膝酸软、遗精伴阴虚证候为辨证要点。

（八）脾肾阳虚证

脾肾阳虚证是脾肾阳气亏虚，温煦失职所致的证候。多因脾肾久病，耗气伤阳，或久泻不止，或水湿久羁，以致肾阳虚不能温养脾阳，或脾阳久虚不能充养肾阳所致。

【临床表现】腰膝或下腹冷痛，久泻久痢，或下利清谷，或五更泄泻，或面浮肢肿，小便不利，甚则腹胀如鼓，面色㿠白，畏寒肢冷，舌淡胖，苔白滑，脉沉迟无力。

【证候分析】肾阳亏虚，失于温养，则腰膝冷痛；阳虚阴寒内盛，气机凝滞，则下腹冷痛；脾肾阳虚，运化、吸收水谷精微及排泄二便功能失职，则见久泻久痢、下利清谷；黎明之时，阴气极盛，阳气未复，肠中腐秽欲去，故五更泄泻；阳虚无以温化水液，泛溢肌肤，则面浮肢肿；膀胱气化失司，则小便不利；土不制水，反受其侮，则腹部水肿、胀满如鼓；面色㿠白、畏寒肢冷、舌淡胖、苔白滑、脉沉迟无力，均为阳虚阴盛、水寒内盛之症。

【辨证要点】本证以腰膝下腹冷痛、久泻清谷、浮肿伴虚寒证候为辨证要点。

（九）肝火犯肺证

肝火犯肺证是指肝经气火上逆犯肺，肺失肃降所致的证候。多因郁怒伤肝，气郁化火，或邪热蕴结肝经，上犯于肺所致。

【临床表现】胸胁灼痛，急躁易怒，头晕目赤，咳嗽阵作，咳痰黄稠，甚则咯血，烦热口苦，舌红苔薄黄，脉弦数。

【证候分析】肝经气火内郁，失于柔顺，故胸胁灼痛、急躁易怒、烦热；肝火循经上逆犯肺，肺失清肃，肺气上逆，则咳嗽阵作；津为火灼，炼液为痰，故咳痰黄稠；肝火上炎，火灼肺络，则为咯血；火邪上扰，则头晕目赤；热蒸胆气上逆，则口苦；舌红、苔薄黄、脉弦数，皆为肝火炽盛之象。

【辨证要点】本证以胸胁灼痛、咳嗽咯血、易怒伴火热证候为辨证要点。

（十）肝脾不调证

肝脾不调证是指肝失疏泄，横逆犯脾，脾失健运所表现的证候。多由情志不遂，郁怒伤肝，或饮食不节，或劳倦伤脾所致。

【临床表现】胸胁胀满窜痛，善太息，情志抑郁或急躁易怒，纳呆腹胀，便溏不爽，或大便溏结不调，肠鸣矢气，或腹痛欲泻，泻后痛减，舌苔白或腻，脉弦。

【证候分析】肝失疏泄，气机郁滞，故胸胁胀闷窜痛；太息则气郁得达，胀闷得舒，故善太息；气机郁结不畅，故精神抑郁；肝失条达柔顺之性，则急躁易怒；脾失健运，则纳呆腹胀、便溏不爽；肝气横逆犯脾，则大便溏结不调；气滞湿阻，则肠鸣矢气；气滞于腹则腹痛；排便后气滞得畅，故泻后痛减；苔白腻、脉弦，皆为肝郁脾虚之象。

【辨证要点】本证以情志抑郁、胁肋胀痛、纳呆腹胀、便溏不爽为辨证要点。

（十一）肝胃不和证

肝胃不和证是指肝失疏泄，胃失和降所表现的证候。又称肝气犯胃证。多由情志不畅，肝失疏泄，肝气郁结，横逆犯胃，胃失和降所致。

【临床表现】胃脘、胁肋胀痛或窜痛，呃逆嗳气，吞酸嘈杂，情志抑郁或急躁易怒，善太息，纳少，舌质红，苔薄黄，脉弦略数。

【证候分析】肝失疏泄，横逆犯胃，胃失和降，则胃脘、胁肋胀痛、窜痛；胃气上逆，则呃逆嗳气；肝失条达，气机郁滞，则情志抑郁、善太息；气郁化火，肝失柔和之性，则急躁易怒；肝郁化火犯胃，则吞酸嘈杂；肝气犯胃，胃失受纳，则纳呆；舌质红、苔薄黄、脉弦略数，均为肝胃郁热之象。

【辨证要点】本证以胸胁胃脘胀痛或窜痛、呃逆嗳气、吞酸嘈杂为辨证要点。

（十二）肝肾阴虚证

肝肾阴虚证是指肝肾两脏阴液不足所致的证候。多由久病及肾，或房事过度，情志内伤，精血不足，损伤肝肾之阴等引起。

【临床表现】头晕目眩，耳鸣健忘，腰膝酸软，胁肋隐痛，失眠多梦，男子遗精，女子经少或崩漏，口干咽燥，五心烦热，颧红盗汗，舌红少苔，脉细数。

【证候分析】肝肾阴亏，水不涵木，肝阳上亢，则头晕目眩；肾阴不足，耳失充养，则耳鸣；髓海不足，则健忘；肾虚腰膝失养，则腰膝酸软；肝肾阴虚，筋脉失养，则胁肋隐痛；虚火内扰，心神不宁，则失眠多梦；虚火扰动精室，则男子遗精；阴虚火旺，影响冲任，则女子经少或崩漏；口干咽燥、五心烦热、颧红盗汗、舌红少苔、脉细数，均为阴虚内热之象。

【辨证要点】本证以眩晕胁痛、腰膝酸软、耳鸣遗精及阴虚证候为辨证要点。

自我测试题

一、单项选择题

1. 辨别病位深浅和病势趋向的纲领是（　　）
   A. 表里　B. 虚实　C. 阴阳
   D. 寒热　E. 以上皆非
2. 辨别邪正盛衰的纲领是（　　）
   A. 虚实　B. 寒热　C. 表里
   D. 阴阳　E. 以上皆非
3. 不属于热证的是（　　）
   A. 口渴喜热饮　B. 发热　C. 口渴喜冷饮
   D. 尿短赤　E. 面色通红
4. 表证的发热是（　　）
   A. 潮热　B. 寒热往来　C. 恶寒发热
   D. 但热不寒　E. 但寒不热
5. 下列哪项不属于气虚证的表现（　　）
   A. 脉虚无力　B. 畏寒肢冷　C. 少气懒言
   D. 神疲乏力　E. 舌质淡嫩
6. 形成气虚证的原因，下述错误的是（　　）
   A. 年老体弱　B. 情志过极　C. 先天不足
   D. 久病重病　E. 劳累过度
7. 血虚证多见于下列哪项（　　）
   A. 心和脾　B. 肝和脾　C. 心和肺
   D. 心和肝　E. 脾和肾
8. 大失血所致的气脱，称为何证（　　）
   A. 阳气虚脱证　B. 气不摄血证　C. 亡阳证

D. 血虚气脱证　　　　E. 气随血脱证

9. 大出血后出现气短，心悸，冷汗淋漓，四肢厥冷，脉微欲绝，诊断为（　　）

A. 气血两虚证　　　　B. 气虚失血证　　　　C. 气随血脱证

D. 气虚下陷证　　　　E. 阴虚阳亢证

10. 气短，倦怠乏力，便血，舌淡，脉细弱，应诊断为（　　）

A. 气虚证　　　　B. 气血两虚证　　　　C. 气陷证

D. 气随血脱证　　　　E. 气不摄血证

11. 津液不足证的形成与下列哪项的关系不密切（　　）

A. 血虚证　　　　B. 火热证　　　　C. 外燥证

D. 阴虚证　　　　E. 气滞证

12. 患者，女，26 岁，已婚。胃脘痞满，不思饮食，频频泛恶，干呕，大便秘结，舌红少津，脉细弱。其证候是（　　）

A. 脾阴不足　　　　B. 胃阴不足　　　　C. 胃燥津亏

D. 胃热炽盛　　　　E. 以上皆非

13. 心阳虚证除心悸外，应有下列何症（　　）

A. 头晕目眩　　　　B. 自汗神疲　　　　C. 体倦无力

D. 形寒肢冷　　　　E. 脉细无力

14. 小便赤涩灼痛，兼面赤口渴、心烦不寐、便干、舌红脉数，宜诊断为（　　）

A. 心火亢盛证　　　　B. 膀胱湿热证　　　　C. 心火下移证

D. 阴虚火旺证　　　　E. 下焦湿热证

15. 心悸，伴口咽干燥，失眠烦热，舌红少苔，属于（　　）

A. 心血虚证　　　　B. 心肾不交证　　　　C. 痰火扰神证

D. 心阴虚证　　　　E. 心火炽盛证

16. 肺气虚证咳喘的特点是（　　）

A. 咳喘痰多，色白清稀　　B. 咳喘胸闷，喉中痰鸣　　C. 咳喘痰少，不易咳出

D. 咳喘痰多，痰黏易咳　　E. 咳喘无力，声低气短

17. 咳嗽，咳痰清稀，喉痒，微有发热恶寒，舌苔薄白，脉浮紧，应诊为（　　）

A. 风寒束肺证　　　　B. 风寒袭表证　　　　C. 卫分证

D. 寒饮停肺证　　　　E. 寒痰阻肺证

18. 脾病的常见症状不包括下列哪项（　　）

A. 嗳气　　　　B. 出血　　　　C. 腹胀

D. 便溏　　　　E. 内脏下垂

19. 下列何证表现为纳呆脘痞，呕恶身重，身热起伏，尿黄便溏，苔黄腻（　　）

A. 肝胆湿热证　　　　B. 大肠湿热证　　　　C. 脾胃湿热证

D. 膀胱湿热证　　　　E. 邪伏少阳证

20. 月经淋沥不尽，面色不华，神疲乏力，气短，舌淡脉弱，最易诊断为（　　）

A. 阴虚火旺证　　　　B. 脾肺气虚证　　　　C. 心火下移证

D. 肾阳虚证　　　　E. 脾不统血证

21. 大肠湿热证最不可能见下列哪项（　　）

A. 里急后重　　　　B. 肛门灼热　　　　C. 舌苔白腻

D. 身热口渴　　　　E. 下痢脓血

22. 下列哪项不是肝病的常见症状（　　）

A. 急躁易怒　　　　B. 少腹胀痛　　　　C. 纳呆便溏

D. 月经不调　　　　E. 眩晕肢颤

23. 下列哪项最不可能见于肝胆湿热证（　　）

A. 寒热往来　　　　B. 阴部瘙痒　　　　C. 耳鸣如潮

D. 身目发黄　　　　E. 厌食油腻

24. 下列哪项不是肝阳上亢证与肝火上炎证的共见症（　　）

A. 失眠多梦　　　　B. 急躁易怒　　　　C. 胁肋灼痛

D. 面红目赤　　　　E. 头晕头痛

25. 对诊断肾阳虚证最无意义的是（　　）

A. 小便失禁　　　　B. 五更泄泻　　　　C. 形寒肢冷

D. 早泄精冷　　　　E. 性欲减退

26. 下列哪项对诊断肾阴虚证最无意义（　　）

A. 经少色赤　　　　B. 烦热盗汗　　　　C. 阳事不举

D. 眩晕健忘　　　　E. 舌红少苔

27. 滑胎 3 次，又已妊娠而腰酸腹坠、神疲乏力、舌淡苔白，宜诊断为（　　）

A. 脾气下陷证　　　B. 气血两虚证　　　C. 肾气不固证

D. 肾精不足证　　　E. 肾阳虚证

二、问答题

1. 请说出表证、里证的临床表现、相互关系及辨证鉴别要点。
2. 请说出虚证和实证的临床表现和鉴别要点有哪些？
3. 请说出血热证的辨证要点。
4. 何谓津液不足证？试述其病因及临床表现。
5. 试述血虚证的临床表现。
6. 试述心脉痹阻证各证型的临床表现。
7. 寒湿困脾证与湿热蕴脾证临床表现有何异同？
8. 肾阳虚证的成因及临床表现为何？
9. 某女，28 岁。两年来月经提前而至，每次经行 10 余日方止，且量多色淡，腿部多见紫色斑块，面色萎黄，倦怠乏力，食欲不振，腹胀便溏，头晕健忘，心悸，失眠多梦，舌质淡嫩，脉细弱。请写出证候名称并简要分析。

实训项目

实训一　藏象学说思维能力训练

【实训目的】

通过对病案的分析、讨论，掌握藏象学说的相关理论知识，培养和提高学生的中医思维能力。

【实训方法】

1. 集体观看病历课件。
2. 分小组讨论各病历，回答思考题。

【实训内容】

1. 李某，女，31 岁，售货员。1992 年 3 月 17 日初诊。

主诉：心悸、气促 7 年。病史：1986 年 5 月因发热、心悸、胸闷住院，诊断为“风湿热”“风湿性心瓣膜病”，未能治愈，病延至今。目前心悸不宁，稍劳累则气促，心前区时有刺痛，心慌易惊，夜寐噩梦纷纭，消瘦，白天动则汗出，夜间盗汗时作。检查：面色苍白无华，两颧紫红，口唇爪甲青紫。舌质紫暗，舌尖有瘀斑，苔薄黄，脉细涩、结代。

思考讨论题：

（1）你认为患者的主要病变在哪一脏？

（2）试用藏象学说解释患者每一症状的发生机制。

2. 邹某，女，73 岁。1978 年 5 月 13 日初诊。

主诉：咳嗽反复发作 30 年，气喘、不能平卧 1 周。病史：反复发作咳嗽 30 年，逢冬则发。近年病情加重，动则气促、心悸、汗出，气候稍有变化则咳喘亦作。1 周前因洗澡受凉，咳嗽阵作，气喘不能平卧，痰稀色白量多，胸闷心悸，纳呆，尿少，大便艰难，努挣无力，便软。检查：端坐呼吸，咳声低弱，言语无力，冷汗满额，面色苍白，口唇青紫，四肢不温，两足浮肿。舌胖色淡，苔白滑，脉细无力。

思考讨论题：

（1）患者的主要病变在哪一脏腑？又涉及哪一脏？

（2）请用藏象学说理论分析患者的病因病机，解释各个症状的产生原理。

（3）结合本病例讨论“肺为相傅之官”“肺为娇脏”“肺为水之上源”的临床意义。

3. 徐某，男，40岁，干部。1979年5月7日初诊。

主诉：纳差、腹胀、便溏、消瘦1年6个月。病史：去年1月因“胃溃疡病”行“胃大部分切除术”。术后身体日益虚弱。胃纳不佳，口淡无味，食后脘腹胀满。大便溏薄，每天3~4次。体重日减，四肢疲乏无力，头昏目花，清晨牙龈出血。检查：周身轻度浮肿，以下肢为甚，面色萎黄，口唇淡白，舌质淡胖、有齿印，脉缓无力。

思考讨论题：

（1）本例患者以哪一脏腑病变为主？

（2）请运用藏象学说分析、解释每个症状发生的机制。

4. 管某，女，43岁，干部。1984年3月19日初诊。

主诉：情绪抑郁两年，月经紊乱6个月。病史：两年前丧偶，悲痛万分。情绪抑郁，喜叹气，胸胁及乳房胀痛，嗳气则舒。口苦不思饮食，食后脘腹胀满，大便时溏时结，失眠多梦。近6个月病情加重，月经紊乱，经期延长，量多，淋沥不尽；头晕、两目干涩昏糊；心悸、少寐，四肢麻木。检查：爪甲枯白，舌质淡，苔薄黄，脉细弦而数。

思考讨论题：

（1）患者因悲致病，为什么七情所伤与肝病的发生关系密切？

（2）请用肝主疏泄和肝藏血理论来分析患者的各个临床症状。

5. 陈某，男，31岁，农民。1979年12月16日初诊。

主诉：结婚12年不育。病史：患者为7个月早产儿，自幼体弱多病，发育迟缓，身材矮小（身高1.60m，体重46kg）。18岁结婚，性功能低下，阳痿早泄，至今未育（女方生殖系统功能正常）。平日头晕、耳鸣、健忘，头发早秃，神疲，腰酸膝软，怕冷，四肢不温，稍重体力劳动则气促。时有盗汗，手足心热。大便不实，夜尿频繁。检查：面色㿠白。舌体瘦小、质淡红，少苔，脉沉细。

思考讨论题：

（1）结合本病案进行讨论：为什么说“肾为先天之本”？

（2）应用藏象学说解释患者临床症状发生机制。

（3）肾阴肾阳为人体阴阳之根本，试用阴阳学说来分析本病例的阴阳失调病机。

6. 查某，4岁，男，江西南昌市人。2008年5月6日初诊。

主诉：眨眼、努嘴1年。病史：患者为8个月早产儿。因为是独生子女，家庭生活富裕，自幼受到溺爱，挑食偏食严重。1年前开始出现眨眼、努嘴等，并逐渐加重。诊时眨眼频繁，每分钟20~30次，伴努嘴、耸肩，手足时有抽动，常咒骂秽语；心烦不安，夜寐不宁，口干，口舌时生溃疡，饮食量少，大便常干结，尿黄，身材偏瘦小，易患感冒（多为风热感冒）。舌尖红，苔薄黄少津。脉细数。被多家三甲儿童医院诊断为“抽动-秽语综合征”。

治疗经过：曾在国内多家儿科医院西药治疗近半年而无效，又请中医治疗月余效果不显，家长焦急万分，奔波于国内大城市四处求医。四诊合参，整体分析，辨证为“肾阴亏虚、肝风内动、心火内扰”，拟滋肾阴、清心火、平肝阳，用六味地黄丸、三甲复脉汤、导赤散三方加减变化治疗（处方：生地、熟地、山茱萸、山药、茯神、丹皮、泽泻、麦冬、白芍、龟板、鳖甲、牡蛎、竹叶、黄连、天麻、钩藤、甘草）。服药2周后，眨眼明显减少，每分钟10～20次，其他多动症状也减少。睡眠好转，秽语见少。仍以上方加减变化治疗1个月后，偶有眨眼、努嘴，睡眠安定，大便如常，饮食增加，舌尖稍红。再服汤剂1个月，诸症基本消失。嘱服成药杞菊地黄丸3个月，以巩固疗效。随访1年，未有复发，感冒和口舌溃疡也很少发生。（何晓晖医案）

思考讨论题：

（1）患儿发病及出现的病证与哪些脏相关，请加以分析说明。

（2）本病证采用滋肾阴、清心火、平肝阳方法治疗取得显著效果，请你结合病情及治疗经过讨论肾、肝、心三脏的关系。

【实训时间】

2学时。

【实训小结】

你对上述病历的分析和诊断与老师的讲评有无出入，如有错漏，错在哪里？并试述其原因。

实训二　病因学说思维能力训练

【实训目的】

通过对病案的分析、讨论，掌握病因学说的相关理论知识，培养和提高学生的中医思维能力。

【实训方法】

1. 集体观看病历课件。
2. 分小组讨论各病历，回答思考题。

【实训内容】

1. 陈某，女，16岁，学生。1975年2月1日初诊。

主诉：反复高热寒战、关节游走性疼痛、一过性皮疹1年。病史：去年元月下旬以来高热不时而作，可达40.5℃，每伴明显寒战，历时数小时，汗出而热退，上下肢大小关节游走性疼痛。伴肿胀而皮色白，面色苍白，咽痛不红，皮肤红斑时现时隐。检查：血沉20mm/h，黏蛋白10.6mg，白细胞计数$34.3\times10^9/L$。舌红，苔薄白腻而润，

脉弦数较大。(摘自《老中医临床经验选编》)

思考讨论题:

(1) 患者感受了哪几种病邪?以哪种病邪为主?

(2) 病历中哪些症状与体征可以反映风邪的性质与致病特点?

2. 刘某,男,60 岁,退休职工。1960 年 6 月初诊。

主诉:腰腿关节疼痛 10 年。病史:患腰腿关节疼痛已 10 年,痛有定处,遇寒痛增。开始右膝关节较重,左腿及腰痛稍轻。1956 年以后,更加冷痛沉重,麻木拘挛,下肢屈伸不利,以致不能下地活动,须靠拐杖或搀扶移步。检查:面黄滞晦黑。舌质暗红偏淡,苔薄灰白,脉沉细。(摘自《伤寒论方医案选编》)

思考讨论题:

(1) 结合寒邪的性质与致病特点分析本病历的临床表现。

(2) 此患者是内寒还是外寒?两者之间有何联系?

3. 丁某,男,45 岁,干部。1999 年 4 月 20 日初诊。

主诉:低热、头昏重、食少 10 天。病史:本月 8 日下乡检查工作淋雨。次日发热不退(39℃),住院治疗,各项检查无异常,诊断为“病毒性感冒”。西药治疗后热势已减,但傍晚低热,入夜更甚(38℃左右),转中医治疗。诊时:低热不退,微恶寒,头昏头重,胸闷不展,周身困重,四肢怠倦,不思饮食,稍食则恶心欲吐,大便溏薄,小便混浊。检查:舌质淡,苔白腻,脉濡滑数。(何晓晖医案)

思考讨论题:

(1) 患者感受了哪种病邪?该病邪入侵的诱因有哪些?

(2) 请试用六淫的致病特点来分析本病历临床症状的发生机制。

4. 范某,男,57 岁。

主诉:发热、干咳 4 天。病史:秋初久晴无雨,4 天前始患头痛发热、无汗、干咳少痰等症,经用桑菊饮等未能控制病情,继而气逆而喘,体温高达 39.2℃,咽喉干痛,咳痰带血而黏,鼻干唇燥,口干微渴,皮肤干燥,神倦纳呆,胸闷胁痛,心烦失眠,小便短赤,大便干结。检查:舌边尖红,苔薄白而干,脉弦数。(摘自《老中医临床经验选编》)

思考讨论题:

(1) 本患者为燥邪为患,是内燥还是外燥?是凉燥还是温燥?病邪主要侵犯哪一脏?

(2) 试用燥邪的性质和致病特点来分析本病的临床症状。

5. 郑某,男,36 岁。1975 年 7 月 25 日初诊。

主诉:发热、咳嗽 15 天,胸痛、咳吐脓血 1 周。病史:15 天前受凉后发热、咳嗽,未及时治疗。1 周来高热不退,体温 40℃,咳嗽,胸痛,痰多黄稠。昨天清晨起咳吐大量脓血，腐臭异常，面部热，汗多，口苦而干，大便干结，小便短赤。检查：胸部透视诊断为“肺脓肿”。舌质红，苔黄厚，脉滑数。（摘自《赣东名医·李元馨专辑》）

思考讨论题：

（1）导致本病的病邪是外火还是内火？为什么？

（2）试用火邪的性质及致病特点解释各症状的发生机制。

6. 李某，女，29 岁，已婚。

主诉：哭笑无常，自言自语 50 余天。病史：因事不遂而致哭笑无常，自言自语，已 50 余天，阵发性发作。近来病情加重，发作期间，神志不清，胡言乱语，四肢抽搐，昼夜不眠。平素性情忧郁，胸胁胀闷，喜叹气，神志时清时昧，躁扰不安，时或暴怒，时或悲泣，生活不能自理。检查：舌淡苔薄白，脉弦数细。（摘自《老中医医案选》）

思考讨论题：

（1）患者病位在哪几个脏腑？什么病因引起的？

（2）结合患者的发病过程及临床表现阐述七情的致病特点。

7. 徐某，女，28 岁。1962 年 8 月 31 日初诊。

主诉：结婚 4 年未孕。病史：结婚 4 年未生育，平素精神忧郁，性急易怒，胸闷，喜出长气。每次行经推迟 40 余天，量中等，色紫黑夹有血块，行经不畅，经期腹痛剧烈，拒按。经前小腹胀满连及胸胁，乳房胀痛，甚时不能触衣，伴随月经周期而发作，经后逐渐消失。检查：舌质紫黯，苔薄白，脉沉弦而细。（摘自《中医医案医话集锦》）

思考讨论题：

（1）患者哪些症状与体征是瘀血的临床表现？

（2）试分析导致患者瘀血的原因。

【实训时间】

2 学时。

【实训小结】

你对上述病历的分析和诊断与老师的讲评有无出入，如有错漏，错在哪里？并试述其原因。

实训三　体质测试能力训练

【实训目的】

通过利用中医体质分类与判断表进行自我体质测试，培养学生体质测试的能力。

【实训准备】

中医体质分类与判断表若干张，确保每位同学一张。

【实训方法】

1. 教师向每位同学发放一张中医体质分类与判断表。
2. 教师讲解体质分类与判断表的应用方法。

【实训内容】

每位同学认真回答表格中的问题，计算各体质类型转化分数，以综合判断自己的体质类型。

【实训时间】

1 学时。

【实训小结】

通过运用体质判断表，了解自己的体质特征，并互相讨论、思考以后自己在日常生活的衣食住行各方面应如何根据自己的体质特点加以调摄？

实训四　防治与康复原则思维能力训练

【实训目的】

通过对病案的分析、讨论，掌握防治与康复原则的相关理论知识，培养和提高学生的中医思维能力。

【实训方法】

1. 集体观看病历课件。
2. 分小组讨论各病历，回答思考题。

【实训内容】

1. 刘某，男，39 岁，教师。1978 年 10 月 5 日初诊。

主诉：自幼体弱多病，身材瘦小。婚后腰酸膝软，怕冷，四肢不温。诊时 10 月初，常人只着单衣，他则重叠穿毛衣 3 件，夜间须盖厚被方觉温暖而眠，每至冬季更苦于寒冷。诊时面白，神疲乏力，大便溏薄，小便清长，阳事不坚，动则易汗出，舌质淡，苔薄白润，脉沉细无力。各种实验室检查，未发现器质性病变。治宗王冰所言："益火之源，以消阴翳。"处方：仙茅 10g，仙灵脾 10 g，巴戟天 10g，制附子 6g，桂枝 6g，熟地 15g，山药 15g，山茱萸 10g，茯苓 12g，杜仲 10g，当归 10g，黄芪 15g。服药 3 剂，顿感周身变温，减去毛衣 1 件。上方再服 3 剂，怕冷大减，又减去毛衣 1 件，精神见好。以上方加减变化，共服药 15 剂，诸症明显改善。嘱服成药金匮肾气丸 2 个月，入冬怕

冷肢凉基本消除，余恙均瘥。（摘自《何晓晖医案》）

思考讨论题：

（1）患者为阴阳失调，你认为是什么证？病理机制是什么？

（2）你认为该病历采用的是什么调整阴阳的方法？其理论根据是什么？

2. 李某，男，30 岁。1992 年 9 月 27 日初诊。

主诉：口腔黏膜糜烂 1 周，灼热疼痛，口腔科诊断为“急性口腔炎”，采用西医多种治疗方法未效，又服导赤散等清热泻火之剂，症状有增无减。诊时上腭剧痛如灼，语言及进食困难，日不能食，夜不能眠，痛苦难忍。望口腔黏膜糜烂成片，覆盖黄色膜状物，舌质偏红，苔黄根腻，一派热盛之象。但仔细询问及观察病况，患者有慢性胃病史，时常胃脘隐痛，喜热饮，大便溏薄，1 天 2～3 次，形寒肢冷，面色苍白。脉沉细而缓。四诊合参细究病机后，治拟温中健脾，用理中汤加味治疗。服药 2 剂后，口腔疼痛大减，黏膜溃烂大部分已愈，可以进食与睡眠，胃脘痛已止，大便亦转实。原方加减，再服 2 剂，口疮痊愈。（何晓晖医案 摘自《中医杂志》1999. 1）

思考讨论题：

（1）口腔炎采用清热药治疗病情加重，而用温热药治疗速获奇效，为什么？请用中医的整体观和“治病求本”思想分析之。

（2）试分析本病历病机，医生采用的是什么治疗原则与方法？

3. 曹某，女，11 岁。1973 年 5 月 11 日初诊。

主诉：哮喘反复发作已 8 年，近两旬哮喘持续发作，昼夜不已。呼吸急促，咳嗽剧烈，喷嚏流涕，倚母怀喘息，不能平卧。痰多白沫，不易咳出，额部汗出甚多。唇紫，苔薄腻、花剥，舌质青，脉细数。西医应用激素、平喘药及各种抗生素治疗未见效果。体温 38℃，心率 130 次/分，呼吸 38 次/分，肺部听到干湿罗音。辨证：哮喘宿疾，风寒外袭，痰浊壅肺，肺失清宣，郁而化热。稚体娇弱，邪势方鸱，病情危重。拟宣肺平喘、化痰祛邪。处方：生麻黄 4.5g，射干 9g，炙地龙 9g，苍耳子 9g，炙紫菀 15g，炙百部 15g，炙苏子 9g，黄芩 9g，姜半夏 9g，白芍 9g，鲜竹沥 30g。第 1 天 1 日 2 剂，各煎两汁，24 小时分 4 次服完。服药 4 天后，哮喘逐步缓解，5 月 23 日又突然发作，症状稍轻，仍以初诊方加减，3 天后又缓解，10 天后哮喘症状完全消失，回学校读书。

平时服培补脾肾方：党参 9g，白术 9g，茯苓 12g，炙甘草 6g，胡桃肉 12g，补骨脂 12g，熟地 12g，枸杞 9g，山药 12g，苍耳子 9g。如有感冒流涕咳嗽时，服标本兼顾方：生麻黄 6g，射干 9g，陈胆星 9g，党参 9g，白术 9g，茯苓 12g，胡桃肉 12g，黄芩 9g。以上“培补脾肾”“标本兼顾”两方，随机应变，交叉使用。1975 年 10 月起改服自制的培补脾肾的丸药。1983 年随访，停药已多年，哮喘 9 年未发。（摘自《当代名医临证精华》）

思考讨论题：

（1）医生治疗本例顽固性哮喘，分了几个阶段，每一阶段采用什么原则处理标本关系？

（2）本例患者哮喘病的标是什么？本是什么？

（3）采用“培补脾肾”方法治疗哮喘病的机制是什么？

4. 花某，男，51岁。1939年7月初诊。

主诉：20世纪30年代，抚州霍乱流行。患者吐泻已7天，无热腹痛，肢厥无脉。诸医投以理中、四逆不应，竟而束手。请先生诊时，人事不省；手足厥逆过于肘膝，无脉，濒于死亡。家属喂食汤水之物，如以水沃石，随即肠鸣辘辘，继而泻下完物不化，灌粥则泻粥，灌参汤则泻参汤。再视其唇紫，舌燥，苔枯黄，前板齿光燥，目红面赤，斜视不瞬。先生四诊合参，决定以大承气汤攻下。其家属曰：“本已泄泻无度，奄奄一息，再予峻攻，岂不速毙？”经再三说理，乃依以大黄甘草汤（大黄7g，甘草3g），随时灌服，以观后效。药后肠鸣见止，亦不下泄，法中病机可知。当日继以大承气汤频频灌服，服两煎药后，便下黑粪甚多，秽恶难当。次日复诊，患者神志清楚，吐泻俱止，已能起坐看报，再进1剂，调理而安。（摘自《赣东名医·李元馨医案》）

思考讨论题：

（1）你认为患者是什么证，试分析其病机？

（2）李元馨先生用的是什么治则治法？其依据是什么？

【实训时间】

1学时。

【实训小结】

你对上述病历的分析和诊断与老师的讲评有无出入，如有错漏，错在哪里？并试述其原因。

实训五　观看望诊、舌诊录像及舌象模型

【实训目的】

通过观看望诊、舌诊录像及舌象模型，掌握舌诊方法，熟悉常见病理舌象的特征及临床意义。

【实训准备】

舌象模型2套，多媒体投影仪1台，望诊及舌象录像片各1套。

【实训方法】

1. 集体观看录像片。
2. 分小组观看舌象模型，注意观察各种病理性舌象的特征。

【实训内容】

观看望诊、舌诊录像及舌象模型。

【实训时间】

1 学时。

【实训小结】

1. 望诊的基本方法如何，其观察顺序是怎样的？
2. 请简述舌诊的方法和观察要点。

实训六　问诊方法训练

【实训目的】

运用问诊的理论知识，结合问诊方法示范，通过对 3 例典型病历的问诊，巩固问诊的内容、方法和步骤，掌握抓住主诉，并围绕主诉展开问诊的方法和技能，初步学会整理病史和进行病名和证名诊断。

【实训准备】

1. 物品准备　录音机、多媒体投影仪、录音磁带、问诊光盘（或课件）、脉枕、听诊器等。
2. 典型病历准备　选择胸痹、中风、哮喘等 3 位较典型的患者。

【实训步骤】

1. 问诊方法示范，即放问诊录音和问诊实况录像（时间控制在 30 分钟以内）。
2. 实例问诊，以小组为单位，练习询问 1～2 例患者的病史，记录病史并写出病史摘要。
3. 各组选派代表参与全班讨论。
4. 老师讲评。

【实训内容】

1. 问诊基本内容训练　包括一般情况、主症（主诉）、现病史、既往史、个人生活史、月经生育史、家族史等。
2. 典型病历问诊要点
（1）胸痹问诊要点　①胸痛的性质、部位、程度，汗出、肢冷等情况与发病原因。②平时的饮食嗜好，有无头晕、高血压等病史。③既往史、个人生活史和家族史。

（2）中风（肝风内动型后遗症患者）问诊要点　①此次发病的时间、症状和原因。②既往是否有头晕、失眠、性情急躁等表现。③平素有无嗜烟、酒等习惯，平常是否注意养生。④家族中有无高血压遗传因素。

（3）哮喘问诊要点　①咳喘病史的年限。②发病诱因，天气气候与发病的关系。③主要临床表现，是否有哮鸣音。

3. 注意事项　问诊时态度和蔼，耐心细致，语言要通俗易懂，力戒使用医学术语，不要套问和暗示，且要尊重患者的主诉。

具体要求：①认真询问并做好病史记录。②以小组为单位在展开讨论的基础上，整理病史记录，写出病史摘要，归纳诊断依据，给出中医病名诊断和证名诊断。③各组选派代表参与全班讨论。

【实训时间】

2 学时。

【实训小结】

通过本次实训，你最大的收获是什么？并试述其理由或体会。

实训七　脉诊方法训练及常见脉象的体验

【实训目的】

掌握正确的脉诊方法及常脉特点，熟练运用各种运指方法，训练以息切脉方法；通过脉象模型模拟手的诊脉练习，掌握临床常见的病脉特点并能做出判断。

【实训准备】

脉象模型 9 套，脉枕 10 个。

【实训内容】

1. MM–3 脉象模型模拟手诊脉练习

（1）将学生分为 9 个小组，各围坐在 9 台脉象模拟手旁。

（2）讲述使用方法。

（3）指导学生体会不同的脉象。

2. 同学之间互相诊脉练习

（1）老师带教，讲解脉诊的手法及寸关尺的定位。

（2）学生 2 人为 1 小组，相互体会脉象，并进行记录。

（3）对典型脉象让大家共同体会。

3. 学生填写实训报告。

【实训时间】

2 学时。

【注意事项】

1. 诊脉应采用正确的体位，体位错误可以影响气血的运行，而使脉象失真。

2. 检查者以右手诊患者左手，以左手诊患者右手，并以食指、中指、无名指分别切按寸、关、尺三部脉。

3. 布指疏密适宜，患者手臂较长或医生手指较细者，布指宜疏，反之宜密。

4. 因指目较敏感，检查者应以指目切按脉脊，以获取较丰富的脉象信息。

5. 正常脉象会因年龄、性别、形体、情志、运动、季节、饮食、饮酒等因素而出现生理变异，应注意与病脉区别。

6. 注意鉴别斜飞脉与反关脉、六阴脉与六阳脉，并知此四种脉为生理脉象，而非病理脉象。

【实训小结】

1. 简述切脉的方法要点。

2. 总结所体验到的几种脉象，并描述其脉象特征。

实训八 八纲辨证法病历分析与讨论

【实训目的】

通过运用八纲辨证理论对病历进行分析、讨论，使学生掌握八纲辨证的方法和技术，提高八纲辨证的思维能力。

【实训方法】

个人准备，集体讨论，教师讲评。

【实训内容】

1. 张某，男，54 岁，干部。

主诉：患者两天前因淋雨后感头痛，略怕冷畏寒，体温 38.5℃，当时没太在意。今日就诊感头痛加重，仍怕冷畏寒发热。查：体温 39.0℃，无汗，伴见鼻塞流清涕、打嚏喷，身背四肢关节疼痛，二便正常，舌苔薄白，脉浮紧。

要求：①对本病历进行证候分析。②提出八纲辨证诊断。

2. 吴某，男，34 岁，

主诉：振寒蜷卧，头重胸痞，呼吸短促，目合神衰，形态呆木，面色晦滞暗黄，遍身浮肿，尿短，便溏。检查：脉沉迟微，舌淡、边有齿痕，苔滑。

要求：①证候分析。②提出八纲辨证诊断。

3. 周某，女，52 岁。2006 年 8 月 12 日初诊。

主诉：全身乏力，夜不能寐 1 周。病史：患者体质较差。1 周来，自觉全身乏力，汗出，少气懒言，食不知味，夜难入寐，寐则多梦易醒。46 岁时已经断经。检查：面色苍白无华，神疲，汗出肤冷，舌淡苔白，脉软无力。

要求：①证候分析。②提出八纲辨证诊断。

4. 刘某，男，16 岁。

主诉：患者 2 天前因户外活动出现轻微恶寒发热、流清涕，服用抗生素未效，今日来门诊就医。患者烦热，面红赤，有汗，咳嗽频作，口渴，唇舌干红。查：体温 39.0℃，伴见鼻翼扇动、呼吸气粗、咽喉肿痛，纳差，小便黄少，大便干，脉洪数。

要求：①证候分析。②提出八纲辨证诊断。

【实训时间】

1 学时。

【实训小结】

你对上述病历的分析和诊断与老师的讲评有无出入，如有错漏，错在哪里？并试述其原因。

实训九　气血津液辨证法病历分析与讨论

【实训目的】

通过运用气血津液辨证的有关知识进行病历分析与讨论，以使学生掌握气血津液辨证的方法和技术，提高气血津液辨证的思维能力。

【实训方法】

个人准备，集体讨论，教师讲评。

【实训内容】

1. 顾某，女，32 岁，农民。1984 年 9 月 14 日初诊。

主诉：月经量多，淋沥不尽 15 天。病史：因上月劳动繁重，疲劳过度，本次行经时骤下量多，经乡村医生注射止血剂（药名不详），量虽减少，但仍淋沥不断 15 天，血色淡红。自觉全身疲乏无力，气短懒言，饮食减少，心悸，易出汗，头晕，健忘，夜寐多梦，目干目涩，肢体麻木，二便尚调。检查：面色虚浮苍白，舌质浅淡，舌苔薄白，脉细弱。

要求：①请用气血津液辨证理论进行证候分析，此病历属何证型？②本例患者的主要病位何在？为什么？③结合本例实际，试论述气与血之间的关系。

2. 柳某，女，41 岁，职员。1975 年 11 月 20 日初诊。

主诉：右少腹冷痛，月经推后两年。病史：近两年来觉右侧少腹部冷痛，常于受寒或行经前后发病，局部热敷可缓解疼痛。痛剧时感胁痛，头痛，恶心欲呕。月经延后或先后无定期，经血紫暗、时夹血块，白带较多，口不渴，小便清长，大便尚正常，手足发凉。检查：右少腹轻按痛。舌苔白润，脉沉弦。妇科检查诊断为“附件炎”。

思考讨论题：

（1）请用气血津液辨证理论进行证候分析，本病历病位在气还是在血？为何证？

（2）本例患者的辨证要点是什么？

3. 刘某，男，20 岁，学生。1978 年 11 月 21 日初诊。

主诉：反复浮肿 3 年，加重 1 个月。病史：3 年前因受凉后出现恶寒、发热、咳嗽、咽喉肿痛，继而出现面、睑浮肿，尿少，在某医院诊断为“急性肾炎”，经住院治疗后未予重视。自去年起经常发生浮肿，经休息或服利尿药后可消肿。上月中旬因劳累又发生浮肿，服药无好转。现全身浮肿，下半身尤甚，尿量少，身倦无力，畏冷，腰膝酸软，纳食减少，大便溏薄，一日二三次。检查：面白唇淡，四肢不温，双足按之凹陷不起。尿化验：蛋白质（++）。舌质淡，舌质稍胖，舌苔薄白，脉沉细。

思考讨论题：

（1）请用气血津液辨证理论进行证候分析，指出本病证的主要病位与病因病机特点。为何证？

（2）本例患者的辨证要点是什么？

4. 李某，24 岁，技术员。1978 年 5 月 16 日初诊。

主诉：胸胁胀闷 1 个月，右胁疼痛 15 天。病史：上月中旬开始两胁胀闷不舒，本月初又添右胁胀痛，叹气后觉舒。伴头晕失眠，不欲饮食，口干微苦，大便欠爽，精神不振。自以为患了肝炎，经检查肝功能正常，服维生素 B_1、消炎痛等药品无效。此前有因失恋而致情志抑郁病史。检查：舌苔薄白，脉弦。

思考讨论题：

（1）请用气血津液辨证理论进行证候分析，此病历属何证型？

（2）本例患者的病因是什么？病变主要在哪一脏？主要病机是什么？

【实训时间】

1 学时。

【实训小结】

你对上述病历的分析和诊断与老师的讲评有无出入，如有错漏，错在哪里？并试述其原因。

实训十　脏腑辨证法病历分析与讨论

【实训目的】

通过运用脏腑辨证的有关理论知识对临床病历进行辨析与讨论，以使学生掌握脏腑辨证的方法和技术，提高脏腑辨证的思维能力。

【实训方法】

个人准备，集体讨论，教师讲评。

【实训内容】

1. 戴某，女，34 岁，工人。

主诉：喘嗽，咳黄稠痰，胸痛 1 个月。病史：患者于 1 个月前开始咳嗽，痰少，初起轻度发热恶风，无明显鼻塞流涕。曾服用六君子汤加苏梗、川厚朴等数剂，咳嗽加重，咳剧时胸痛连腹，痰色黄而稠，咽干而痒，口干渴饮，大便干结，小便黄，咽红，舌质红，苔薄黄，脉滑数。

要求：①运用脏腑辨证进行证候分析。②写出证名诊断。

2. 谢某，男，24 岁，农民。

主诉：反复胃脘痛 1 年，黑便 1 周。病史：近 1 年来反复胃脘痛，劳累、饥饿时发作。7 天前感身倦乏力，有时心悸，大便黑色，现上腹疼痛频频，喜按，神疲，懒言，口干，纳减，无明显恶心呕吐，大便色黑而溏，面色淡白少华，舌淡白，苔薄白，脉缓乏力。

要求：①运用脏腑辨证进行证候分析。②写出证名诊断。

3. 王某，男，50 岁。

主诉：腹痛腹泻发作近 10 年。病史：患者 10 年前患痢疾，里急后重，下利脓血，医院诊断为阿米巴痢疾，经治疗已控制，但后又复发，每年有 1 ~2 次发作，近年更为严重，腹痛肠鸣，大便每天 5 ~6 次，稀烂，带黏液，腹泻时间多在下半夜及清晨，伴面色萎黄，眼圈暗黑，畏寒肢冷，纳差，腰酸痛，夜尿频多，舌淡胖、边有齿印，苔白滑，脉沉弱。

要求：①运用脏腑辨证进行证候分析。②写出证名诊断。

4. 张某，男，35 岁，已婚。

主诉：咳嗽两年，咳血丝痰 3 个月。病史：患者于两年前开始咳嗽，时轻时重，缠绵不愈，近 3 个月来咳嗽加剧，出现声音嘶哑，咳痰量少，痰中带有血丝，伴口燥咽干，午后潮热，颧红，盗汗，腰酸，梦遗，大便干结，小便短赤，舌质红少苔，脉细数。

要求：①运用脏腑辨证进行证候分析。②写出证名诊断。

5. 王某，男，8 岁。

主诉：发热，腹痛，大便脓血 3 天。病史：患儿于 3 天前开始发热，伴大便稀烂，夹有黏液，每日 5～6 次，未治疗，今日始来诊，症见：高热（体温 40℃），腹痛，里急后重，大便脓血相混，日夜达 20 次，伴口渴，频频索饮，口气臭秽，面色晦滞，精神疲倦，时见烦躁，四肢冷，按触腹部有灼热感，不欲盖衣被，尿黄而短，舌质红，苔黄干，脉滑数有力。

要求：①运用脏腑辨证进行证候分析。②写出证名诊断。

6. 任某，男，45 岁。

主诉：全身水肿两个多月。病史：患者于两个月前开始倦怠不适，继而渐渐出现遍身浮肿，尤以下肢较甚，有冷痛感，按之凹陷不起。目前伴见面色淡白，腹胀伴体倦，脘闷纳减，有时便溏，小便短少，而尿色清，脉沉细迟，舌质淡，苔白滑。

要求：①运用脏腑辨证进行证候分析。②写出证名诊断。

7. 姜某，男，49 岁，已婚，工人。

主诉：胃脘痛 20 年，加剧半年。病史：患者胃脘疼痛反复发作已 20 年。饥饿时痛甚，得食缓解，经治迁延不愈。4 年前开始疼痛，发作更频，痛时喜按喜热，近半年来诸症加重，疼痛持续，伴嗳气泛酸，脘腹胀满窜痛，进食反增，近 1 个月来兼见恶心呕吐，纳呆食减，且见倦怠乏力，腰膝酸软，大便溏泄。病者嗜酒 20 余年。

望诊：发育中等，营养欠佳，形体较瘦弱，精神委靡，面色淡黄，晦而浮虚，畏寒，喜蜷卧，舌质淡嫩，紫暗，舌苔黄白相兼，稍腻。闻诊：时有嗳气，作呕，语声较低。切诊：胃脘有压痛，肢冷，脉沉细而弦。

要求：①运用脏腑辨证进行证候分析。②写出证名诊断。

【实训时间】

2 学时。

【实训小结】

你对上述病历的分析和诊断与老师的讲评有无出入，如有错漏，错在哪里？并试述其原因。

主要参考书目

[1] 吴敦序. 中医基础理论. 上海: 上海科学技术出版社, 1995.
[2] 李德新. 中医基础理论. 北京: 人民卫生出版社, 2001.
[3] 王新华. 中医基础理论. 北京: 人民卫生出版社, 2001.
[4] 张珍玉. 中医学基础. 第2版. 北京: 中国中医药出版社, 2002.
[5] 何晓晖. 中医基础理论. 北京: 人民卫生出版社, 2005.
[6] 唐永忠. 中医护理学基础. 北京: 中国中医药出版社, 2006.
[7] 孙广仁. 中医基础理论. 第2版. 北京: 中国中医药出版社, 2007.
[8] 唐永忠. 中医基本理论. 北京: 人民卫生出版社, 2009.
[9] 宋传荣, 何正显. 中医学基础概要. 第2版. 北京: 人民卫生出版社, 2010.
[10] 何建成. 中医学基础. 北京: 人民卫生出版社, 2012.
[11] 王海亭, 祝建材. 中医基础理论. 西安: 西安交通大学出版社, 2013.
[12] 邓铁涛. 中医诊断学. 北京: 人民卫生出版社, 1987.
[13] 朱文锋. 中医诊断学. 上海: 上海科学技术出版社, 1995.
[14] 季绍良, 成肇智. 中医诊断学. 北京: 人民卫生出版社, 2002.
[15] 朱文锋. 中医诊断学. 北京: 中国中医药出版社, 2002.
[16] 廖福义. 中医诊断学. 第2版. 北京: 人民卫生出版社, 2010.
[17] 赵桂芝, 杜金双. 中医诊断学. 西安: 西安交通大学出版社, 2013.